# TRAUMA
## und
# IDENTITÄT

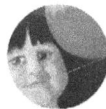

GREEN BALLOON PUBLISHING

## Über dieses Buch

In diesem Buch stellt Vivian Broughton alle wichtigen theoretischen Konzepte vor, die Prof. Dr. Franz Ruppert in den letzten dreißig Jahren über die Themen Trauma, Trauma-Überleben und Identität entwickelt hat. Sie sind bekannt als Identitätsorientierte Psychotrauma Therapie (IoPT). Dieses Buch ist nicht nur für diejenigen, die professionell mit Menschen und deren Lebensnöten arbeiten, gedacht und geschrieben worden, sondern auch für jeden Menschen, der sich selbst besser verstehen will.

Vivian Broughton hat mehr als dreißig Jahre als Gestalttherapeutin gearbeitet und arbeitet inzwischen seit mehr als fünfzehn Jahren mit den IoPT-Konzepten und der Anliegenmethode. Sie teilt in diesem Buch ihre Erfahrungen aus der langjährigen Arbeit als Psycho- und IoPT-Trauma-Therapeutin und erläutert ihre ganz eigenen Ideen zu Franz Rupperts Arbeit.

Den meisten Problemen im menschlichen Leben liegen Traumata zugrunde, insbesondere Traumata, die sehr früh im Leben geschehen. Die Erfahrung, nicht gewollt, nicht gesehen, nicht willkommen geheißen, geliebt und wertgeschätzt zu werden, bedeutet für das neu entstandene Kind einen zutiefst verstörenden Start ins Leben. Diese frühen traumatischen Erfahrungen bleiben tief vergraben in der Psyche und prägen und beeinflussen die Fähigkeit der Menschen, sich selbstsicher zu fühlen, gute Beziehungen zu führen, glücklich zu sein und als Erwachsene gut zu funktionieren. Die Essenz, ein gutes Leben zu leben, basiert auf unserer Fähigkeit, zu wissen, wer wir sind. Mehr als alles andere sprengt und zerstört Trauma diese Fähigkeit. Die IoPT-Theorie und Praxis stellt diese frühen Traumata ins Zentrum der therapeutischen Heilungsbestrebungen. Sie sieht Wahrheit und Realität als einzige Lösung für den durch Trauma verursachten, tiefsitzenden Schmerz.

Die Klarheit und das Mitgefühl, mit denen Vivian über diese schmerzhaften Themen schreibt, machen diese tiefgreifende und gründliche Analyse zu einem ungemein lesenswerten und zugänglichen Buch für Jedermann – angefangen von Therapeuten und deren Klienten bis hin zu jedem, der daran interessiert ist, ein gutes Leben zu leben.

**Weitere Bücher von Vivian Broughton:**

*Zurück in mein Ich: Das kleine Handbuch der Traumaheilung*, Kösel-Verlag, 2016, 2023

Englischsprachige Originaltitel erschienen bei Green Balloon Publishing, Steyning, UK.

*In the Presence of Many: Reflections on Constellations Emphasising the Individual Context*, 2010.

*The Heart of Things: Understanding Trauma – Working with Constellations*, 2013.

*becoming your true self: a handbook for the journey from trauma to healthy autonomy*, 2014, 2016, 2017. (Deutsche Fassung siehe oben)

# TRAUMA
# und
# IDENTITÄT

Identitätsorientierte Psychotraumatherapie

Theorie & Praxis

## Vivian Broughton

Übersetzt von Dorothea Richey

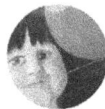

GREEN BALLOON PUBLISHING

Titel der englischen Originalausgabe:
Trauma and Identity Identity Oriented Psychotrauma Therapy Theory and
Practice
©Vivian Broughton, 2021
Die Übersetzung beruht auf der 1. Auflage 2021, erschienen bei
Green Balloon Publishing mit der ISBN 978-1-8381419-1-2

Alle Fallbeispiele in diesem Buch basieren auf tatsächlichen Ereignissen. Um
die Identität der betroffenen Personen zu schützen, wurden Namen
und – wo erforderlich – persönliche Details geändert.

1. Auflage 2023
© Green Balloon Publishing, Steyning
www.greenballoonbooks.co.uk
Übersetzung: Dorothea Richey (Essen, 2022)
Umschlaggestaltung: Hartmut Witte
ISBN 978-1-8381419-4-3

Buch Produktion durch The Choir Press, Gloucester

*„Es gibt so viele Menschen auf der Welt, die eine ordentliche Menge „Gesundes Ich" haben. Weil sie aber auch an ungelöstem Trauma leiden, rutschen sie leicht in ihre Überlebensstrategien hinein und verderben sich damit alles."*

Vivian Broughton

*Im Gedenken an Limor Regev Peretz*
*1975–2020*

LEBEN IST LERNEN …

*„Kürzlich las ich einige der Eintragungen in meinem Tagebuch, das ich in den achtziger Jahren schrieb. Das war, bevor ich mich entschied, Psychotherapeutin zu werden.*
*Ich wusste damals viel. Nun lerne ich diese Dinge zu verstehen.*
*Nicht nur verstehe ich mehr, im Laufe der Zeit vertieft sich das Verständnis. "*

Vivian Broughton

*„Tatsachen hören nicht auf zu existieren, weil sie ignoriert werden. "*
Aldous Huxley *(Complete Essays, Vol. II: 1926–1929)*

*„Wahre Worte sind nicht immer schön, schöne Worte nicht immer wahr. "*
Lao Tzu *(Tao Te Ching)*

# Inhaltsverzeichnis

Inhaltsverzeichnis

Inhaltsverzeichnis

# Vorwort zur deutschen Ausgabe von „Trauma und Identität"

Das 2021 in Englisch veröffentlichte Buch von Vivian Brougthon „Trauma und Identität" liegt nun auch in deutscher Übersetzung vor. Es ist damit ein weiterer Meilenstein in der Verbreitung des Wissens über die IoPT gesetzt. Vivian Broughton hat in diesem über 300 Seiten starken Werk die theoretischen Grundlagen der IoPT umfassend und in vielen Details dargestellt. Daher ist es für alle Leser nützlich, die sich einen Überblick verschaffen möchten, welche psychischen Themen bei der IoPT im Mittelpunkt stehen. Ein großer Verdienst von Vivian Broughtons Beitrag ist es, in einem eigenen Kapitel die wesentlichen menschlichen Emotionen zu definieren und von einander abzugrenzen. Wichtig ist insbesondere der Hinweis darauf, wie sich Emotionen unterscheiden, die im Rahmen einer Selbstbegegnung von den gesunden Anteilen, den traumatisierten und den Überlebensanteilen geäußert werden.

Das Buch beschreibt auch mit großer Genauigkeit die Praxis der IoPT. Anwender der IoPT finden darin Anleitungen, wie sowohl im Gruppensetting wie in der Einzelarbeit Klienten unterstützt werden können, ihrer eigenen Innenwelt zu begegnen. Für die Praktiker werden die wesentlichen Problemstellungen angesprochen, die im therapeutischen, beraterischen wie supervisorischen Kontext auftreten können. Vivian Broughton kann voll aus dem Fundus ihrer jahrelangen Erfahrungen als IoPT-Therapeutin schöpfen. Sie legt den Focus auch darauf, wie IoPT-Praktiker sich selbst und ihre Arbeitsweise kritisch reflektieren können. Damit wird dieses Buch zu einem unverzichtbaren Bestandteil für alle IoPT-Weiterbildungen.

München im Mai 2024
Prof. Dr. Franz Ruppert

# Vorwort zur deutschen Ausgabe

Die englische Originalausgabe dieses Buches erschien bereits 2021. Ich freue mich, dass wir hier die deutsche Fassung vorlegen können.

Die Identitätsorientierte Psychotraumatherapie (IoPT) wurde in Deutschland von Prof. Franz Ruppert, zuletzt tätig an der Katholischen Stiftungshochschule München, entwickelt. Während der letzten dreißig Jahre hat Ruppert eine ganzheitliche, schlüssige Theorie über menschliches Trauma entwickelt und gleichzeitig auch eine Methode, welche die Traumaheilung unterstützt. Als langjährige Studentin von Rupperts Arbeit ist es mir eine Ehre, deutschen Lesern dieses Buch anzubieten.

Einen solchen Text in eine andere Sprache zu übersetzen, stellt eine ungewöhnliche Herausforderung dar. Ein Fachbuch nutzt Sprache unweigerlich auf eine einzigartige Weise, so dass die Übersetzung eines solchen Buches mit großem Arbeitsaufwand verbunden ist und besonderer Aufmerksamkeit bedarf. Nur so kann sichergestellt werden, dass das Thema und die Konzepte korrekt wiedergegeben werden und dass das Buch nicht nur für diejenigen verständlich ist, die sich bereits mit der IoPT-Arbeit auskennen, sondern auch für Leser, für die der Stoff neu ist.

Ich bedanke mich bei Dorothea Richey für ihre Übersetzung, insbesondere für die Hingabe und Sorgfalt, mit der sie als leidenschaftliche IoPT-Begleiterin die Arbeit geleistet hat. Außerdem haben Valeria Lamers und Ralph Richey, beide IoPT-Begleiter, die Arbeit tatkräftig unterstützt. Nicht zuletzt hat Susanne Reiter dabei geholfen, den Text auch für Leser verständlich zu machen, die noch nicht viel Erfahrung mit der IoPT-Theorie und Praxis haben. Ihnen allen danke ich für ihre Arbeit.

Nachdem sich kein deutscher Verlag für die Publikation finden ließ, haben wir bei Green Ballon entschieden, die Veröffentlichung selbst in die Hand zu nehmen. Ich danke John Mitchell von Green Balloon Publishing für den Mut, diese Aufgabe zu übernehmen und für seine beständige Unterstützung, besonders da weder er noch ich deutsch sprechen. Außerdem danke ich Miles Bailey, Rachel Woodman und allen Mitarbeitern bei Choir Press für die Bereitschaft, sich dieser Herausforderung zu stellen. Es war eine außergewöhnliche Erfahrung.

Ich grüße meine IoPT-Kollegen in Deutschland herzlich. Ich grüße ebenso alle Leser dieses Buches, die sich für das Thema Trauma interessieren und sich selbst besser verstehen wollen. Ich hoffe sehr, dass sie dieses Buch hilfreich finden.

Vivian Broughton
Wiltshire, UK, 2024

# Übersetzung

Als Übersetzerin dieses Buches und als IoPT-Begleiterin waren fachliche Korrektheit, Verständlichkeit und Lesefluss, insbesondere auch für Menschen, die IoPT erst kennenlernen, wichtige Aspekte meiner Arbeit.

Mit der ersten Fassung habe ich mich auf die fachliche Seite konzentriert. Dabei hatte ich professionelle Unterstützung von meiner Kollegin Valeria Lamers, mit der ich immer wieder Fachfragen besprechen konnte. Danke dafür, Valeria!

Als englischer Muttersprachler (und auch als IoPT-Kollege) konnte mir Ralph Richey viele Fragen beantworten, außerdem hat er mich in jedem Stadium der Übersetzung beim Korrekturlesen unterstützt. Danke, Ralph!

Um schließlich Klarheit und Lesefluss auch für Leser ohne Vorkenntnisse der IoPT-Arbeit herzustellen, hat Susanne Reiter durch ihre zahlreichen Verständnisfragen und Änderungsvorschläge für den letzten Schliff gesorgt. Danke, Susanne!

Und vielen Dank dir, Vivian, für die Möglichkeit mit dieser fordernden Aufgabe mein eigenes Verständnis von Theorie und Praxis der IoPT weiter zu vertiefen!

Dorothea Richey, Januar 2023

# Einleitung

*„Erkenne dich selbst"*
(Inschrift am antiken Apollo Tempel von Delphi)

*„Was ist der Sinn des Lebens? Ein gutes Leben zu leben."*
(Franz Ruppert)

Ein gutes Leben zu leben – diese Möglichkeit hat jeder. Das ist es, was mich besonders zu diesem Buch motiviert hat. Einerseits will ich die IoPT-Theorie und Praxis für jeden, der daran interessiert ist, professionell mit IoPT zu arbeiten, so klar wie möglich darstellen. Auf der anderen Seite sollte dieses Buch für alle interessant und verständlich sein. Es handelt sich nicht um heilige Informationen, die nur den Profis zustehen, sondern um frei zugängliche, wichtige Informationen für alle. Niemand kann das Trauma eines anderen heilen. Oder das Leben eines anderen leben. Oder eine andere Person von ihrem Trauma und ihrem Leben erretten. Wir alle müssen Verantwortung für uns selbst und unsere eigene Heilung übernehmen. Zu verstehen, was das heißt, ist der erste Schritt.

\*\*\*\*\*

## WER BIN ICH?

Als ich begann, dieses (mein viertes) Buch, zu schreiben, fühlte ich mich wie bereits früher zunächst von diesem Vorhaben eingeschüchtert. Leichter wurde es durch meine Leidenschaft für die Idee und den Gedanken, dass es jedem möglich ist, zu erfahren, wer er wirklich ist. Jeder kann sich selbst und seinen eigenen Lebenssinn erkennen. Es ist möglich, den früh entstandenen Schaden aus Lebensereignissen, über die man seinerzeit keine Kontrolle hatte, zu lösen. Es ist möglich, die eigenen Täterhandlungen aufzugeben und ein gutes und zufriedenstellendes Leben zu führen. Dieses Unternehmen verlangt von uns eine leidenschaftliche Hingabe an Wahrheit und Realität, und daran, die Fakten unseres Lebens anzuerkennen.

## Einleitung

Dieses Buch greift einige Themen aus meinem früheren Buch *The Heart of Things* (2013) noch einmal auf und schließt spätere Entwicklungen mit ein. Damit gibt es den derzeitigen Stand der IoPT-Theorie und Praxis wieder. Meines Erachtens hat Professor Franz Ruppert die grundlegenden Prinzipien, die Ziele, den Fokus und die Regeln der Psychotherapie neu geschrieben. Als Psychotherapeutin betrachte ich Rupperts IoPT-Theorie und -Methode als spannendste und bahnbrechendste Entwicklung in der psychotherapeutischen Welt von heute. Eine seiner Kernaussagen über das der Identitätsorientierten Psychotrauma-Theorie zugrundeliegende Denken ist:

Nur wenn ich klarer weiß, wer ich bin, wenn ich mich selbst zum Fokus der Erforschung meiner inneren Welt und allem, was mir geschehen ist, mache; wenn ich fähig bin, den Schmerz dessen, was mir passiert ist, und die Gefühle, die mich ausmachen, zu fühlen, nur dann kann ich etwas Wahres über mich selbst sagen.

Ich muss die Entstellungen und Verzerrungen meiner Psyche, die aus meinen Ablenkungsaktivitäten kommen und durch die ich vermeide, meinen Trauma-Schmerz zu fühlen, klären. Erst wenn ich sie geklärt habe, bin ich tatsächlich in der Lage, die Wahrheit über die äußere Welt und über meine Beziehung zu einer anderen Person zu äußern. Mit meinem tiefsitzenden Schmerz kann ich nicht in Kontakt kommen, wenn mein Fokus auf das Außen, meine Beziehung zu jemandem, meine Partner, meine Kinder, oder auch auf meinen Therapeuten gerichtet ist. All dies ist nur eine Ablenkung von dem, was in mir ist.

Bei allem, was in meiner Welt geschieht, und was auch immer meine Reaktion darauf ist, muss ich immer fragen: was ist mir passiert, was nun diese Reaktion auf dieses äußere Ereignis hervorruft? Es gibt da draußen Unrecht und Ungerechtigkeit. Selbstverständlich gibt es das. Aber wie ich dies aushalte, welchen Schmerz es mir verursacht, hat damit zu tun, wer ich bin, und was mich – aus meiner eigenen Vergangenheit – noch quält und durch heutige Begebenheiten wieder getriggert werden kann.

Was mir in der Vergangenheit passiert ist, verursacht mir nur deshalb gegenwärtig Schmerz, weil ich weiterhin vermeide, den tiefen Schmerz dessen, was mir geschehen ist und was mir möglicherweise angetan wurde, ganz zu fühlen.

Anzuerkennen und zu fühlen, dass ich meiner eigenen, angeborenen natürlichen Lebendigkeit und meiner natürlichen Fähigkeit zu Bindung – zu lieben und geliebt zu werden – beraubt wurde, kann mich frei machen. Wenn ich diesen tiefen kindlichen Schmerz des Nicht-gewollt und Nicht-geliebt-seins, den Schmerz, in meinem gesamten Sein und Wesen dem „NEIN" meiner Eltern ausgeliefert gewesen zu sein, fühle, kann ich „JA" zu mir selbst sagen. Ich kann so sein, wie ich wirklich bin.

Das Herzstück des IoPT-Denkens besteht im Wesentlichen aus zwei Komponenten: Fragen zur Identität (darüber, wer ich wirklich bin) und ein genaues Verständnis von Trauma und seinem Einfluss und seinen Auswirkungen auf unsere Identität. Trauma verursacht den Verlust der Fähigkeit, ein „Gesundes Ich" zu behalten und zu entwickeln und löst einen Identitätsverlust, einen Verlust des Selbst, aus. Damit konfrontiert uns Rupperts Theorie mit der Realität des vorgeburtlichen Lebens, mit jenen neun Monaten unseres Lebens, die wir für gewöhnlich als irrelevant betrachten, als ob wir, bevor wir den Mutterleib verlassen und anfangen, selbstständig zu atmen, nicht wirklich existieren. Warum feiern wir unseren Geburtstag, aber nicht den Tag unserer Zeugung? Es ist, als ob wir meinen, es gäbe kein wirkliches Leben, bis wir den Körper unserer Mutter verlassen und die äußere „wirkliche" Welt betreten. Doch das ist nicht der Fall. Es gibt immer mehr Beweise für die embryonale Wahrnehmung, die Wahrnehmung des Kindes in seinem „Mutterleib-Raum". Außerdem gibt es Beweise für die Möglichkeit, dass das Kind in dieser Zeit ein Trauma erleiden kann. Also auch, wenn es sich noch – angeblich in jeder Hinsicht „sicher" – in seinem „Mutterleib-Raum" befindet.

Schließlich ist da die vielfach bewiesene Tatsache, dass das, was uns während der frühen Zeit unseres Lebens passiert – das schließt die Zeit im Mutterleib mit ein – die Grundlage dafür bildet, wer wir werden. Es begründet die Leichtigkeit oder die Schwere, mit der wir unser Leben leben. Ob wir uns selbst zum Mittelpunkt unseres Lebens machen, und ob wir wissen, wer wir sind. Diese frühe Zeit in unserem Leben ist eine Zeit, in der wir zutiefst hilflos, verletzlich und abhängig sind. Diese drei Zustände sind die wesentlichen Prädispositionen für Traumatisierung: Hilflosigkeit, Verletzlichkeit und völlige Abhängigkeit von einer anderen Person. Damals war dies unsere Mutter mitsamt ihrer Beziehung zu unserem Vater.

Traumatisierung, die während Schwangerschaft und Geburt und unmittelbar nach der Geburt geschieht, prägt mit ihrer Wirkung unsere aufkommende, fragile Identität direkt zu Beginn unseres Lebens auf eine Art und Weise, wie nichts anderes es jemals wieder tun wird.

Für viele besteht die einzig verfügbare Information über traumatisierende Erfahrungen in der diagnostischen Kategorie der Posttraumatischen Belastungsstörung (PTBS)[1]. Diese ist von äußerst geringem Nutzen, da sie sich auf Symptome bezieht, die nach dem Ereignis stattfinden. Außerdem wird nicht definiert, was Trauma tatsächlich ist und wodurch es sich von Stress oder High-Stress unterscheidet. Das Einbeziehen des Wortes „Stress" in den im englischen Sprachraum gebräuchlichen Begriff Post Traumatic Stress Disorder (PTSD aus: *DSM V – Handbuch für psychologische Diagnosen*) verwechselt sogar die Wirklichkeit von Trauma, und verschmilzt Trauma mit extremem Stress. Dahingegen gibt es aus IoPT-Sicht einen eindeutigen und wichtigen Unterschied, den ich im Kapitel Trauma aufzeigen werde.

In meinem letzten Buch, *The Heart of Things* (2013), ging es mir darum, Franz Rupperts Arbeit in einen historischen Kontext zu stellen und darum, die psychotherapeutischen Ideen und Entwicklungen zum Thema Trauma über die letzten 150 Jahre zu beschreiben. Dabei bemühte ich mich so viele Autoren und Autoritäten wie möglich miteinzubeziehen. Begonnen habe ich in der Mitte des 19. Jahrhunderts mit Pierre Janet, Sigmund Freud und ihren Kommilitonen.

Hauptsächlich aus meiner Sicht als Psychotherapeutin habe ich mir viele Fragen über die Eigenschaften und die Funktion von Therapie gestellt. Normalerweise gehen Menschen in Therapie, weil sie ihr Leben nicht gut bewältigen können. Sie quälen sich mit Wiederholungsmustern aus Fehlschlägen, Konflikten und Unzufriedenheit. Jeden Tag werden Bestrebungen durch destruktive Verhaltensweisen zunichte gemacht. Warum das passiert, ist schwer zu verstehen. Hier liegt im Allgemeinen die Aufgabe von Therapie: Menschen dabei zu helfen, dass ihr Leben weniger als zuvor von Enttäuschungen, Wiederholungen und Frustrationen beeinträchtigt wird, Menschen dabei zu unterstützen, dass sie wieder Boden unter die Füße bekommen, damit sie ihr Leben und ihre Beziehungen auf zufriedenstellende und unbeschwerte Weise leben können.

---

[1] ICD-10 – Klassifikationssystem für medizinische Diagnosen

Im Laufe der Zeit habe ich dabei zwei Dinge erkannt:

- Konventionelle Therapie funktioniert zu einem gewissen Grad. Doch ohne das Hintergrundwissen der Theorie, über die ich in diesem Buch schreibe, kann tiefliegendes Trauma nicht durch eine konventionelle psychotherapeutische Herangehensweise gelöst werden, und...
- Es gibt im Leben eines Jeden nichts Wichtigeres, als zu verstehen, wer man wirklich ist. Dies ist hochgradig beeinflusst durch die früheste Zeit in unserem Leben und durch frühe Traumaerfahrungen.

In Bezug auf den ersten Punkt habe ich als IoPT-Begleiterin in der Sitzung mit Klienten oft die Erfahrung gemacht, dass sie verschiedene Therapieformen erlebt haben – manchmal jahrelang. Jedoch habe nichts von dem, was sie vorher getan hatten, ihnen zu solch tiefem Verständnis verholfen wie die IoPT-Arbeit. Ich will das, was jemand früher getan hat, nicht schlecht machen. Natürlich hat es sehr oft dazu beigetragen, den Klienten an eben den Punkt zu bringen, an dem er seine Sitzungen mit mir beginnt. Ich finde dies aber deshalb erwähnenswert, weil ich es so häufig erlebe. Bei IoPT besteht der Unterschied darin, dass wir die vorgeburtliche Zeit und die Zeit direkt nach der Geburt und die Möglichkeit, dass diese Zeit traumatisierend gewesen sein kann, zum zentralen Punkt unseres Denkens machen. Im Hinblick auf den zweiten Punkt: Was kann auf der kurzen Lebensreise, der einzigen, die wir haben, – soweit wir wissen – wichtiger sein, als sich ernsthaft die Frage „Wer bin ich?" zu stellen. (Vorausgesetzt, man hungert nicht, hat ein Dach über dem Kopf und verfügt über ein ausreichendes Einkommen, um seine Grundbedürfnisse zu befriedigen.) Was genau ist meine Identität? Wie kann ich sie definieren und mich selbst durch eine solche Definition verstehen? Was bedeutet das für die Art und Weise, wie ich lebe? Wie ich mit anderen in Beziehung trete? Wen ich auswähle, um mit ihm in Beziehung zu treten – meinen Partner, meine Kinder, meine Freunde, meine Arbeitgeber oder meine Angestellten? Wie ich entscheide, meinen Unterhalt zu verdienen? Wie ich auf Entscheidungen anderer, die mein Leben betreffen, reagiere? Wie ich in meinem gesellschaftlichen Umfeld funktioniere? Welche Politik ich wähle? Und wie ich mir erkläre, was um mich herum geschieht?

Im IoPT-Denken sind es die frühen abgespaltenen und ins Unbewusste verlagerten Traumaerfahrungen, die uns dennoch lebenslang beeinflussen.

Wenn wir diese Erfahrungen nicht als zu uns gehörige Anteile zurückgewinnen und integrieren, übergehen wir uns selbst. Wir bleiben uns selbst – zu einem gewissen Grad – ein Rätsel.

Sokrates sagte, dass das ungeprüfte Leben nicht lebenswert sei. Ich sage das nicht. Wer darf dies über das Leben eines anderen sagen? Aber ich sage: Das Einzige, was wir als menschliche Wesen haben, ist unsere Existenz, so kurz sie auch ist. Je mehr wir sie untersuchen, umso bewusster werden wir, umso besser verstehen wir uns selbst, und umso wohlwollender gehen wir wahrscheinlich mit uns selbst und mit anderen Menschen um. Wie gut kann ich zu jemand anderem sein, wenn ich nicht gut zu mir selbst bin? Wie kann ich einen anderen richtig kennen und verstehen, wenn ich mich selbst nicht kenne und verstehe? Wie kann ich hoffen, einen anderen zu lieben und wertzuschätzen, wenn ich mich selbst nicht liebe und wertschätze? Wie kann ich mich um meinen Partner und meine Kinder kümmern, wenn ich mich nicht gut um mich selbst kümmere? Wie kann ich klare, politische Entscheidungen treffen, wenn ich nicht über eine gesunde Psyche und klares Denken verfüge? Wenn ich keine halbwegs klare Vorstellung von meiner Identität habe, davon, wer ich tatsächlich bin? Was *ist* nun eine Identität, und was meinen wir mit diesem Begriff „Identität"?

Es gibt viele Dinge, die wir im Allgemeinen unserer „Identität" zuschreiben: unser Name, unsere Nationalität, unsere Religion, unser Platz in der Familie, unsere Rollen im Leben (Ehemann, Ehefrau, Mutter, Experte, Architekt oder Investor, Psychotherapeut, Politiker usw.). Wir glauben, dass wir in der einen Sache „gut" sind und „nicht so gut" in einer anderen, dass wir für das eine talentiert sind und in etwas anderem versagen. Wir betrachten unsere Verletzbarkeit, unsere Gewohnheiten, unsere Fehlschläge, unser Verhalten, als ob wir all das sind, und daran wenig getan werden kann. Es ist unveränderbar: ich bin, wer ich bin.

Doch keines dieser Dinge sagt irgendetwas darüber aus, wer wir wirklich sind. Es sind externe Zuschreibungen – äußerliche Dinge – von unseren Eltern, unseren Lehrern, unseren Freunden, Kollegen, Arbeitgebern, Ärzten, Politikern, sogar von unseren Therapeuten. Dazu gehören die Umstände unserer Geburt, Ereignisse während unseres Heranwachsens und unserer Entwicklung, unsere Strategien zur Lebensbewältigung, im Laufe der Zeit zugelegte Gewohnheiten, die uns wach, lebendig und funktionstüchtig halten, erfüllte oder nicht erfüllte Erwartungen, Berufe und Rollen, die wir ausüben, usw. Aber in all dem – wer bin ich wirklich? Wer ist diese Person, die jeden Morgen aufwacht, aufsteht, ihr Frühstück zu sich nimmt, zur Arbeit geht, über Scherze lacht, ein Bier mit Freunden trinkt, allein oder mit der/dem Liebsten oder dem Partner zu Abend isst, Liebe macht und dann schläft und träumt bis zum nächsten Morgen? Was ist meine Bedeutung? Wie kann ich sie erkennen, wenn ich mich nicht bemühe, zu erkennen, wer ich bin? Wie kann ich den Sinn meines Lebens begreifen, wenn ich nicht weiß, wer dieses Leben tatsächlich lebt? Bewusstsein wächst und entwickelt sich in Relation zu umweltbedingten und evolutionären Herausforderungen. Soweit wir gegenwärtig wissen, verfügen Menschen über die am höchsten entwickelte und komplexeste Form von Bewusstsein. Es hat sich im Laufe von Tausenden von Jahren beträchtlich weiterentwickelt, weil wir uns weiterentwickelt haben, um die Veränderungen um uns herum und in uns zu bewältigen, um besser überleben zu können, indem wir uns äußeren Veränderungen angepasst und versucht haben, eine für uns passende Umwelt zu schaffen.

Bewusstsein verändert sich besonders dann dramatisch, wenn eine Spezies mit massiven Veränderungen in ihrer Umgebung konfrontiert wird, was zum Beispiel bei Naturereignissen der Fall ist. Aber uns Menschen zwingen auch unsere eigenen Erfindungen und Entwicklungen dazu, uns zu verändern und unser Bewusstsein verändern und wachsen zu lassen. Die industrielle Revolution zum Beispiel erforderte im Vereinigten Königreich eine massive Veränderung des kollektiven menschlichen Bewusstseins. Wir waren gezwungen, darüber nachzudenken, wer wir sind. Um unsere grundlegenden Überlebensbedürfnisse (Nahrung, Wohnung, Einkommen usw.) zu sichern, wurde es notwendig, von der ländlichen Gemeinde in eine Stadt oder Großstadt umzuziehen. Dies führte jedoch zum Verlust von Gemeinschaft, Sicherheit, Geschichte und Wurzeln.

Das technologische Zeitalter, in dem ich lebe, hat mein Bewusstsein verändert. Früher habe ich Karten gelesen, um an einen bestimmten Ort zu gelangen, heute trage ich mein Handy ständig mit mir herum. Ich unternehme kaum noch eine Autofahrt, ohne mich vorher mittels GPS über die beste Strecke, die Verkehrslage usw. informiert zu haben. Wer weiß heute noch, wie man eine Karte liest und seinen Weg ohne GPS finden kann? Als ich ein Kind war, umfasste die Encyclopaedia Britannica 30 gewaltige Bände, zu denen man normalerweise nur in einer öffentlichen Bibliothek Zugang hatte. Denn: Wer hätte sich so etwas leisten können und den notwendigen Platz im Bücherregal gehabt? Man musste in die Bibliothek gehen, um herauszufinden, was wir heute durch das Drücken von ein paar Computertasten herausfinden können. All das sind enorme Veränderungen, die unser Bewusstsein beeinflussen, Möglichkeiten eröffnen und uns gleichzeitig dazu zwingen, uns anzupassen.

Heute, im Jahr 2021, mit dem Auftreten des Corona-Virus und den Einschränkungen durch Lockdowns, geschehen andere Veränderungen. Viele, die es zuvor nicht in Betracht gezogen hätten, sind dazu übergegangen, online zu arbeiten. Sie ziehen weg aus der Stadt, weil für sie ein Schaufenster oder ein Ladenlokal nicht länger nötig ist. Es hat sich gezeigt, dass das Geschäft gut online funktioniert. Meine eigene Erfahrung mit dem Wechsel von der Arbeit in einer Praxis mit hohen Miet-, Reise- und Unterbringungskosten zur Anbieterin von Online-Workshops, die nun regelmäßig von Teilnehmern aus aller Welt besucht werden, eröffnet mir unvorhergesehene Chancen und Möglichkeiten. Plötzlich sind internationale Grenzen, Visen, Reisevorkehrungen, politische Entscheidungen und Genehmigungen nicht mehr von Bedeutung. Ich fühle mich wohl in der Arbeit mit jemandem aus Singapur, der für seinen therapeutischen Prozess Resonanzgeber aus Kuwait, Norwegen, den USA, Deutschland und England wählt. Unsere Gemeinsamkeit als Trauma-Geschädigte löst unnötige Abgrenzungen auf. Wir erleben uns als eine wahre globale Gemeinschaft, in der wir spontan intime Wahrheiten und Gegebenheiten ungehindert austauschen können. Es gibt viele oberflächliche Unterschiede unter den Völkern, doch letztendlich ist es das „Trauma der Identität" unseres frühen Lebens, welches uns alle plagt. Auf der tiefsten Ebene kämpfen wir alle mit dem gleichen Dilemma. Ohne externe Faktoren, die uns auf der unteren Überlebensebene dazu zwingen, uns zu verändern, zu wachsen und zu entwickeln, verlangt unsere persönliche Bewusstseinsentwicklung, dass wir uns anstrengen. Wenn wir nicht durch Umstände zum Wachsen gezwungen werden, müssen wir uns Mühe geben und Erkenntnis und Wachstum wollen.

„**Bewusstsein** erfordert Zeit und Anstrengung. Daher ist es **eher der Sonder- als der Normalfall im gesamten psychischen Geschehen**, wie Gehirnforscher das seit einiger Zeit behaupten." (aus Roth, 2001 und Singer, 2002; zitiert in Ruppert, 2014) (mit Betonung von Vivian Broughton)

Das eigene Bewusstsein zu erweitern, erfordert Anstrengung und Zeit. Und, wie Franz Ruppert im Anschluss an das Zitat in seinem Buch weiter ausführt, es braucht auch unseren Willen. Denn Menschen streben nur selten ohne äußeren Anlass nach Bewusstseinsentwicklung. Die Tendenz geht eher dahin, sich mit der Selbsterforschung in Form von Psychotherapie erst dann zu befassen, wenn die Belastungen eines unbefriedigenden und misslingenden Lebens zu groß werden. Wir beginnen eine Therapie mit einer bestimmten Vorstellung: der Befreiung von emotionalem Leiden. Ohne sozialen Druck von außen oder innere emotionale Nöte scheinen sich nur wenige Menschen in Therapie begeben zu wollen. Selbst mit diesen inneren und äußeren Belastungen macht die Mehrheit der Leute diesen Schritt nicht. Stattdessen ertragen sie ihren Schmerz, ziehen sich immer weiter zurück in reaktive Überlebensverhaltensweisen, versuchen immer verzweifelter ihr Elend, ihre Hoffnungslosigkeit, ihre Depression und ihre Unzufriedenheit zu bewältigen. Weil ihre unbewussten inneren Täter-Opfer-Spannungen und -Dynamiken sehr aktiv sind, verschlimmert dies oft ihr eigenes Leid und das der Personen in ihrem Umfeld. Die Entwicklung von Bewusstsein, das Erforschen des Selbst und des eigenen Lebens, ist nicht sehr verbreitet. Das ist der Schluss, zu dem die oben genannten Autoren gekommen sind. Wir können nicht davon ausgehen, dass es „normal" ist, dass Menschen sich selbst in dieser Form in Frage stellen. Die Forschung zeigt ganz klar, dass dem nicht so ist. Aber wir alle haben eine Wahl. Sie zu treffen, erfordert Willen, Anstrengung, Hingabe und Mut. Es bedeutet, sich selbst auf die Mitte der Bühne zu stellen. Das ist etwas, was die meisten von uns schon sehr früh verlernt haben. Unsere Gesellschaft betrachtet es sogar als selbstsüchtig und narzisstisch, die eigenen Bedürfnisse an die erste Stelle zu setzen. Tatsache ist, dass nur wenige Menschen gelernt haben, wie man sich selbst in gesunder und autonomer Weise wichtig nimmt.

Das Konzept von „Therapie", wie sie im Allgemeinen betrachtet und praktiziert wird, zielt im Wesentlichen darauf hin, etwas zu lösen. Meines Erachtens ist es aber notwendig, darüber hinaus zu gehen. Ich glaube, die Grenzen dessen, was wir „Therapie" nennen, müssen nachgiebiger werden und eine lebenslange Reise der Selbsterforschung umfassen. Die „therapeutische" Lösung ist nur ein sehr kleiner Teil davon. Wir sollten nicht denken, dass es ausreicht, die unmittelbaren Schwierigkeiten geklärt zu haben. Wir sollten in unserem Leben keine Kompromisse eingehen. Dieses Leben ist das Einzige, was wir haben.

Idealerweise würde unsere Gesellschaft allgemein, unser politisches System und das gesellschaftliche Streben uns darin unterstützen, uns selbst zu kennen, unser bestes Selbst zu sein und den uns entsprechenden

Beitrag zu leisten, auch wenn dies für das aktuelle System unbequem ist. Es ist kein Zufall, dass jede Art von autoritärem oder totalitärem Regime als erstes die Intellektuellen schwer kompromittiert, verhaftet oder tötet: Universitätsprofessoren, Journalisten, Menschen mit neuen und ungewohnten Denkansätzen, Autoren, Archivare und Theoretiker. All jene, die mit den Rudimenten des täglichen Lebens unzufrieden sind und den Willen aufbringen, sich selbst, ihre Artgenossen und das Leben im Allgemeinen besser zu verstehen. Menschen, die solch eine Wahl treffen und provozierende Fragen stellen, sind eine Bedrohung für diejenigen, die ihre Welt kontrollieren und einen autoritären und totalitären Staat wollen. Aktuell (2020) beobachten wir die Verbreitung von Lügen, Ablenkungen und Diskreditierungen als „fake news". Das ist ein sehr effektives Mittel, die Wahrheit zu verzerren, das Denken zu kontrollieren und diejenigen auszugrenzen, die sich abweichend von der politisch erwünschten Meinung äußern. In unserer globalen Gesellschaft und Kultur stellt es einen höchst subversiven politischen Akt dar, sich mit der Frage zu beschäftigen, wer man ist und was die eigene wahre Identität ist. Eine Gesellschaft, in der ein Großteil der Menschen einen solchen Weg der Selbsterforschung ginge, fände vieles in unserer Kultur widerwärtig und abstoßend. Anstelle von Krieg, Konflikt, Wettbewerb, Macht und Ausbeutung, würde man sich ernsthaft bemühen, kreative Lösungen für die aktuellen Probleme zu finden. Lösungen, die Menschen nicht verletzen. Man würde sie anhören, sie miteinbeziehen. Man würde Institutionen und Regularien einrichten, die das Recht eines Jeden auf ein gutes Leben anerkennen und Mittel bereitstellen, die es jedem ermöglichen, dies für sich selbst zu erreichen. Stattdessen sind wir, wie es in Franz Rupperts Buch über Trauma und Gesellschaft heißt, eine traumatisierte und fortwährend traumatisierende Gesellschaft. (Ruppert, 2018)

Unsere Gesellschaft lenkt uns davon ab, Fragen zu stellen und herauszufinden, wer wir wirklich sind und uns dabei gegenseitig zu unterstützen. Wir werden abgelenkt von Fernsehprogrammen, Werbung, unserem kulturellen Verhalten von mehr, mehr, mehr. Von „Frust-shoppen", Manipulation durch soziale Medien, dem endlosen Zwang zu wirtschaftlichem Wachstum, Konkurrenzdenken, Leugnung des Klimawandels, dem ständigen Ausbeuten und Verschlimmern unseres Gefühls, wir seien hilflos und könnten nichts tun. Wir werden davon abgehalten, zu rebellieren, innovativ zu denken, unsere Meinung zu sagen und unser Bewusstsein zu fördern. Es sei denn, es brächte die aktuelle Idee von endlosem Wirtschaftswachstum voran. Die hartnäckige Leugnung und Verzögerungstaktik beim Thema Klimawandel ist ein solches Beispiel. Nichts darf sich dem ökonomischen Wachstum in den Weg stellen. Doch jeder weiß sehr gut, dass nichts ewig wächst. Ressourcen sind begrenzt und die Zeit läuft ab. All das nährt unser Gefühl von Hilflosigkeit. Das ist in Ordnung für diejenigen, die kontrollieren und ausbeuten wollen. Die Erfahrung von Hilflosigkeit, eines Hauptmerkmals von Traumatisierung, ist unerträglich. Also schauen wir weg und lenken uns ab, oder werfen uns leidenschaftlich für Veränderungen „da draußen" ins Zeug: durch Demonstrationen, gemeinnützige Arbeit, indem wir Politiker werden, uns dem Verändern der Außenwelt verschreiben. Aber wir können nichts ändern, wenn wir nicht sehen, dass wir Teil dieser Gesellschaft sind und damit Teil der fortwährenden Traumatisierung unserer Gesellschaft. Unsere besten Absichten sind immer vom Zustand unserer eigenen Psyche, unseres eigenen Bewusstseins, unseres eigenen Mangels an Identität, unserer eigenen Traumatisierung beeinflusst.

## Therapie?

Vielleicht sollten wir aufhören, den Begriff „Therapie" zu gebrauchen und etwas Neues finden, das eine Umwelt und Kultur zeigt, in welcher Menschen dazu ermutigt werden, ihre Psyche zu erforschen. Nicht nur um aktuelle Schwierigkeiten ihres Lebens zu meistern, sondern um zu erfahren, wer sie tatsächlich sind, um ein gesundes stabiles „Ich" zu entwickeln. Und so, für die kurze Zeit, die sie haben, ein gutes Leben zu leben.

Das Thema „Selbst-Entwicklung" gibt es schon Zeit meines Lebens. Es verbreitete sich über die Wege des sogenannten „New-Age": Erleuchtung, ganzer werden, Selbstverwirklichung, Selbst-werden, das eigene Leben in Fülle leben, usw. Das Thema ist also nicht neu, und einige der Grenzen zur „Therapie" sind bereits aufgeweicht. Aber der Kern des Problems ist: Niemand hat bisher die fundamentale Rolle von Trauma – insbesondere von sehr frühem, sogar vorgeburtlichem Trauma – bei der Verwirrung, der Verzerrung und Zerstörung unseres Gefühls für uns selbst – unserer Identität – verstanden. Außerdem trifft die Idee von „Selbst-Entwicklung" meines Erachtens nicht den Punkt. Ich muss mich nicht *entwickeln*. Ich muss mich selbst *kennen*, ich selbst *werden* und *sein*. Auf natürlichem Weg würden wir uns sehr gut entwickeln, indem wir traumatisierende Umgebungen und Erfahrungen aussperren. Es wäre leicht, uns selbst zu kennen und unseren Wünschen und Zielen auf gesunde Weise zu folgen. Wir müssten uns nicht „entwickeln". Bereits die Spaltung zwischen dem Entwickler und dem zu Entwickelnden, wodurch wir uns selbst zu einem Objekt machen, ist unbefriedigend. Alle anderen Spezies haben kein Problem damit, natürlich und vollständig zu dem Geschöpf, das sie sind, heranzuwachsen. Für eine Eiche ist es nicht schwierig, eine Eiche zu werden. Es mag Umweltbedingungen geben, die sie beeinflussen und dazu zwingen, sich anzupassen. Aber sie ist einfach da und wächst! Im Gegensatz zu vielen historischen Auffassungen von Erziehung[2], werden Menschenkinder, unter Voraussetzung von natürlichen Lebensbedingungen, liebevollem Kontakt, einer angemessenen Versorgung und einer offenen Umgebung, in ihrem eigenen Tempo und auf ihre eigene Weise wachsen und sich gut entwickeln. Kein Kind will sich ständig in seinen Windeln selbst beschmutzen. Irgendwann wird das Kind sehen, was die Erwachsenen tun und lernen, eine Toilette zu benutzen. Es muss nicht zu Sauberkeit erzogen werden. Sauber zu sein ist ein natürliches Bedürfnis und der Wunsch aller Geschöpfe. Man denke daran, wieviel Zeit eine Katze damit verbringt, sich zu putzen. Alle Spezies lernen sehr schnell, auf ihre eigene Weise mit Hygiene umzugehen. Um zu überleben und um gut zu leben, muss jedes Geschöpf sich um seine körperlichen Bedürfnisse kümmern. Dann kann es so effizient wie möglich funktionieren und seine Bedürfnisse nach Nahrung, Sicherheit und Fortpflanzung erfüllen. Man denke an eine schöne, geschmeidige und leistungsfähige Gepardin. Wie sollte sie Nahrung finden, sich selbst und ihre Jungen ernähren, wenn sie sich nicht instinktiv um ihren Körper, ihre Fitness und ihre Hygiene kümmern würde?

Unser Impuls zu lernen, uns zu entwickeln und wir selbst zu sein, ist vollkommen natürlich. Unter der Voraussetzung einer liebevollen, offenen und unterstützenden Umgebung sind alle Kinder von Natur aus empathisch, liebevoll und sozial. Wir müssen uns nicht vorsätzlich selbst entwickeln oder unsere Kinder Empathie lehren. Ein Kind hat kein Problem zu wissen, wer es ist, wenn es gewollt ist und ohne Zwang, Erwartungen, Zuschreibungen und äußeren Druck – und als das Individuum, das es ist – anerkannt wird. Es kann seine Fähigkeiten und

---

[2] Siehe *Hört ihr die Kinder weinen: Eine psychogenetische Geschichte der Kindheit* von Lloyd De Mause (1974). Dieses Buch zeigt eine erschreckende Geschichte der Behandlung von Kindern, eine Geschichte von Ausbeutung und zeitweise echter Folter. Das Kind wurde vor allem als böse betrachtet und als solches bedurfte es der Erziehung und Sozialisierung fern von seiner natürlichen Neigung.

Talente in seiner eigenen Zeit voll entwickeln. Die Fähigkeit, ein ganzes Spektrum an Emotionen und Gefühlen, wie Empathie, Liebe, Freundlichkeit, Respekt, Fürsorge und Großzügigkeit zu fühlen, ist natürlich. Aus einer rein evolutionären Perspektive ist sie von wesentlicher Bedeutung für das Fortbestehen unserer Spezies. Die Hingabe, mit welcher eine Tigermutter sich um ihre Jungen kümmert, schließt diese Qualitäten als überlebenswichtig mit ein. Es ist eine einfache evolutionäre Tatsache: Wir brauchen unsere angeborenen, sanften und liebevollen Fähigkeiten. Wir benötigen auch andere Emotionen wie gesunde Aggressionen und Wut. Auch diese sind in allen Kindern von Natur aus da, um ihnen Schutz zu bieten und um ihre Bedürfnisse und Wünsche sicherzustellen. Meines Erachtens sind solche Gefühle wie Empathie und Mitgefühl natürlich, sie müssen nicht entwickelt werden.

Und sie sind genau das, was wir benötigen. Mir ist klar, dass der Mangel an diesen gesunden Gefühlen – uns selbst und anderen gegenüber – der Grund für unsere Vernichtung sein wird. Sie sind auch die Qualitäten, die durch Traumatisierung untergraben und beseitigt werden. Mütter oder Väter, die traumatisiert sind und ihr Kind nicht sehen, nicht wollen und nicht lieben, begegnen ihm nicht mit Empathie und Respekt. Ein Elternteil begrenzt so die natürliche Fähigkeit des Kindes zu Empathie und Respekt für sich selbst. Dadurch wird ihm die Empathie für andere ebenfalls fehlen – auch für seine eigenen Kinder.

Es ist klar, dass nur wenige Menschen tatsächlich in der Lage sind, sich auf diese natürliche Art zu entwickeln – wenn überhaupt. Unsere „traumatisierte Gesellschaft" zeigt uns, dass dies nicht der Fall ist. Unser Mangel an Fähigkeit, ein gutes Leben zu leben, uns mit uns selbst und anderen gut zu fühlen, sind Symptome, die zeigen, dass etwas falsch läuft. Die Zunahme von Ausbeutung und Gewalt in unserer Welt ist ein ebensolcher Hinweis darauf, dass wir uns als Spezies auf einem selbstzerstörerischen Pfad befinden. Unsere Fähigkeit, uns gegenseitig zu traumatisieren, ist viel ausgeprägter als unsere Fähigkeit, empathisch und mitfühlend miteinander umzugehen.

Um zusammenzufassen: Wir können nicht wirklich wissen, wer wir sind, wenn wir nicht verstehen, wie maßlos traumatisiert wir als menschliche Wesen sind. Um uns selbst zu verstehen – wer wir sind, und warum wir so sind und wie wir zu einem gesünderen Leben kommen – müssen wir die zentrale Rolle von Trauma in unserem eigenen Leben und seinen Einfluss auf unsere Identität verstehen. Wir müssen uns selbst und unser Trauma ernst nehmen.

Aus historischer Sicht war das Thema Trauma bekanntermaßen schwierig zu untersuchen. Diese Schwierigkeit ist auf drei wesentliche Probleme zurückzuführen:

1. **Vermeidung:** Als menschliche Wesen ist unsere natürliche instinktive Reaktion auf traumatische Erfahrungen, diese abzuspalten und sie in unterschiedlichem Maße unbewusst zu machen. Manchmal buchstäblich so, als sei niemals etwas geschehen. Wir vermeiden das Thema und geben vor, dass es nicht existiert, oder dass es nicht so ernst ist, wie es wirklich ist. Wir tun dies als Individuen im Umgang mit unserem persönlichen Trauma. Wir tun dies auch in beruflicher und in gesellschaftlicher Hinsicht.
2. **Frühes Trauma:** Traumata, die uns am stärksten beeinflussen sind diejenigen, die wir zu Beginn unseres Lebens, als wir am verletzlichsten und abhängigsten waren, erfahren haben. Das kann während unserer Zeit im Mutterleib, während der Geburt oder während der ersten Monate unseres Lebens sein. All dies entzieht sich unserer bewussten Erinnerung, da sich unser kognitives Erinnerungsvermögen erst viel später entwickelt (für gewöhnlich im Alter von zwei bis drei Jahren).
3. **Der traumatisierte Helfer:** Das dritte Element, welches wir miteinbeziehen müssen, ist die Tatsache, dass Trauma von Traumatisierten erforscht wird – und immer wurde. Psychotherapie wird auch von Traumatisierten angeboten. Demzufolge hat das Thema Trauma einen recht wechselhaften Forschungsverlauf genommen (siehe mein Buch *The Heart of Things*, Abschnitt über Trauma 1.1, und Hermann, J. 1992). Trauma wurde und wird von Traumatisierten erforscht, die naturgemäß dazu neigen, ihr eigenes Trauma zu leugnen und zu vermeiden. Dies beeinflusst zwangsläufig ihre Fähigkeit, das Phänomen Trauma in anderen klar und objektiv zu erkennen und zu verstehen. Der bereits erwähnte „wechselhafte Forschungsverlauf" ergibt sich daraus, dass diejenigen, die die menschliche Psyche studieren, sich selbst beim Thema Trauma verwirren und ablenken. Dies sind zwei der häufigsten Strategien, unsere ungelösten Traumata zu verharmlosen und zu kontrollieren.

In diesem Buch werde ich zeigen, dass Trauma für unsere Fähigkeit zu wissen, wer wir wirklich sind, eine fundamentale Rolle spielt. Wenn es Erfahrungen gibt, die vor unserer bewussten Erinnerung geschahen –

Kindheitserfahrungen, die so unerträglich waren, dass wir gezwungen waren, sie aus unserem Bewusstsein zu verdrängen – dann können wir nicht in Gänze wissen, wer wir sind. Es gibt Lücken in unserem Selbst-Erkennen und Verstehen. Hinzu kommt die Tatsache, dass unser Trauma-Überleben uns zwingt, uns anzupassen. Wir müssen Verhalten und Einstellungen annehmen, die verhindern, dass unbewusste Traumaerfahrungen ins Bewusstsein vordringen. Diese Verhaltensweisen und Einstellungen zwingen uns, unsere Wahrheit zu vermeiden und zu leugnen. Mit der Zeit bilden wir eine konstruierte Identität aus, die unsere wahre Identität dauerhaft vor uns selbst verbirgt. Ein Verständnis von Identität geht Hand in Hand mit dem Verstehen von Trauma, denn Trauma ist das, was den stärksten Einfluss auf unsere Identität hat. Wir können nicht wissen, wer wir sind, wenn wir das Thema Trauma aus der Selbstreflexion ausschließen. Als Psychotherapeutin mit mehr als dreißig-jähriger Erfahrung kann ich sagen, dass ich noch niemals jemanden getroffen habe, der nicht unter Trauma gelitten hat und dessen Leben nicht auf irgendeine Art durch Traumaerfahrungen gestört ist. Dazu gehöre auch ich.

Die Schwierigkeit in der Arbeit mit diesen Themen liegt in der Tatsache, dass wir „Profis", die wir Menschen studieren und mit ihnen arbeiten, auch durch Trauma beeinflusst sind. Wenn wir verantwortungsvoll mit traumatisierten Menschen arbeiten wollen, müssen wir stets darauf achten, selbst Verantwortung zu übernehmen: für die Auseinandersetzung mit unseren eigenen Traumata, für diesen lebenslangen Weg, bewusster zu werden und uns selbst und unsere Traumatisierung ernst zu nehmen. Aus meiner Sicht können wir uns nicht als verantwortungsvolle Fachleute und Praktizierende bezeichnen, wenn wir uns nicht ebenfalls diesem Projekt widmen. Nicht nur als therapeutische „Lösung", sondern ein Leben lang.

✳✳✳✳✳

Mit diesem Buch lege ich die Theorien, die Professor Dr. Franz Ruppert zu den Themen Trauma und Identität entwickelt hat, dar. Identität und Trauma verstehen zu wollen, führt unweigerlich dazu, andere Themen zu erforschen: Evolution und Arterhaltung, Struktur und Funktion des menschlichen Gehirns und der Psyche, Bedeutung von Autonomie und Selbst-Autorisierung und zwischenmenschliche Beziehungen. Wir müssen ergründen, was Traumaheilung bedeutet, und was es bedeutet gesund zu sein, anstatt aus unseren Trauma-Überlebensinstinkten zu funktionieren. Wir werden den frühesten Teil unseres Lebens anschauen. Wir beschäftigen uns mit den Kenntnissen der Neurowissenschaften und mit den Erkenntnissen aus den vielen Beobachtungen, die wir als IoPT-Praktizierende in den Erforschungen mit unseren Klienten und uns selbst machen. Wir werden genau anschauen, was Trauma ist und wie es arbeitet: die aus Trauma resultierenden psychologischen Spaltungen und ihre Langzeitwirkung auf die Psyche, die Entwicklung von Tätern und Opfern und die zerstörerischen Dynamiken, die sich aus dem Opfer-werden ergeben.

Es ist schwierig, solch ein Buch hinsichtlich einer Reihenfolge zu strukturieren, da sich die einzelnen Themen oft überschneiden. Das Verständnis für ein Thema setzt das Wissen über ein anderes, welches erst später behandelt wird, voraus. Es ist zum Beispiel unmöglich, das Thema Identität zu verstehen, ohne zu wissen, was Trauma ist und umgekehrt. Es ist schwierig, beide Themen ohne Wissen über Struktur und Funktion der Psyche zu verstehen. Was es bedeutet, dieses Thema zu begreifen, wird ohne Wissen über Trauma nicht so leicht klar. Ich habe mich jedoch bemüht, eine logische Abfolge dieser Themen herzustellen. Der Leser kann bei Bedarf vor- oder zurückblättern. Ich hoffe, dass das Inhaltsverzeichnis und die Titel der Kapitel dabei helfen.

Die Theorie der Identitätsorientierte Psychotraumatherapie (IoPT) ist das Werk von Professor Dr. Franz Ruppert aus den letzten 25 Jahren. In seinen Büchern hat er diese Entwicklung beschrieben: *Trauma, Bindung & Familienstellen* (2005), *Seelische Spaltung und innere Heilung* (2007), *Symbiose und Autonomie* (2010), *Trauma, Angst & Liebe* (2012), *Frühes Trauma* (2014), *Mein Körper, Mein Trauma, Mein „Ich"* (2017), *Wer bin ich in einer traumatisierten Gesellschaft?* (2018), *Liebe, Lust & Trauma* (2019), *Ich will leben, lieben und geliebt werden* (2021).

Mit meinem Buch versuche ich den Inhalt von Franz Rupperts Büchern in einem Buch zusammenzufassen. Dabei nutze ich meine eigene Perspektive und die Überlegungen aus meinem 17-jährigen Studium von Franz Rupperts Arbeit, aus dem Editieren der englischen Ausgaben seiner Bücher, aus meiner Erfahrung als seine Klientin. Auch meine Erfahrungen aus meiner Tätigkeit als Therapeutin und Begleiterin der vielen Menschen, die mir und meiner Arbeit vertrauen, fließen mit ein. Außerdem die Erfahrungen aus der Arbeit mit Studenten in den verschiedenen Ausbildungs- und Supervisionskursen, die ich im Vereinigten Königreich und anderen Ländern gebe. Diese Studenten unterstütze ich weiterhin, so gut ich kann, bei ihrem Aufbruch zu diesem außergewöhnlichen Abenteuer.

„Ein gutes Leben beginnt hier und heute, wenn ich mir meine eigenen Traumata vergegenwärtige, aus meinen Täter-Opfer-Dynamiken aussteige und mich wiederentdecke. Wenn ich im Verhältnis zu meinen Mitmenschen ich selbst bleibe und meine gesunden Bedürfnisse äußere, auch im öffentlichen und politischen Raum. So bin ich mit mir selbst in guter Gesellschaft, und um mich herum entsteht allmählich die Gesellschaft, die ich mir wünsche. Ich werde attraktiv für Gleichgesinnte." (Ruppert, 2018)

Die „Gesellschaft, die ich mir wünsche" entwickelt sich fortwährend um mich herum. Das ist meine Erfahrung, und ich bin stolz und dankbar, Teil dieser Gesellschaft zu sein, die Franz Ruppert sich vorstellt: Eine Gesellschaft, in welcher Wahrheit und Realität, Ehrlichkeit und gesunde Beziehungen wesentliche Werte sind.

Mit dem Schreiben dieses Buches übernehme ich die Verantwortung für meine Interpretation von Prof. Rupperts Ideen und Arbeit. Ich sage nicht, dass er mit allem, was ich geschrieben habe, einverstanden ist. Unterschiede zwischen meinem und seinem Denken sind offen für Diskussion und Entwicklung. Diese Arbeit ist lebendig. Franz Ruppert erforscht und entwickelt seine Ideen weiter. Theorie darf niemals stehenbleiben. Sie muss immer für weitere Ideen, Diskussionen und Erhellung offen bleiben. So hoffe ich, dass er dieses Buch als eine adäquate Ergänzung zu der wachsenden Literatur zum Thema Identitätsorientierte Psychotraumatherapie sehen wird. Ich danke ihm für seine Freundschaft und seine Unterstützung für mich und meine Arbeit.

# Teil 1
# **Theorie**

# 1. Einleitung

*„Theorie hängt mit logischem Verstehen zusammen. Unsere Psyche, richtig verstanden, ist logisch, obwohl es manchmal scheint, als würden unsere psychologischen Prozesse nicht rationalen Prinzipien folgen. Das zeigt jedoch nur, dass wir kaum verstehen, was wirklich in unseren Wahrnehmungen, Gefühlen, Gedanken und in unserem Gedächtnis vorgeht."*
(Vorwort Ruppert, 2014 – englische Ausgabe)

Die Theorie zur Identitätsorientierten Psychotraumatherapie besteht aus zwei Hauptelementen: Identität und Psychotrauma. Die einfachste Beschreibung der Beziehung zwischen diesen zwei Elementen ist, dass unsere Identität durch jedes uns traumatisierende Ereignis hochgradig beeinflusst wird. Wenn wir traumatisiert wurden, mussten wir uns spalten, um das Trauma zu überleben. Dies bedeutet, dass unser integriertes Gefühl für uns selbst verloren geht, weil Anteile abgespalten und ins Unbewusste verdrängt werden mussten. In diesem Zustand können wir niemals sagen, dass wir ganz sind und dass unsere Identität komplett ist. Teile von uns fehlen. Um Identität zu verstehen, müssen wir also über jegliche traumatische Erfahrung, die wir hatten – auch aus der frühesten Zeit unseres Lebens – Bescheid wissen und sie integrieren.

Um verschiedene Aspekte in dieser Arbeit darzustellen, können wir einfache Gleichungen benutzen. Beginnen wir mit einer gesunden Identität, die folgendermaßen dargestellt werden kann:

$$\text{„Ich"} = \text{„Ich"}$$

Auf der einen Seite des Gleichheitszeichens steht, was auch auf der anderen Seite steht. Es fehlt nichts, nichts wird geleugnet. Ich bin nicht verwirrt oder mit jemand anderem verstrickt. Ich kenne mich selbst und mein „Ich" ist klar.

Wir benutzen das Wort „Ich" als Subjekt-Wort, um die Person zu repräsentieren, zum Beispiel in einem Aussagesatz wie „Ich existiere".

Also zeigt die obige Gleichung die gesunde, subjektive Fähigkeit, sagen zu können: „Ich bin, der ich bin". Ich verwechsele mein „Ich" nicht mit dem „Ich" eines anderen. Ich bin ganz das Subjekt meines Lebens, und kann so die Realität klar erkennen und meine Lebensentscheidungen treffen. Diese Gleichung repräsentiert eine Identität, die nicht durch Trauma gespalten und verwirrt ist.

Traumaerfahrungen führen zu psychischen Spaltungen, so dass ich mir selbst nicht voll zur Verfügung stehe, weil Teile meines Selbst geleugnet und in mein Unbewusstes verbannt worden sind. Dies kann durch die folgende Gleichung dargestellt werden:

$$\text{„Ich"} \neq \text{„Ich"}$$

Meine „Identität" oder das, was ich für halte, entspricht nicht der Wahrheit. Es ist die Folge von Traumaerfahrungen, die ins Unbewusste abgespalten wurden und mir nicht zur Verfügung stehen. Es ist auch eine Folge der vielen Strategien, die ich entwickeln musste, um das traumatische Erlebnis zu unterdrücken und aus meinem alltäglichen, bewussten Leben herauszuhalten. Unsere „Überlebensstrategien" sind die vielen Angewohnheiten, Verhaltensweisen, Identifikationen und Einstellungen, die wir – meist unbewusst – angenommen haben, um zu überleben. Sie helfen uns dabei, die ursprünglichen Traumaerfahrungen zu verstecken und aus unserem bewussten Alltag herauszuhalten. Diese Strategien bilden auf gewisse Weise ein konstruiertes „Ich" oder Selbstbild, welches nicht dem wahren „Ich" entspricht. In der Gleichung benutze ich das mathematische Symbol, um zu zeigen, dass die eine Seite ungleich der anderen ist. Die wahre Identität ist nicht, was die Person dafür hält, oder wie die Person sich zeigt.

Sollte das kompliziert klingen, haben Sie bitte Nachsicht. Alles, was ich hier sage, ist: Unsere Identität wird hauptsächlich durch Trauma beeinflusst, so dass wir, sobald wir ein Trauma erlitten haben, den Zugang zu unserer Ganzheit verlieren. Einige unserer Anteile fehlen, wurden aus unserem Bewusstsein verdrängt und unbewusst gemacht. Daher entspricht das aktive, handelnde „Ich" nicht der wahren Person.

Ich werde diese Konzepte in den entsprechenden Kapiteln weiter beleuchten. Hier gebe ich nur eine kurze Definition von „Identität" und „Trauma":

**Identität** beinhaltet alles, was ich vom Zeitpunkt meiner Zeugung an erlebt habe. Auch das Nicht-erinnerte aus der vorgeburtlichen Zeit und dem unbewussten Gedächtnis. Auch das, was – für gewöhnlich aufgrund von Trauma – abgelehnt, vermieden oder absichtlich vergessen wurde. Ich bin in der Tat *alle* meine Lebenserfahrungen – egal ob „gute" oder „schlechte" – und wie sie auf mich einwirken. Um wirklich ich zu sein, kann ich nichts weglassen. Verleugne ich etwas, verleugne ich mich selbst.

**Trauma** ist eine Erfahrung, die wir nicht bewältigen können, weil wir nicht über ausreichende Ressourcen verfügen. Das Erlebnis macht uns hilflos. Es überwältigt uns. Wir haben tödliche Angst davor, das Ereignis nicht zu überleben. Dies veranlasst unsere Identität dazu, es abzuspalten, damit wir überleben können.

In Kürze: wir überleben Trauma, indem wir die unerträglichen Gefühle von unserer Psyche und unserem Körper abspalten, sie unbewusst und vergessen machen. Auf diese Weise verlieren wir unsere Identität. Ein Teil unseres Selbst fehlt und steht uns nicht zur Verfügung. Um den schrecklichen Augenblick des Traumas zu überleben, entwickeln wir Strategien, um die durch das Trauma hervorgerufene Spaltung beizubehalten. So entsteht die Person, die wir zu sein glauben. Diese Anhäufung von Strategien, Überzeugungen, Gewohnheiten und Verhaltensweisen. Viele davon empfinden wir als verwirrend, beunruhigend und hinderlich für unsere Bestrebungen. Dies sind unsere Versuche, die ständige Bedrohung, dass unser Trauma wieder auftauchen könnte, zu kontrollieren. Wir verstehen uns selbst nicht und sind oft unzufrieden. Mitunter schikanieren wir uns sogar selbst auf grausame Weise. In manchen Fällen führt dies zu Selbstschädigungen, Selbstverletzungen und schweren lebensbedrohlichen Verhaltensweisen.

Was infolge von Trauma passiert, ist der Verlust des Selbst oder des „Ich"-Gefühls. Dies beeinträchtigt uns auf viele verschiedene Arten. Hier sind nur einige:

- Wir entwickeln Strategien, um die Spaltungen aufrecht zu erhalten, so dass wir die Traumagefühle nicht fühlen müssen. Wir denken, diese Strategien, Gewohnheiten und sogar Süchte sind, wer wir wirklich sind.
- Um das traumatische Ereignis aus dem Bewusstsein herauszuhalten, sind wir gezwungen, die Traumagefühle zu unterdrücken. Dies verbraucht Energie und führt zu einem Energiemangel hinsichtlich unserer tagtäglichen Aktivitäten.

- Wir bleiben in einem Zustand der Abhängigkeit von anderen (dem Außen), die uns in unserem Sein bestätigen sollen, weil uns ein gutes, gesundes (inneres) „Ich"-Gefühl fehlt.
- Vielleicht fühlen wir uns oft einsam, verzweifelt, unglücklich und verwirrt.
- Vielleicht fürchten wir uns vor Intimität. So sehr wir anderen auch nah sein wollen, stellen wir doch fest, dass wir sie fortstoßen.
- Wir suchen ständig im Außen nach Antworten und Lösungen für unsere Probleme. Wir fühlen uns nicht in der Lage, unsere eigenen Lösungen zu finden.
- Wir neigen zu Gefühlen von Hilflosigkeit und Verwirrung, fühlen uns oft als Opfer von äußeren Umständen.
- Weil wir nicht über eine voll funktionierende Psyche verfügen, ist unser Realitätssinn beeinträchtigt. Wir halten unsere verzerrten Wahrnehmungen für die objektive Realität.
- Deshalb sind wir oft unfähig, Entscheidungen zu treffen. Oder wir treffen Entscheidungen zu schnell – auf Basis von unzureichenden Informationen und Überlegungen: Wir treffen „schlechte" Entscheidungen.
- Vielleicht erleben wir ständig scheiternde Beziehungen. Das liegt an unseren Versuchen, Beziehungen aus einem beeinträchtigten, gespaltenen und unstabilen „Ich" heraus zu führen, weil wir uns vom anderen Bestätigung erhoffen.
- Vielleicht stellen wir fest, dass wir – ohne nachzudenken – etwas tun oder sagen, was andere verletzt.
- Viele unserer Beziehungen folgen unbefriedigenden Wiederholungsmustern. Wir schaffen es nicht, so zu handeln, wie wir möchten.
- Wir mögen uns nach Intimität und Liebe sehnen und fürchten uns doch vor dieser Nähe.

Durch die jahrelange Arbeit an meinen eigenen Problemen und die Arbeit mit Klienten bin ich zu dem Schluss gekommen, dass all unsere Lebensschwierigkeiten auf – oft sehr frühe – Traumata zurückzuführen sind. Die Spaltung der Psyche, die die wichtigste Trauma-Überlebensstrategie ist, durchdringt jeden Moment unseres Lebens. Sie beeinflusst jede Entscheidung, die wir treffen und all unsere Interaktionen, ob oberflächlich, sozial und im Vorübergehen oder intimer, wichtig und tief. Sie beeinflusst jeden Versuch, den wir machen, um zu erreichen, was wir wollen. Die Spaltung der Psyche ist der Grund für all unsere Probleme.

## Körperliche Beschwerden

Dies erstreckt sich sogar auf die vielfältigen körperlichen Beschwerden, die uns plagen. Wenn das Überleben von Trauma bedeutet, dass wir Erfahrungen und Gefühle unterdrücken müssen, ist das nicht allein ein intellektuelles Konzept: es geschieht im Körper. Es braucht körperliche Energie, unerträgliche Erfahrungen und Emotionen zu unterdrücken. Mit der Zeit – manchmal nach Jahren – werden aus diesem energetischen Stress starke körperliche Symptome wie Schmerzzustände, Haltungsschäden, chronische Krankheiten, Autoimmunerkrankungen, chronische Müdigkeit und viele andere körperliche Schwächen. In meinen Augen gibt es keine Krankheit oder physisches Leiden, das nicht von einer Erforschung der möglichen Beteiligung von frühem emotionalem Trauma profitieren kann. Körperliche Probleme sind Symptome, und Symptome sind niemals das Thema: Sie weisen lediglich auf das zugrundeliegende Thema hin. Sogar bei körperlichen „Unfällen" zeigt sich bei ihrer Erforschung, dass sie oft auf frühes Trauma zurückgehen. Wie unbewusst begibt sich eine Person in Gefahr, vielleicht als eine zutiefst unbewusste Reaktion auf die ursprüngliche Erfahrung, von ihrer Mutter nicht gewollt zu sein? In dem unbewussten kindlichen Bedürfnis, dem Wunsch seiner Mutter, dass es das neugeborene Kind nicht gäbe, zu entsprechen. Die *meisten* körperlichen Beschwerden haben eine Ursache und entwickeln sich über einen beträchtlichen Zeitraum weiter. Es ist wahrscheinlich, dass sie mit gesteigerter energetischer Anspannung und körperlichem Stress, höchstwahrscheinlich verursacht durch traumatische Erfahrungen, begannen.

Der Einfluss von Trauma, insbesondere frühem Trauma, das während der ersten Beziehungsphasen zwischen Mutter und Kind stattfindet, hat eine große Auswirkung: auf unsere Fähigkeit, erwachsen zu werden, unser Leben zu bewältigen, gute und erfüllende Beziehungen zu haben und unser Potenzial zu leben. Die Herausforderung anzunehmen, seine wahre Identität zu erforschen, geht über die Grenzen von Therapie hinaus. Es ist eine lebenslange Reise.

Wenn wir jung sind, folgen wir den Geboten unserer Familie, was immer diese sind. Während der ersten, ungefähr fünfzehn Jahre unseres Lebens haben wir keine andere Wahl. Wir reagieren auf die offensichtlichen und subtileren Ansprüche unserer Eltern an uns, zu Beginn aus Gehorsam, weil wir nicht anders können. Wenn wir älter sind, testen wir unsere Fähigkeit, uns von diesen frühen familiären Konstrukten und Erfordernissen abzugrenzen, in einer Mischung von Gehorsam und Rebellion. Unser

Selbstbild ist gefärbt durch ihre Ideen, Wahrnehmungen, Meinungen, Erwartungen, Bedürfnisse und Werte. Manche davon sind klar benannt, andere werden auf eine unbewusstere und osmotische Weise kommuniziert. Meine Erfahrung hat gezeigt, wie selten es vorkommt, dass einer Person in ihrer Familie die ganze Freiheit der Selbstfindung zugestanden wird. Resultat davon ist, dass wir mit einer nur schwachen Vorstellung davon, wer wir sind, erwachsen werden. Wir werden alles Mögliche: Mütter und Väter, Fachleute, Arbeitgeber, Arbeitnehmer usw. Aber dies sind lediglich Entscheidungen, die wir treffen. Sie sind nicht, wer wir sind.

# 2. Existenz und die menschliche Spezies

*„Jeder Mensch ist selbst Teil der Evolution und bestimmt diese mit."* (Ruppert, 2019)

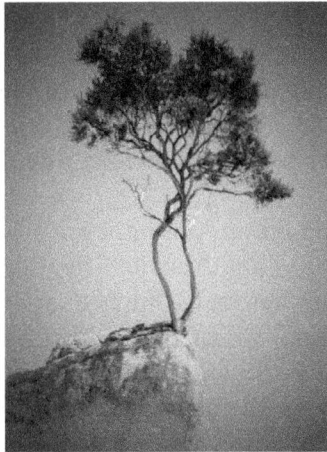

## Der Lebenswille

Alle Spezies haben einen fundamentalen und höchst starken Willen zu leben, am Leben zu bleiben und das Leben weiterzugeben. Eine Pflanze, die es geschafft hat, sich unter schlechten Bedingungen zu verwurzeln, wird sich in ihren Bemühungen zu wachsen und zu überleben, deformieren – wenn es erforderlich wird. Für die Pflanze besteht der stärkste Drang darin, zu blühen, Samen zu bilden und zu verbreiten. Unter weniger guten Bedingungen wird sie sich sogar selbst opfern, um wenigstens eine Blüte, eine Frucht oder etwas Samen zu produzieren. Das Bedürfnis am Leben zu bleiben, sich fortzupflanzen und als Spezies weiterzuleben, ist entscheidend. Das gilt nicht weniger für uns Menschen. Im Grunde sind wir, wie alle anderen Lebewesen, durch diese Triebe gesteuert.

Zunächst müssen wir uns als eine Spezies begreifen, deren Vorhaben und Ziele, genau denselben grundlegenden Impulsen, Bedürfnissen und Anforderungen gehorchen – wie bei allen anderen Lebewesen:

- **leben**
- **am Leben bleiben** (so lang wie möglich)
- **durch richtige Ernährung** (Nahrung und Wasser)
- **Schutz:** seine Grenzen schützen; sich an einem sicheren Ort niederlassen, um sich zu verbergen, zu schlafen und den Nachwuchs aufzuziehen.
- **Selbstregulation**
- **Anpassung (falls erforderlich):** an eine sich verändernde Umgebung, mit den Optionen sterben oder anpassen.
- **Fortpflanzung:** Alle Lebewesen haben den Impuls sich fortzupflanzen. Das ist der grundlegende Lebensimpuls.

Existenz ist abhängig von diesen wesentlichen Überlebensbedürfnissen aller Spezies: Säugetiere, Vögel, Insekten, Reptilien und Pflanzen. Auf der elementaren Stufe unserer menschlichen Existenz beherrschen uns diese Themen, sogar obwohl wir uns so weit entwickelt haben, dass die meisten Menschen die Erfüllung dieser Bedürfnisse für selbstverständlich halten. Anders als alle anderen Lebewesen haben die meisten Menschen einen Ort zum Leben und es steht ihnen ein Überfluss an Nahrungsquellen zur Verfügung. (Wir können heute wählen, ob wir gute, gesunde Nahrung zu uns nehmen, die für uns geeignet ist oder nicht). Wir können unsere Selbstregulation mit einem Knopfdruck steuern (z.B. die Umgebungstemperatur). Wir können zumeist davon ausgehen, dass wir Kinder haben werden, die normalerweise ihre Geburt überleben und gesund aufwachsen. Grund dafür ist der umfassende medizinische Fortschritt in den letzten 100 Jahren.

Was das Thema Ernährung und Lebensmittel angeht: Die meisten Spezies nehmen instinktiv die richtige Nahrung zu sich. Wir Menschen haben uns von der Quelle unserer Nahrung entfernt und oftmals von unserer naturgegebenen, gesunden Ernährung. Meistens kaufen wir im Supermarkt. Raubtiere (Großkatzen, wilde Hunde, Hyänen, Wölfe usw.) müssen für ihre Nahrung arbeiten, indem sie jagen, manchmal jeden Tag. Löwen, beispielsweise, jagen, wenn sie hungrig sind, vielleicht alle drei bis fünf Tage. Auch dann scheitern ihre Jagdversuche oft. Die eigene Nahrung zu jagen, ist harte Arbeit. Also fressen Tiere in der Wildnis erst, wenn sie hungrig sind und fressen müssen. Daher werden wir in der Wildnis niemals ein übergewichtiges Tier zu sehen bekommen. Nur von Menschen versorgte und gefütterte Haustiere werden dick. Kein Tier lebt, so wie wir, nach der Devise „drei Mahlzeiten am Tag". Dies ist eine vollkommen willkürliche und von Menschen gemachte Regel. In England nahmen die meisten Menschen während des Mittelalters zwischen 10:00 und 12:00 Uhr eine Hauptmahlzeit und ein leichtes Essen am Abend zu sich. Wie sehr sind wir von der Lebensmittelindustrie beeinflusst, dass wir glauben, wir benötigten drei große Mahlzeiten pro Tag? Pflanzenfresser verstoffwechseln Gräser, die sehr wenige Nährstoffe enthalten. Daher müssen Pflanzenfresser, um am Leben zu bleiben, den ganzen Tag fressen, um ausreichend Nährstoffe aufzunehmen. Es ist wichtig, mit diesen grundlegenden Überlebensthemen zu beginnen, um uns an unsere eigenen, grundlegenden Bedürfnisse zu erinnern.

Wie alle anderen Lebewesen verfügen wir über biologische Systeme, die größtenteils funktionieren, ohne dass wir viel davon bemerken. Sie steuern notwendige und lebenswichtige Vorgänge im Körper: Atmung, Durchblutung, Stoffwechsel, Ausscheidung usw. Diese „unbewussten" Vorgänge werden vornehmlich durch den Hirnstamm (auch Reptiliengehirn) an unserer Schädelbasis am oberen Ende der Wirbelsäule geregelt. Diesen Systemfunktionen schenken wir erst Aufmerksamkeit, wenn sie nicht mehr reibungslos ablaufen – wenn wir krank werden.

Wie bei allen Säugetieren geschieht unsere Fortpflanzung durch die sexuelle Verbindung von männlich und weiblich. Die Entwicklung der befruchteten Eizelle findet im weiblichen Körper statt. Während jedoch die meisten Säugetierjungen schon kurz nach der Geburt aufstehen und laufen können, was in der Wildnis überlebenswichtig ist, wenn die Herde oder Gruppe sich plötzlich zu ihrem Schutz weiterbewegen muss, so ist das menschliche Kind nach der Geburt hilflos. Es kann nicht stehen und beginnt erst im Alter von etwa 18 Monaten zu laufen. Dies ist ein drastischer Unterschied zu anderen Lebewesen und dafür gibt es einen Grund.

Das menschliche Kind wird im Wesentlichen unreif geboren. Als der Mensch vom Jäger und Sammler zum Hersteller von Lebensmitteln mit Hilfe von Landwirtschaft und Viehzucht wurde, begann unsere Spezies, sich mehr auf ihre intellektuelle Kreativität als auf ihre körperlichen Fähigkeiten zu verlassen. Unser Gehirn entwickelte sich und wurde immer wichtiger. So wurde, verglichen mit anderen Säugetierarten, auch unser Kopf proportional zu unserem Körper größer. Unseren Körper brauchen wir nicht auf die gleiche Weise wie ein Löwe oder ein Gepard. Eine Löwin braucht einen aktiven, starken Körper, um die für sie lebensnotwendige Beute zu erjagen. Daher muss ihr Körper im Vergleich zu uns Menschen proportional größer sein als ihr Kopf. Der Gepard, das schnellste Säugetier, das für die Jagd besonders auf kurze Hochgeschwindigkeitssprints angewiesen ist, hat einen proportional sehr kleinen Kopf und – unter allen Katzen – die längste Wirbelsäule. Sie macht seine außerordentliche Geschwindigkeit möglich.

Für uns Menschen ist der Verstand für unser Überleben wichtiger als die Leistungsfähigkeit unseres Körpers. Dies hat dazu geführt, dass unser Kopf im Verhältnis zu unserem Körper größer ist als bei irgendeinem anderen Lebewesen. Damit bei der Geburt der Kopf ohne Schwierigkeiten durch den Geburtskanal passt, muss der menschliche Nachwuchs früher und damit weniger weit entwickelt zur Welt kommen. Deshalb sind wir viel verletzlicher und länger abhängig von unserer Mutter und unserem Vater als andere Lebewesen. Viele andere Spezies können ziemlich rasch nach der Geburt stehen und laufen. Und obwohl die Jungtiere vieler Arten – so z.B. bei den Großkatzen – manchmal für mehrere Jahre von ihrer Mutter abhängig bleiben, bevor sie allein erfolgreich jagen können, ist keine Spezies für so lange Zeit so abhängig, wie wir es sind.

Diese Verletzbarkeit und Abhängigkeit zu Beginn unseres Lebens macht uns sehr anfällig für emotionale und psychische Traumatisierung. Wenn die Grundbedürfnisse nach Kontakt, Wärme, Liebe und Nahrung nicht von den Personen erfüllt werden, von denen das Kind abhängig ist, schwebt das hilflose kleine Kind in Lebensgefahr. Die Erfahrung solcher Vernachlässigung ist für ein vollkommen abhängiges Baby emotional schmerzhaft und entsetzlich. Der Preis, den wir für unseren hochentwickelten Intellekt zahlen, ist, dass wir durch frühe Traumatisierung gefährdet sind wie kein anderes Lebewesen. Dies ist ein Grund, warum wir Menschen solch eine lange Geschichte von Übergriffen, Krieg und Tyrannei haben, und so sehr mit dem kämpfen, was wir als „gut" und „böse" betrachten. Ohne ein Verständnis von Trauma erscheint unsere Menschheitsgeschichte mit ihrer Gewalt und ihren grausamen Taten wie ein Rätsel. Man könnte meinen, wir hätten Religion erfunden, um zu erklären, was unbegreiflich erschien.

Der Wille am Leben zu bleiben ist der stärkste natürliche Trieb, den wir haben. Im Verlaufe dieses Buches werden wir sehen, wie sehr sich dieser Drang in uns manifestiert. Wie die Pflanze, von der ich eingangs sprach, verbiegen auch wir uns, um zu überleben. Dies ist unsere Reaktion auf wenig optimale – insbesondere auf traumatisierende – Umstände. Es geschieht auf eine Art und in einer Tragweite, die unsere Deformierung derartig in uns verankert, dass wir meinen, dieses deformierte Selbst sei, wer wir wirklich sind.

# 3. Die menschliche Psyche

*„Wie der Blick auf die Menschheitsgeschichte belegt, ist die Ursache dafür, ob wir als Menschen gut leben oder uns das Leben gegenseitig zu einer Plage machen, nicht so sehr in unserer natürlichen Umwelt als letztlich in uns Menschen selbst gegründet.*

*… Ob wir Menschen kooperativ oder aggressiv sind, liegt in erster Linie an der Verfassung unserer Psyche. So wie es in unserer Psyche aussieht, so gestalten wir auch unsere Umwelt, die soziale wie die natürliche. "* (Ruppert, 2018)

Franz Ruppert widmet in seinem Buch *Trauma, Angst und Liebe* die ersten drei Kapitel der Frage, was wir unter dem Begriff Psyche verstehen. Ich war begeistert von seinen detaillierten Erläuterungen zur Struktur und den lebenswichtigen Funktionen der menschlichen Psyche. Seinen Darlegungen habe ich folgende Forderung entnommen: Wenn etwas besprochen werden soll, muss zunächst definiert werden, was genau zu besprechen ist. Das gilt auch – wie sich später noch zeigen wird – für jede Diskussion eines bestimmten Konzeptes, wie zum Beispiel: „Identität" und „Trauma".

Bei allen Lebewesen übernimmt eine Art Psyche wichtige Funktionen der Informationsverarbeitung. Die wichtigsten darunter sind das Erfassen und Verarbeiten sensorischer Informationen (Berührung, Geruch, Geschmack, Sehen und Hören). So kann sich der Organismus in seiner Umgebung orientieren, um seine Grundbedürfnisse nach Schutz, Nahrung, Selbstregulation und Fortpflanzung sicherzustellen. Die Psyche einer Spezies ist in der Regel bis zu der für sie notwendigen Stufe entwickelt. Damit ist dafür sorgt, dass das Lebewesen in seiner Umgebung seinen Grundbedürfnissen entsprechend überleben kann. Je komplexer der Organismus, seine Umgebung und seine Bedürfnisse, um so ausgeprägter die Psyche.

Es gibt jedoch einige interessante Erweiterungen dieser Idee, dass sich die Psyche im Zusammenhang mit der Erfüllung von Grundbedürfnissen entwickelt. Diese kommen dann zum Tragen, wenn eine Spezies ein

Bewusstsein entwickelt hat, das über die Befriedigung dieser Grundbedürfnisse hinauszugehen scheint. Wir wissen zum Beispiel, dass Elefanten den Verlust eines Mitglieds ihrer sozialen Gemeinschaft betrauern. Sie können ein ihnen bekanntes, verstorbenes Tier am Geruch seiner Knochen erkennen und führen Handlungen aus, die nur als Trauern[3] bezeichnet werden können. Damit könnte man zu dem Schluss kommen, dass die Psyche der Elefanten sich weiter als für die Deckung der Grundbedürfnisse notwendig entwickelt hat. Aber auch die folgende Interpretation dieses Verhaltens ist möglich: Zu ihrem Schutz leben Elefanten in einer sozialen Gemeinschaft, auf die sie sich verlassen. Daher übernimmt das Trauern um ein Gemeinschaftsmitglied eine lebenswichtige Funktion hinsichtlich der Aufrechterhaltung des sozialen Zusammenhalts. Dies stützt ihre Fähigkeit, sich zu schützen und erfüllt damit ein Grundbedürfnis.

## 3.1 Struktur der menschlichen Psyche[4]

Um über die menschliche Psyche zu sprechen, müssen wir verstehen, dass sie nicht von ihren körperlichen Strukturen getrennt werden kann. Daher können wir das psychosomatische Netzwerk als eine Sammlung von komplexen Verarbeitungs- und Interaktionssystemen verstehen, die (wie es alle Dinge tun) *Materie, Energie* und *Information* umfassen. Sie funktionieren, um das Wohlbefinden des Organismus sicherzustellen. (Ruppert 2012)

*Materie* dieser Systeme sind die physikalischen Strukturen. So schließt das psychische System die Gehirnsubstanz und die Millionen der im Körper vernetzten Nervenbahnen ein. Daraus kann man schließen, dass die Psyche, als physikalische Struktur, im ganzen Körper existiert, nicht nur – wie oft angenommen wird – im Gehirn. Dies ist deshalb ein wichtiger Punkt, weil im Allgemeinen davon ausgegangen wird, dass Körper und Geist ursprünglich voneinander getrennt waren. Doch diese Vorstellung ist falsch.

Unsere Psyche – und ebenso unser Geist – existieren in unserem ganzen Körper. Es gibt keine Trennung zwischen körperlichen und psychischen Prozessen. Es ist unlogisch von Körper und Geist zu sprechen, als seien sie getrennt. Um zu funktionieren, benötigt die Psyche *Energie*. Alles

---

[3] https://www.wissen.de/trauern-tiere-um-ihre-toten
[4] Das Folgende stammt zumeist aus *Trauma, Angst und Liebe*, Ruppert, 2012

in unserem Körper braucht Energie, aus der Aufnahme und Verstoffwechselung von Nahrung, Wasser und Sauerstoff, um zu funktionieren. Die *Information* darüber, wie die Energie genutzt wird, um das Funktionieren des psychosomatischen Systems zu ermöglichen, stammt aus der genetischen Codierung und den Interaktionen mit anderen Systemen, die ebenfalls auf genetischer Codierung basieren. Das psychische Funktionssystem interagiert mit anderen psychosomatischen Systemen im Körper. Dies geschieht über die Kommunikation von Zelle zu Zelle, über die Aktivierung oder Deaktivierung von verschiedenen Systemen durch hormonelle Information und über neurale Informationsleitung mittels Stimulation und elektromagnetischen Strömen und Oszillation. All diese Kommunikationswege sorgen für das einwandfreie Funktionieren des Organismus. So überlebt er und seine Grundbedürfnisse werden – wie im Abschnitt zuvor dargelegt – erfüllt.

## 3.2 Zweck der menschlichen Psyche

Der Zweck der Psyche liegt darin, den Organismus auf seine externen und internen realen Gegebenheiten auszurichten, um seine Grundbedürfnisse zu erfüllen. Über die Sinne nimmt die Psyche die Informationen der äußeren Realität auf. Sie transformiert diese in die für den betreffenden Organismus und seine unmittelbaren Bedürfnisse relevante Realität. Wenn wir hungrig sind, orientiert sich unsere Psyche hin zu einer äußeren Realität, die Nahrung beinhaltet. Sie übersetzt das, was tatsächlich da ist, in einen inneren Wirklichkeitszustand, der Nahrungsmöglichkeiten priorisiert. Unsere Psyche erlaubt es uns, uns auf das im Moment Wichtige und Notwendige zu fokussieren. Es ist uns zu keiner Zeit möglich, die vollständige externe Realität wahrzunehmen. Wir wählen ständig aus, bewusst oder unbewusst.

„Wir nehmen nie alles wahr, was es gibt. Das wäre nicht nur eine Überforderung unserer Psyche, sondern auch sinnlos." (Ruppert, 2018) Es wäre sinnlos, weil unsere Existenz darauf beruht, dass unser Fokus von unmittelbaren Bedürfnissen gesteuert wird.

## 3.3 Arbeitsweise der menschlichen Psyche

Die Hauptaufgabe der menschlichen Psyche besteht in der Orientierung zwischen der inneren Wirklichkeit unserer Bedürfnisse und der externen, uns umgebenden Realität der Möglichkeiten. Die Bereiche „intern" und

„extern" werden mit dem zunehmenden Verständnis von Trauma und Heilung immer wichtiger.

Die Psyche nutzt verschiedene Wege der Informationsverarbeitung, um Realität wahrzunehmen. Dieser Prozess beginnt mit der Aufnahme von sensorischen Informationen und den daraus resultierenden emotionalen Reaktionen. Eine gesunde Psyche verarbeitet diese Informationen, um eine auf die Erfüllung der gerade vorliegenden Bedürfnisse abgestimmte Version der externen Realität zu gewinnen. Die gesunde Psyche kann unterschiedliche Realitäten, entsprechend der sensorisch aufgenommenen und erlebten Informationen, auf intelligente Weise bewältigen und korrekte Unterscheidungen treffen. Abhängig von ihren spezifischen Bedürfnissen hat jede Spezies ihre eigene, besondere Art von Informationseinsicht und -verarbeitung. Diese Systeme der Informationsverarbeitung können kreativ und anpassungsfähig sein, je nach externer Realität und internen Bedürfnissen; bewusste, unbewusste und halbbewusste Verarbeitung eingeschlossen. Der unbewusste Verarbeitungsprozess ist höchstwahrscheinlich sehr viel größer als das bewusste Verarbeiten.

Sensorische Information erreicht uns über die Sinne: Hören, Sehen, Berühren, Schmecken, Riechen. Die Reaktion geschieht innerlich, emotional und physiologisch. Zu den emotionalen Reaktionen zählen Freude, Liebe, Ärger, Wut, Trauer, Angst, Traurigkeit, Ekel, Scham, Schuld usw. Sie liefern uns Informationen zu den sensorischen Daten und ermöglichen angemessenes Handeln. Die Emotionen werden über den Körper erfahren, manchmal in spezifischen Körperbereichen. Ekel, zum Beispiel, wird wahrscheinlich im Magen und in den Verdauungsorganen als Übelkeit, und vielleicht in Hals und Mund als Gefühl des Sich-Übergeben-Müssens wahrgenommen. Angst kann in der Magengrube, in Brust und Lunge oder Solarplexus, und in Form eines Adrenalinschubs in Armen und Beinen gefühlt werden. Diese Wahrnehmungen versorgen uns mit wesentlichen Informationen für unsere Gesundheit und unser Weiterleben. Wenn wir etwas Verdorbenes schmecken oder riechen, werden unsere inneren Emotionen von Ekel und den dazugehörigen körperlichen Wahrnehmungen aktiviert: Wir werden das Verdorbene nicht essen. Wenn wir etwas Bedrohliches sehen, wird es wahrscheinlich unsere emotionale Aggressionspalette auf den Plan rufen, damit wir uns abgrenzen und schützen können. Oder die Bedrohung könnte Furcht hervorrufen und uns zu einem der Situation angemessenen Rückzug in einen sicheren Bereich veranlassen. Das ist das, was wir „Erfahrung" nennen: das Aufnehmen und Verarbeiten von Information aus der externen

Realität. Dies versetzt uns in die Lage, angemessen zu reagieren und ist immer mit körperlichen Erfahrungen verbunden.

Ein Teil dieser Informationsverarbeitung stammt aus unserem Denken. Davon gibt es zwei Arten: assoziatives und analytisches Denken.

- **Assoziatives Denken** verbindet die übermittelte Information mit früheren Erfahrungen und daraus abgeleiteten inneren Informationen. Beispiel: Die Information sagt mir, dass auf dem Tisch eine Avocado liegt. Meine emotionale Reaktion darauf ist eine angenehme Geschmackserfahrung, die ich mit früheren Erfahrungen vom Essen einer Avocado assoziiere. Daher könnte es sein, dass ich die Avocado esse. Dieses assoziative Denken schließt auch alle möglicherweise relevanten Trauma-Überlebensimpulse mit ein. Wenn Avocados für mich eine unbewusste Assoziation mit einem früheren Trauma darstellen, werde ich die Avocado vielleicht nicht essen.
- **Analytisches Denken** sorgt für Analyse und logisches Ableiten. Auf dieser Verarbeitungsebene liegt das **Gedächtnis**, das Lagern früherer Wahrnehmungsmuster, Erfahrungen und Emotionen, die Wachstum, Anpassung und Entwicklung ermöglichen. Das kann bedeuten, dass ich analysiere: Ich mag Avocados mit Zitrone und Salz und lieber etwas unreif als überreif. Ich stelle mir vor, wie ich die Avocado öffne und was ich mit ihr tun werde.

Während diese Verarbeitung stattfindet, nähern wir uns dem, was wir als notwendigen **Ausdruck** und **Handlung** in der konkreten Situation wahrnehmen: dem Ausdruck durch Sprache, Kreativität und Handlung. Ich nehme die Avocado, suche ein Messer, einen Löffel, Salz usw. Wenn ich kein Messer finde, setzt meine Kreativität ein: Ich überlege, was ich stattdessen benutzen könnte, damit ich die Avocado essen kann.

Die letzte Komponente unserer Psyche ist das **Bewusstsein**: eine Vorstellung von unserer Existenz, von unserer Fähigkeit, uns unseres Selbst bewusst zu sein, von einer Kenntnis unseres Selbst und unserer Verarbeitung von Erfahrungen. Ein Großteil dieser Verarbeitung findet in einem unbewussten Bereich statt. Über viele unserer psychischen Handlungsprozesse müssen wir nicht bewusst Bescheid wissen. Unser Unbewusstes enthält Informationen, derer wir uns nicht bewusst sein müssen, um unseren Alltag zu bewältigen: Erinnerungen und Erfahrungen und Informationen. Aber es enthält auch, was abgespalten oder geleugnet und ins Unbewusste verdrängt wurde, damit wir – so gut wie möglich – weiterleben können. Wenn uns sämtliche Informationen bewusst wären, würde uns dies überfordern. Daher verbleibt ein großer Teil unserer Existenz und unseres realzeitlichen Verarbeitungsprozesses im Unbewussten. Dazu zählen auch vorgeburtliche und vorsprachliche Erinnerungen und Erfahrungen und – sehr wichtig – alle abgespaltenen Traumaerfahrungen.

Hier ist eine Grafik, die die Funktion der gesunden menschlichen Psyche zeigt.

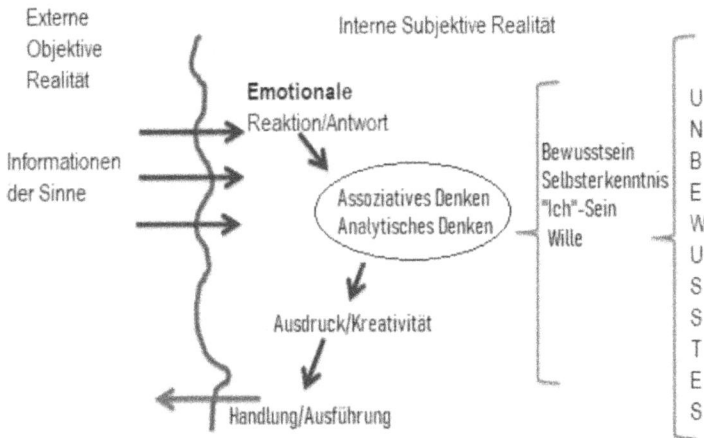

Grafik 1: Funktion der Psyche

Grafik 1 zeigt, dass die sensorischen Informationen aus der externen objektiven Realität kommen und in der internen subjektiven Realität mittels emotionaler Reaktion und assoziativem und analytischem Denken verarbeitet werden. Dadurch wird der Drang und das Bedürfnis sich durch Bewegung und Handlungen auszudrücken angeregt. All diesem liegen bewusste Selbstwahrnehmung und Unbewusstes zugrunde.

Ist die Psyche gesund und in der Lage angemessen zu funktionieren, wird die interne subjektive Realität einer Person – obwohl ihre Wahrnehmung selektiv ist – die gegebene externe Realität nicht ablehnen. Ist die Psyche jedoch aufgrund von Trauma, Drogen, Alkohol usw. nicht fähig angemessen zu funktionieren, wird die interne Aufnahme und Wahrnehmung verzerrt. Der externen Realität wird vielleicht sogar widersprochen. Es gibt dann fundamentale Unterschiede zwischen der inneren Wahrnehmung der externen Realität und der tatsächlichen externen Realität.

Trauma und die daraus resultierenden psychischen Abspaltungen sind der häufigste Grund, warum die Psyche daran scheitert, die externe Realität so wahrzunehmen, wie sie ist. Stattdessen ist die Psyche durch die Entwicklung von Trauma-Überlebensstrategien gezwungen, die Wahrnehmung der externen Realität so zu manipulieren, dass sie zu ihren eigenen Methoden der Traumavermeidung und Traumakompensation passt. Für die vielen Menschen, die als sehr kleine Kinder schwere traumatisierende Bedingungen erlebt haben, besteht die Traumakompensierung darin, dass die Manipulation der Wirklichkeit sie dauerhaft mit ihrem Trauma verbindet – paradoxerweise als eine Erfahrung von Kontakt und Kompensation. Das ist die bizarre Welt von Trauma, in welcher die Verbindung mit dem Trauma manchmal – auch wenn die Situation tatsächlich nicht sicher ist – als vertraut und sicher erlebt wird. So wird dem tiefsitzenden Schmerz, tatsächlich ein Opfer gewesen zu sein, ausgewichen.

## 3.4 Realitätsebenen

Wenn wir das Konzept von Trauma miteinbeziehen, finden wir immer größere Verzerrungen der Realität. Um die Fähigkeit im Alltag zu funktionieren einigermaßen aufrechtzuerhalten, wird eine Welt fabriziert, in der die gespaltene Psyche und die Trauma-Überlebensstrategien[5] einer Person zusammenkommen.

- **Realitätsebene 1** ist die externe objektive Welt, so wie sie ist; die konkrete „objektive" Welt aus physikalischen und biologischen Faktoren: die Erde, das auf ihr stattfindende Leben und das sie umgebende Universum.
- **Realitätsebene 2** ist unsere innere subjektive Welt: eine persönliche Reflexion der objektiven Welt. Dazu gehören unsere Beziehungen zu unserer Umgebung, zur Umwelt, zur Natur und zu den Verknüpfungen, die jeden Menschen mit allen anderen Lebewesen verbinden. Dies ist die subjektive Realität, die aus einem „gesunden Ich", aber auch aus einem „Überlebens-Ich" heraus funktionieren kann. Diese Ebene beinhaltet die Einstellungen, Annahmen und

---

[5] Auszug aus *Wer bin ich in einer traumatisierten Gesellschaft?* Ruppert, 2018, mit kleinen Zusätzen und Änderungen meinerseits.

Vorlieben, die aus Erfahrungen in der Vergangenheit entwickelt wurden – traumatische Erfahrungen eingeschlossen.

- **Realitätsebene 3** ist die selbst-konstruierte, manipulierte Welt innerhalb der Psyche, welche auf Realitätsebene 1 fast gar nicht existiert. Sie tritt als eine Traumareaktion in Erscheinung. Ebene 3 ist durchtränkt mit Trauma-Überlebensstrategien. Sie verzerren Realitätsebene 1 und konstruieren eine vollkommen widersprechende Realität, um abgespaltenes Trauma zu verdrängen. Diese Ebene beinhaltet Fantasien, Täuschungen und Illusionen, bis hin zu Psychosen. Das bedeutet: minimale Verbindung zur tatsächlichen externen Realität.

Die menschliche Psyche hat die außerordentliche Fähigkeit, uns in einer gesunden Beziehung mit unserer Umgebung zu unterstützen *und* die Fähigkeit, ihre Realitätswahrnehmung anzupassen. Unsere Psyche ist fähig, zu vermeiden, zu manipulieren, zu verzerren und Illusionen von Realität zu erschaffen. So bewältigt sie unerträgliche Emotionen, nicht aushaltbaren Schmerz und angsterregende Erfahrungen.

Trauma veranlasst die Psyche, sich zwischen der tatsächlichen Realität und einer akzeptablen inneren Realität zu spalten. Spaltungen bestehen dann: zwischen einer Fähigkeit alltägliche Aktivitäten dauerhaft zu bewältigen und einem fortwährenden Überlebens- und Verteidigungsverhalten. Zwischen Wahrheit und Unwahrheit. Zwischen Ehrlichkeit und Lüge. Zwischen der Wahrheit der Person, die ich bin und einer falschen, eigenen Erschaffung meines Selbst. Wenn unsere Psyche nicht in der Lage wäre, auf diese Weise zu funktionieren, würden wir Traumatisierung nicht überleben. In diesem Sinne ist die Spaltung der Psyche als Antwort auf überwältigende Erfahrungen vollkommen natürlich. Sie ist der natürliche Versuch, uns am Leben zu erhalten und uns dabei zu helfen, traumatische Momente zu überleben. Obwohl der wahnhafte Überlebensaspekt unserer Psyche bedeutet, dass wir extreme Verwirrung und Unsicherheit erfahren mögen, so hält er uns in der Hauptsache doch am Leben. Er sorgt – in einem gewissen Maß – für unser Funktionieren. Dieses „Maß" ist, was wir erforschen müssen, weil diese „Überlebens-Ich"-Impulse schließlich zur Selbstverleugnung, Selbstbegrenzung und letztendlich sogar zur Selbstzerstörung führen. Trauma Überleben ist genau das: ein Weg, zu überleben. Es ist nicht Leben und es bedeutet nicht, ein gutes Leben zu leben.

## „Ich" und „Wille" – Besondere Funktionen der Psyche

„Ich" und „Wille" sind besondere Funktionen der Psyche. Sie kooperieren und gestatten uns damit, dass wir, so weit wie möglich, als unabhängige und autonome Wesen existieren können. Mehr dazu folgt im nächsten Kapitel.

# 4. Identität

*„Der von mir definierte Begriff von Identität unterscheidet sich von der geläufigen Vorstellung, Identität habe mit Herkunft, Wurzeln und Zugehörigkeit zu tun. Logisch betrachtet ist das der Fehler, Ursachen mit Bedingungen und Voraussetzungen gleichzusetzen."* (Ruppert, 2019)

## 4.1 Was ist Identität?

Identitätsorientierte Psychotraumatherapie orientiert sich am Begriff Identität und fragt: Wer bin ich? Um diese Frage zu beantworten, orientieren wir uns hauptsächlich an der Außenwelt. In der IoPT bezieht sich die Antwort auf diese Frage vollkommen auf das Innere, auf das sich innerhalb der Grenzen einer Person Befindliche.

### Intern und extern

Um die Frage „Wer bin ich?" zu beantworten, beziehen wir uns für gewöhnlich auf drei Kategorien **externer** Identifikation, mit denen wir uns eine Identität erschaffen.

1. Der **Kontext**, gleichzusetzen mit der *externen* Realität meiner Existenz. Dazu gehören meine Familie, meine Vorfahren, meine Nationalität, meine Gemeinschaft, meine soziale Klasse und meine Religion (wenn diese in meiner Familie eine große Rolle spielt). Dies ist der äußere Kontext, in den wir hineingeboren werden und in dem wir aufwachsen, die Fügungen unserer Geburt. Wir haben hier keine Einflussmöglichkeit: Dies sind die „Bedingungen und Umstände" unseres Lebens. Beispiele dafür sind Aussagen wie: „Ich bin das dritte Kind. Meine Großeltern waren während des Krieges evakuiert. Meine Familie ist römisch-katholisch. Ich bin Engländer, Brite, Deutscher usw."

2. Die bewussten und unbewussten **Zuschreibungen** und **Erwartungen**, die uns von unseren Eltern, unserer Familie, unserer Schule, unseren Lehrern, unseren Kollegen und Freunden, unserer Karriere, unserem Vorgesetzten, unserem Partner und unserer Gesellschaft auferlegt werden. All dies ist extern, weil es von außen kommt. Hier sind einige Beispiele:

„Du bist hübsch/hässlich."

„Du bist intelligent/dumm."

„Du wirst Arzt/Anwalt werden/heiraten."

„Du wirst Erfolg haben/scheitern."

„Du machst mich stolz./Deinetwegen schäme ich mich."

Unbewusstere, unausgesprochene Zuschreibungen durch Eltern können sein:

„Du wirst mich retten."

„Du wirst mir meine emotionale Last abnehmen."

„Du bist ein Täter und willst mir schaden."

„Ich habe alles für dich geopfert und du solltest dankbar sein."

Diese gesellschaftlichen Zwänge und Erwartungen sind beeinflusst von vorherrschenden Normen, politischen Konzepten und Zwängen, Einstufung krimineller Handlungen und deren Bestrafung, juristischen Interpretationen, Einstellungen zu Abtreibung, Wahlberechtigung, Rassenvorurteilen, Klassenunterschieden, Gerechtigkeit... Es sind soziale Haltungen und Vorlieben, die jeden Augenblick ausgelebt werden.

3. **Identifikation** (mit dem Externen). In dieser Kategorie findet man eine „Identität", indem man sich mit äußeren Phänomenen, Menschen, Philosophien, Lebensstilen, Gruppen und Systemen identifiziert. Er oder sie kann dazugehören und durch diese Zugehörigkeit eine Identität gewinnen. Manche davon werden uns als Kind aufgezwungen. Andere wählen wir, um eine Identität im Außen zu finden. Wir tun dies, weil uns ein innerer Sinn dafür, wer wir sind, fehlt:

- Religion oder spirituelle Philosophien, Ideen und Praktiken: Ich bin Buddhist/Christ...
- Lebensstil: Ich bin Vegetarier/Sportler/Gärtner...
- Hautfarbe und ethnische Herkunft: Ich bin schwarz/dunkelhäutig/ weiß... Zwar entspricht dies der tatsächlichen Wirklichkeit aus Kategorie 1 „Bedingungen und Umstände", aber aus einem Mangel

an wahrem Ich-Gefühl benutzen wir es für unsere Identifikation, um eine Identität zu erlangen.

* Geschlecht und sexuelle Orientierung: Ich bin weiblich/männlich/ bisexuell/transsexuell... Geschlecht und sexuelle Orientierung können tief verwurzelt sein. Sie werden aber zu einer Identifikation, wenn sie auf dem Bedürfnis nach Identität und Sicherheit beruhen.
* Berufe: Ich bin Anwalt/Psychotherapeut/Politiker...
* Freizeitbeschäftigung. Hobbies, Interessen.
* Klasse: Ich bin Arbeiter/arbeitslos/reich/arm...
* Lebensphilosophie und politische Einstellung: Ich bin Sozialist, Kapitalist, Atheist...

All dies ist äußerlich. Es sind Ideen, Konzepte und Kategorisierungen, mit denen wir uns identifizieren. Manche davon beruhen auf Entscheidungen, die wir treffen oder getroffen haben. Es sind jedoch alles Phänomene, die sich außerhalb unserer körperlichen und emotionalen Grenzen befinden. Es sind Dinge, mit denen wir uns identifizieren können. Sie mögen uns ein Zugehörigkeitsgefühl vermitteln, das wir vielleicht aufgrund eines Mangels an gesundem Zugehörigkeitsgefühl in unserer Kindheit benötigen.[6] Es mag sich um unveränderliche Tatsachen handeln (zum Beispiel, wenn es um meine ethnische Zugehörigkeit und meine Hautfarbe geht). Die Frage hier lautet jedoch: Ist dies meine Identität oder handelt es sich lediglich um eine Tatsache meiner Existenz, um einen Zufall, der mit meiner Geburt zusammenhängt? Vielen der oben genannten Beispiele liegen Entscheidungen zugrunde, die ich treffe: über meinen Lebensstil, meine Lebensgewohnheiten, meine Verpflichtungen zu einer bestimmten Lebensweise. Zu sagen „Ich bin Buddhist" ist dann eine Identifikation. Die Wahrheit ist, dass ich mir für mein Leben ein Denk- und Praxissystem ausgesucht habe, das Buddhismus genannt wird. Dies sagt aber nichts darüber aus, wer ich wirklich bin. Bei der Aussage: Ich bin Moslem, ist es ähnlich, mit dem Unterschied, dass es sich hierbei eher selten um eine erwachsene, bewusste Wahl handelt. Wenn ein Mensch in Pakistan oder im Irak geboren wurde, wurde er wahrscheinlich in eine muslimische Familie und Kultur hineingeboren. Ist man in Amerika geboren, ist es wahrscheinlicher, dass man in einer christlichen oder jüdischen Familie geboren wurde. Der Zufall von Geburt und elterlichem Zwang nötigt uns zu solchen Identifikationen.

---

[6] Dies bezieht sich auf das Trauma der Identität, welches später thematisiert wird.

Es stellt sich dann die Frage: Basiert meine Identität wirklich auf diesen äußeren Phänomenen und Bewertungen, die alle entweder durch die nicht zu beeinflussenden Umstände meiner Geburt oder durch Ideen, Zuschreibungen und Erwartungen von anderen zustande kommen? Basiert sie auf meinen eigenen Bewertungen, die auf externen Kriterien aus der Zeit meines Erwachsenwerdens beruhen? Bin ich das alles wirklich?

Nein, niemand *ist* faktisch irgendeins dieser Dinge: das ist nicht, wer du bist. Es macht keinen Sinn zu sagen: „Ich bin all diese äußeren Dinge." Es handelt sich um Zuschreibungen und Meinungen anderer, um kulturell und sozial anerkannte Vorstellungen. Es geht um mein eigenes Bedürfnis, mich selbst mit Hilfe externer Kriterien einzuordnen, um zu fühlen, dass ich existiere. Um tatsächlich zu wissen, wer ich bin, muss ich mich mir selbst und meinem Inneren zuwenden.

Das Phänomen der Existenz, des Lebendig Seins, des Ich Seins liegt im Inneren: in meinen psychischen und körperlichen Grenzen. Es ist die *Erfahrung*, lebendig zu sein. Selbstverständlich werde ich immer durch die Außenwelt beeinflusst. Ich bin, wie im Abschnitt über die menschliche Psyche beschrieben, mit dem Externen in Beziehung. Nichtsdestotrotz besteht die einzige wahrhaftige Referenz dafür, wer ich bin, in meinem eigenen psychischen und körperlichen Bereich. Meine Beziehung zum Außen ist gänzlich durch diesen inneren Bezug beeinflusst – so klar oder verfälscht er auch sein mag.

In der IoPT sagen wir, dass unsere Identität die Gesamtheit all unserer Erfahrungen ist (siehe Kapitel 3 Sinnesverarbeitungen). Dies beginnt mit dem Moment unserer Zeugung. Wer ich bin, ist effektiv vollkommen innerlich, vollkommen innerhalb meiner Begrenzung. Ich reagiere und antworte natürlich auf das Externe. Ich bin niemals davon getrennt. Zum Beispiel hängt mein Leben von Luft ab, die ich aus dem Außen einatme, und von Nahrung, die ich aus dem Außen zu mir nehme. Von Schwerkraft und anderen natürlichen Kräften. Aber meine Deutungen des Externen, meine Verantwortung, meine Autorität und meine Autonomie sind in mir. Das Äußere hat seine Entsprechung in meinen Erfahrungen. Aber nur aufgrund meiner inneren Verarbeitung dieser Erfahrungen, kann ich sagen, wer ich bin.

Meine Identität ist also:

- alles, was ich innerhalb meiner körperlichen und psychischen Grenzen bin.

- alles Bewusste und alles Unbewusste.
- all meine Erfahrungen, egal ob gut oder schlecht, bekannt oder unbekannt, verleugnet oder zugelassen.
- all meine Spaltungen und Traumata.
- Verleugne ich irgendetwas davon, bin ich nicht länger ganz in meiner Identität. Ich bin gespalten zwischen dem, was ich zulasse und dem, was ich ablehne.
- Meine Identität wird für mich wirklich, indem ich sie fühle, indem ich mir erlaube, meine Erfahrungen in meinem Körper zu fühlen – die unmittelbaren Erfahrungen im Hier und Jetzt und diejenigen, die eingefroren und im Traumaverlauf abgespalten wurden.

Meine Identität ist die Gesamtheit der Erfahrungen, die mich zu der Person gemacht haben, die ich bin. Ich bin nicht das, was mir andere sagen, nicht einmal notwendigerweise der Name, der mir – von anderen – gegeben wurde. Dies sind Zuschreibungen von anderen Personen, aber sie sind nicht unbedingt, wer ich bin. All die Erfahrungen jedoch, die ich seit meiner Zeugung gemacht habe, unabhängig davon, ob ich von ihnen weiß oder nicht und ob sie angenehm oder unangenehm waren, machen mich schließlich zu dem Menschen, der ich heute bin. Das bewusste und unbewusste Wahrnehmen und Erleben von Ereignissen und meine Reaktionen darauf, haben mich zu der Person gemacht, die ich heute bin. Selbstverständlich sind viele dieser Erfahrungen das Ergebnis von äußeren Einflüssen. Viele sind Traumata, die durch Zuschreibungen, Erwartungen und Vermutungen verursacht wurden. Zum Beispiel hat die Haltung der Eltern gegenüber ihrem Kind einen großen Einfluss auf die Erfahrungen in der Psyche des Kindes.

Ein Großteil dieser Informationen ist uns nicht bewusst. Vieles, von dem wir denken, das seien wir, stammt aus den für die Bewältigung von sehr frühem Trauma entwickelten Überlebensstrategien. Und aus unserer Zustimmung zum Wollen und Wünschen anderer, die zu der Zeit mächtiger waren als wir. Daher ist es unwahrscheinlich, dass wir wirklich wissen können, wer wir sind.

Was uns weiterhin Schwierigkeiten und Schmerzen bereitet, sind die Erfahrungen, die unangenehm und sogar traumatisierend waren. Gute Erfahrungen als Säugling oder als Kleinkind sind Teil der Lebensfreude und verursachen keine Not und auch nicht das Bedürfnis, Gefühle kontrollieren zu müssen. Solche Erfahrungen müssen wir nicht unterdrücken und vermeiden. Sie mögen aufregend sein und Erregung im Körper hervorrufen. Aber kurzzeitige Erregung erzeugt keine langfristige Notlage in Körper und Psyche. Es sind die quälenden, traumatischen Erfahrungen, die uns dauerhaft belasten und unser Leben beeinflussen. Ein schmerzhaftes Erlebnis, das abgespalten wurde, das unbekannt ist, das aus meiner vorsprachlichen Zeit stammt, wird mir bewusst, wenn ich in meinem Körper und in meiner Psyche fühlen kann, was dieses Ereignis war. Wenn ich ausdrücken kann, was möglicherweise eingefroren und unausgedrückt geblieben ist, kann dies den Einfluss dieser Erfahrung in mir – in meinem aktuellen Leben – verändern. Tatsächlich ruft nicht der emotionale Schmerz, sondern die ständige *Vermeidung* von emotionalem Schmerz, Wiederholungsmuster von Stress und Verzweiflung hervor.

Unsere Identität ist die Gesamtheit der Erfahrungen, die wir bisher gemacht haben und es kommen täglich weitere hinzu. Wir können Erfahrungen bearbeiten und integrieren, die aufgrund von Trauma eingefroren und abgespalten waren. Was früher war, hat uns geformt. Die Erfahrungen, die wir ab jetzt machen und was wir ab jetzt tun, wird uns weiter formen. Doch was zuvor gewesen ist, wird immer sein, was es ist. Von einer „gesunden" Identität zu sprechen, ergibt keinen Sinn. Identität ist, was sie ist. Sie ist weder gesund noch krank und es gibt auch keine „ideale" Identität. Es gibt nichts, was perfekt ist, und nichts, was in seiner eigenen Existenz nicht perfekt ist. Solch Absolutes hat im Nachdenken über uns selbst und über die Natur keinen Platz. Identität ist, was sie ist. Ein Mensch kann jedoch nicht den vollen Zugang zu sich selbst haben – insbesondere wegen der durch Trauma verursachten Abspaltungen. Wir können unsere Identität nicht entwickeln. Wir können sie lediglich für uns selbst offenlegen, sie aus dem durch Trauma verursachten Schaden zurückgewinnen, sie durch die Erfahrung unseres Selbst verstehen.

## 4.2 Wie kann ich meine Identität erkennen?

*„Identität ist körperliches und psychisches Dasein zugleich, was in erster Linie durch das Fühlen der Realität zustande kommt".*
(Ruppert, 2019)

Ich kann nur wissen, wer ich bin, wenn ich mir das Unbewusste bewusst mache, wenn ich mir darüber klar werde, was mir passiert ist, wenn ich dem, was abgelehnt oder abgespalten wurde erlaube in mein Bewusstsein zu kommen und wenn ich es in meinem Körper fühle. Das, was ich nur aus meinem Verstand heraus über mich sage, ist rein intellektuell und unvollständig. Um es zu vervollständigen, muss ich es in meinem Körper erfahren und fühlen.

## Trauma-Überlebensinstinkte

Vermeidung und Unterdrückung sind die wesentlichen instinktiven Reaktionen auf unerträgliche, traumatische Erfahrungen. Wenn wir irgendwann in unserem Leben ein Trauma erlebt haben, werden wir uns in alltäglichen Situationen häufig aus Trauma-Überlebensinstinkten heraus verhalten. Ein großer Teil unserer Verhaltensweisen, unserer Gewohnheiten und unserer Standpunkte sind aus dem Moment der Traumatisierung entstanden. Deren einziger Zweck besteht darin, die Traumaerfahrung aus dem Bewusstsein herauszuhalten und die im Zusammenhang damit entstandenen belastenden und unangenehmen Gefühle zu vermeiden und zu unterdrücken. Wir könnten sie daher als bewusste oder unbewusste „Gewohnheiten zur Bewältigung von emotionalem Trauma" bezeichnen. Diese Einstellungen und Verhaltensweisen sind nicht, wer wir wirklich sind. Aber da viele dieser Strategien entwickelt wurden, als wir sehr jung waren – sie können sogar vorgeburtlich entstanden sein – meinen wir natürlich, sie seien, wer wir sind.

Ein sehr einleuchtendes Beispiel dafür ist Suchtverhalten. Jede Art von Sucht ist in Wirklichkeit ein Weg, schwierige, unterschwellige und schmerzhafte emotionale Erfahrungen zu vermeiden. Man kann sich zum Beispiel Alkoholiker nennen und dies als einen Teil seiner Identität, vielleicht sogar als genetisches Erbe betrachten („Mein Vater war Alkoholiker."). Tatsächlich ist das aber nicht so. Die Sucht dient als Weg, den der abgespaltenen Traumaerfahrung zugrundeliegenden Schmerz nicht zu fühlen. Diesen Weg würden wir als eine Überlebensstrategie bezeichnen. Dies ist jedoch nicht, wer man wirklich ist: *Ich bin nicht meine Überlebensstrategien.* Alles, was abgespalten, verleugnet, vergessen und vermieden wird, führt dazu, dass man keinen Zugang zur Ganzheit seiner Identität hat.

Man könnte meinen, dass Süchte wie Alkoholismus genetisch bedingt sind. Aber ob etwas genetisch bedingt ist oder aus dem Zwang heraus entstanden ist, sehr früh in unserem Leben die „akzeptablen" Trauma-Überlebensgewohnheiten und Verhaltensweisen unserer Eltern anzunehmen, ist nicht eindeutig festzustellen. Die Nachkommen von Alkoholikern entwickeln sehr oft ein Suchtverhalten, das dem ihrer Eltern ähnelt, weil die Nachkommen traumatisierter Eltern generell ähnliche Überlebensstrategien annehmen, um ihre eigenen traumatischen Abspaltungen zu bewältigen. Die familiären Überlebensstrategien sind das, was innerhalb der Familie akzeptabel ist. In seinem Bedürfnis zu überleben, kopiert das Kind die elterlichen Strategien zur Vermeidung von innerem Schmerz. Dies ist Teil der Verstrickung und Verwirrung des Kindes und hat mit Genetik nichts zu tun.

Die Frage, ob Entwicklungsfaktoren angeboren oder anerzogen sind, kann allein auf theoretischer Grundlage nicht eindeutig beantwortet werden, auch wenn die Meinung, dass das eine oder das andere der entscheidende kausale Faktor ist, unter Experten häufig diskutiert wird. Erziehung, oder auch ein Mangel an Erziehung oder ihre manchmal gefährliche und traumatisierende Form, sind sehr viel mächtiger und allgegenwärtiger, als wir uns das vorstellen können. In unserer Gesellschaft erhalten wir eine Vorstellung von unantastbarer Mutter- und Elternschaft aufrecht, die schlicht nicht der Wirklichkeit entspricht. Wenn wir diesbezüglich weiterhin die Realität verdrängen, vermeiden wir auch ein zentrales Thema, das unser Gefühl von Identität jeden Augenblick unseres Lebens beeinflusst. Später, im Erwachsenenalter, ruft dieses viele unserer persönlichen und sozialen Beschwerden hervor. Zu sagen, etwas sei genetisch und damit ererbt, und es sei die „Natur" eines Menschen, ist meines Erachtens sehr häufig ein Weg, die Auseinandersetzung mit dem Thema Trauma in der frühen Kindheit zu vermeiden. Wir vermeiden das sozial beschämende Thema des traumatisierenden Einflusses von Eltern, die selbst durch *ihre* Eltern traumatisiert wurden. Im Allgemeinen macht die Idee, etwas sei genetisch, Menschen hilflos und unfähig zu Veränderung. Statt Selbstverantwortung zu übernehmen, wird die Genetik verantwortlich gemacht. Ich glaube nicht, dass wir definitiv wissen, ob etwas rein genetisch bedingt ist und somit nicht verändert werden kann. Meines Erachtens können wir ebenso gut die Herausforderung annehmen und Selbsterforschung betreiben, um unsere eigene Wahrheit herauszufinden.

Es ist eine Tatsache, dass in unserer Gesellschaft die Mutterschaft bis zu einem gewissen Grad als unantastbar gilt. Das wird beispielsweise deutlich in dem Satz: „Alle Mütter lieben ihre Kinder". In der Regel wird Müttern bedenkenlos vertraut. Diese Heiligkeit der Mutterschaft ist ein zentrales Merkmal der christlichen Religion, in der eine jungfräuliche Mutter als Heilige angebetet wird. Es ist absolut verboten, dies in Frage zu stellen. Meiner Meinung nach ist die Tendenz, die Mutterschaft heilig zu sprechen, einer der wesentlichen Gründe dafür, dass wir das Thema Trauma bisher weitgehend vermieden haben. Denn wenn wir Trauma wirklich anschauen, wenn wir ihm nachgehen, wo immer es uns hinleitet, wenn wir ihm folgen, soweit wir können, führt uns dies unweigerlich an den Beginn unseres Lebens. Dies ist nun einmal die erste Beziehung, die wir haben, die Beziehung zu unserer Mutter. Was wir dann sehen müssen, sind die Täterhandlungen von Müttern an ihren Kindern. Bis jetzt ist dies ein vollkommen tabuisiertes Thema. Die Wahrheit ist jedoch, dass der Traumatisierte andere traumatisiert. Dies bezieht sich genau so sehr auf Mütter und das Bemuttern, wie auf die offensichtlicheren Grenzüberschreitungen in einer patriarchalen Gesellschaft. Alle Männer sind Nachkommen von Müttern, die häufig traumatisiert sind. Wie viele der historischen patriarchalen Einflüsse sind auf Männer zurückzuführen, die als Jungen von ihren Müttern traumatisiert wurden?

## Gedächtnis, verschiedene Quellen

Mithilfe der Neurowissenschaften wurde inzwischen nachgewiesen, dass die Entwicklung des Gehirns des Ungeborenen sehr früh in der Schwangerschaft beginnt. Zuerst entwickelt sich das sogenannte „Reptiliengehirn", auch Hirnstamm genannt, am oberen Ende der Wirbelsäule. Darauf folgt die Entwicklung des limbischen Systems oder „Säugetiergehirns". Das limbische System kann auf Hirnscans bereits zwölf Wochen nach der Zeugung beobachtet werden. Da dieser Teil des Gehirns hauptsächlich an emotionalen Erfahrungen und deren Speicherung beteiligt ist, können wir sagen, dass das ungeborene Kind bereits nach zwölf Wochen (wenn nicht früher) ein Gedächtnis seiner Lebenserfahrungen anlegt. Ich sage, *wenn nicht früher*, weil beim Thema Zellgedächtnis diskutiert wird, dass einzelne Zellen ohne Gehirn dennoch eine Art Erinnerungsvermögen[7] ausbilden können. Sollte dies zutreffen, so könnte es logischerweise in den Ursprungszellen, die bei der Zeugung miteinander verschmelzen und sich anschließend vermehren, eine Form von Gedächtnis geben.

Der Neo-Cortex ist der entwicklungsgeschichtlich jüngste Teil des Gehirns und macht ca. 90 Prozent der Großhirnrinde aus. Er ist der Bereich, den wir im Allgemeinen als unser Gedächtnis betrachten.

---

[7] https://www.diepresse.com/1304309/amobe-kein-hirn-aber-intelligenz

Ihm verdanken wir all unsere intellektuellen Fähigkeiten, wie z. B. zu unterscheiden, zu argumentieren, zu verstehen, zu konzipieren und unsere Erfahrungen zu erklären. Dieser Bereich des Gehirns beginnt seine Entwicklung erst kurz vor unserer Geburt und entwickelt sich während unserer Kindheit und bis weit ins Erwachsenenalter weiter. Deshalb können wir uns an die Zeit vor der Entwicklung des Neo-Cortex nicht erinnern und kommen zu der Auffassung, dass unser Leben erst mit unserer Geburt beginnt. Wir können uns sogar kaum an Ereignisse erinnern, die vor einem Alter von zweieinhalb bis drei Jahren stattgefunden haben. Mit dem Wachstum und der Entwicklung des Neo-Cortex nimmt diese bewusste Erinnerungsfähigkeit zu. Das bedeutet jedoch nicht, dass die früheren Erfahrungen nicht vorhanden sind. Es bedeutet auch nicht, dass sie keinen Eindruck auf uns gemacht haben und uns nicht von Beginn an beeinflussen. Nur weil wir uns an solche Erfahrungen nicht erinnern oder nicht über sie sprechen können, sind sie nicht aus unserem Unbewussten – aus der Erfahrungsabbildung unseres limbischen Systems oder aus unseren Zellen – verschwunden.

Wenn man über das Gehirn spricht, ist es wichtig zu wissen, dass sich unser Gehirn und all seine neuralen Strukturen ständig verändern, wachsen und entwickeln. Dies nennt man „neuronale Plastizität":

„Unter **neuronaler Plastizität** versteht man die Eigenart von Synapsen, Nervenzellen, auch ganzen Hirnarealen, sich zwecks Optimierung laufender Prozesse nutzungsabhängig in ihrer Anatomie und Funktion zu verändern... Im Laufe der zweiten Hälfte des 20. Jahrhunderts gaben Forschungen immer mehr Aufschluss über die plastische Formbarkeit des Gehirns, selbst bis weit in das Erwachsenenalter hinein." (Wikipedia)

Wir könnten vermuten, dass sich die uns durch traumatische Erfahrungen aufgezwungenen psychischen Abspaltungen durch neuronale Trennung in unserem Körper manifestieren. Auch emotionale und psychische Heilungserfahrungen manifestieren sich körperlich in sichtbaren neuronalen Verbindungen. Das Gehirnsystem wächst und entwickelt sich während unseres Lebens bis ins hohe Alter und sogar bis zum Tod mit enormem Potenzial. So scheint es möglich zu sein, Einsichten und – dadurch – Verbindung und Heilung bis zum Zeitpunkt unseres Todes zu erlangen.

Eine letzte Bemerkung zum Thema Erinnerung: Unser Leben ist eine

Abfolge von angenehmen und weniger angenehmen Erfahrungen. Manche Erfahrungen sind traumatisierend. Die angenehmen und sogar die weniger angenehmen müssen nicht abgespalten werden. Sie können erlebt werden und dürfen vorbei sein, und die Erinnerung an sie verblasst vielleicht. Manch gute Erinnerung bleibt uns im Gedächtnis und wir können mit Freude an sie denken. Andere Erinnerungen verändern sich, wenn wir älter werden und wenn sich unser Denken und unsere emotionale Reife entwickeln. Die unterdrückten, abgespaltenen und nicht abgeschlossenen Erfahrungen bleiben und verlangen nach ständiger Aufmerksamkeit. Das Vermeiden dieser Erfahrungen verursacht körperliche Anspannung und emotionale Qual.

## Wahrheit und Vertrauen

Das Thema Identität ist auch deswegen so kompliziert, weil wir uns als Kinder auf das verlassen, was uns andere, die damals anwesend waren, über unser frühes Leben erzählen. In der Regel sind dies unsere Eltern und unsere Familie. Ihnen vertrauen wir.

Kinder sind biologisch auf Liebe und Vertrauen zu ihren Eltern ausgerichtet. Unser Überleben als Babys hängt tatsächlich von diesem biologischen Bedürfnis, dem unvermeidbaren Vertrauen und der Liebe zu unseren Eltern ab. Das Kind sondert vor und direkt nach der Geburt Hormone ab, die seine Bindung zur Mutter sicherstellen. Das bedeutet nicht, dass Liebe einzig das Resultat von hormonellen Vorgängen ist. Die Chemie hilft uns jedoch zu verstehen, dass es für Kinder biologisch gänzlich unvermeidbar ist, ihre Eltern zu lieben und ihnen zu vertrauen. Kinder können nicht erkennen, ob jemand nicht oder nur eingeschränkt vertrauenswürdig ist. In ihrer jungen, fragilen, sich entwickelnden Psyche ist dies nicht möglich. Daher lieben Kinder ihre Eltern. Sie vertrauen ihnen und sie glauben, was ihre Eltern über sie – ihre Kinder – erzählen. Die Eltern sind die kindliche Welt, eine andere Welt gibt es nicht. Das bedeutet, dass sie keine andere Wahl haben, als in dieser elterlichen Welt, wie auch immer diese sei, zu existieren.

Kinder nehmen natürlich an, dass die Umgebung, in die sie hineingeboren werden und in der sie ihre ersten Lebensjahre verbringen, normal ist. An diese Umgebung passen sie sich unbewusst und gezwungenermaßen an, um zu überleben. Erst wenn Kinder in den Kindergarten oder in die Schule gehen und Kinder aus anderen Familien treffen, werden sie vielleicht feststellen, dass andere Kinder ein anderes familiäres Umfeld haben. Es entsteht Verunsicherung darüber, was „normal" ist. Bereits zu diesem Zeitpunkt ist der psychische Zustand des Kindes jedoch durch das familiäre Umfeld festgelegt: Seine Überlebensstrategien entwickeln und verfeinern sich zunehmend, werden als normal und vom Kind, seinen Eltern, Lehrern, Mitschülern und Freunden als Teil seines Selbst gesehen.

Abgesehen von der Tatsache, dass viele Eltern aktiv Lügen erzählen und oft unehrlich und nicht vertrauenswürdig sind, sind auch deren Berichte über Ereignisse aus dem frühen Leben ihres Kindes häufig unzuverlässig. Einfach, weil sie auf die Fragen des Kindes mit ihren eigenen Überlebensstrategien reagieren. Oft ist es für einen Elternteil unangenehm, die Wahrheit zu sagen, weil dies seine eigenen unterdrückten Traumagefühle wieder triggern könnte. Das muss vermieden werden. Unsere Eltern werden uns nur ihre Version der Ereignisse in unserer Schwangerschaft, während unserer Geburt usw. erzählen. Sie berichten uns nur das, was sie uns auf eine für sie angenehme Weise erzählen können. Das ist aber nicht unbedingt die Wahrheit. Welche Mutter würde ihrem Kind sagen, dass sie während der Schwangerschaft vom Kindsvater angegriffen, sogar in den Bauch geboxt wurde. Da das ungeborene Kind jedoch lebt, muss dieses Ereignis Teil der kindlichen Erfahrung sein. Andererseits könnte solch eine Mutter dem Kind, aus Rache am Vater, von diesem Angriff erzählen. So verstrickt sie das Kind weiter in die gestörte Beziehung der Eltern. Ein solcher Bericht kann auch eine Vermischung mit der tatsächlichen Wahrheit sein. Er sagt nichts über die eigene Erfahrung des Kindes in der damaligen Situation aus.

Unsere Eltern und andere Familienmitglieder konstruieren für uns die Geschichte unseres frühen Lebens in Form von Anekdoten, ohne die unangenehmen Gefühle preiszugeben, die bei dem, was wirklich geschehen ist, entstanden sind. Noch einmal: Als Baby und als Kleinkind ist es uns nicht möglich, unser Selbst angesichts der familiär konstruierten Realität aufrechtzuerhalten. Wer bin ich, mit meiner Mutter darüber zu streiten, was für ein Baby ich war? Wie meine Geburt war? Wie pflegeleicht oder schwierig ich als Baby war? Oder wie verstört (und verstörend für sie)?

Meine unbeirrbare kindliche Vorstellung, dass meine Mutter mich geliebt hat, und dass ich ihr vertrauen kann, bedeutet, dass ich ihr glauben muss. Tatsächlich „glaube ich ihr" nicht nur, sondern ich vertraue darauf, dass sie die Wahrheit kennt und dass sie mir die Wahrheit sagt. Ich stelle dies nicht in Frage. Die „Wahrheit" meiner Mutter ist meine Wahrheit. Ich ziehe nicht in Erwägung, dass es eine andere geben könnte. So wachse ich auf in der Verleugnung der Möglichkeit, dass ich eine Wahrheit und eine Realität haben könnte, die anders ist. Zu Beginn unseres Lebens sind solche Gedanken schlicht nicht gestattet oder anerkannt.

Aus IoPT-Sicht entspricht Identität der Summe aller persönlichen Erfahrungen eines Menschen, von der Zeugung bis zum gegenwärtigen Augenblick. Egal ob bekannt und erinnert oder unbekannt und vergessen. Dies ist unser Ausgangspunkt, um Trauma und seinen Einfluss auf unser Leben zu verstehen.

## 4.3 Der gesunde Identitätsprozess — „JA!" und „NEIN!"

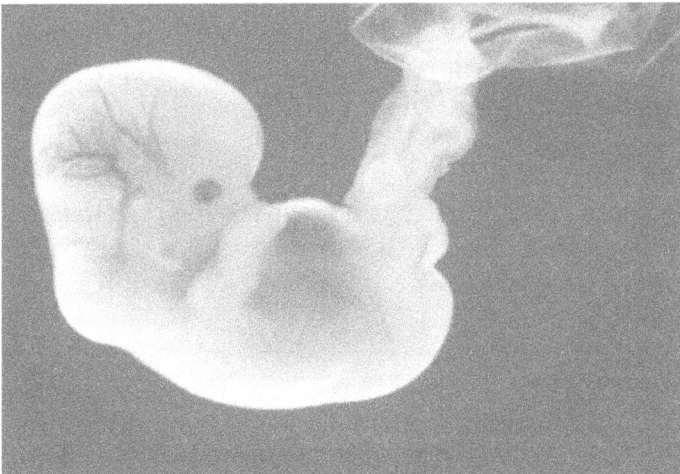

*„Gesunde Identität ist das bedingungslose Ja zum eigenen Dasein. "*
(Ruppert, 2020)

### Der Beginn des Lebens – Entwicklung von „Ich" und „Wille"

Unser Leben beginnt mit dem Zusammentreffen und Verschmelzen einer Eizelle und eines Spermiums durch die sexuelle Begegnung unserer Eltern. Zwei Zellen verbinden sich und in diesem Moment entsteht ein neues Wesen, ein Wesen, das niemals zuvor existiert hat, und in der Zukunft niemals wieder existieren wird. Das ist die Natur sexueller Fortpflanzung. Sie sorgt bei der menschlichen Spezies – und bei allen anderen sich sexuell fortpflanzenden Spezies – entwicklungsgeschichtlich für immense Vielfalt, die bei der Anpassung an Herausforderungen der Umwelt und dem Finden von kreativen Lösungen hilft. Eizelle und Spermium haben jeweils ihre eigene, einzigartige genetische Codierung (Information) und energetische Impulse, zu wachsen und zu gedeihen. Es ist möglich, dass die Erinnerung an diesen Moment noch als unsere erste Erfahrung in unserem Zellgedächtnis lebendig ist. Sogar zu diesem Zeitpunkt lebt dieser winzige Punkt an menschlichem Potenzial. Er hat die Absicht, zu existieren und zu sein. Diese Lebenskraft gehört ihm, sie ist unabhängig von irgendetwas Externem. Dieses neue Wesen ist bereits sein eigenes Selbst. Zu dieser Zeit ist seine Integrität abgegrenzt und unabhängig von den Eltern.

> *„Lebenskraft, Lebenswille und Lebensfreude (sind von Anfang an da). Sie sind nicht von etwas Äußerem, also auch nicht von Beziehungen abhängig."* (Ruppert, 2019)

Die Zellen beginnen sofort, sich zu teilen und zu einem Zellhaufen heranzuwachsen, welcher durch den Eileiter in die Gebärmutter gelangt und dann versucht, sich in der Gebärmutterwand einzunisten. In diesem Moment warst du – als dieser Embryo – etwa 0,1 Millimeter groß und ungefähr zwei Wochen alt.

Nach der Einnistung in die Gebärmutterwand bildet der Embryo um sich herum eine mit Flüssigkeit gefüllte Kapsel zum Schutz vor Verletzungen: Die Plazenta entwickelt sich. Sie übernimmt die Versorgung des Babys mit Sauerstoff und Nährstoffen aus dem mütterlichen Blutkreislauf und den Abtransport der im embryonalen Stoffwechsel entstandenen Abfallprodukte. Die Nabelschnur verbindet die Plazenta mit dem Baby und mit der Mutter. Das Kind organisiert die Welt um sich herum, so gut es kann. Sie ist sein Gebärmutterraum.

In diesem Stadium weiß eine Frau oft noch nichts von ihrer Schwangerschaft. Das Kind entwickelt sich in Ruhe und die Zellen teilen und vervielfältigen sich. Verschiedene Zellen haben unterschiedliche genetische Informationen und Anlagen für verschiedene Strukturen und Funktionen. Das kardiovaskuläre System entwickelt sich als erstes:

> Das Herz ist das erste Organ, das während der Embryonalentwicklung im Körper angelegt wird. Solange der Embryo nur aus wenigen Zellen besteht, kann jede Zelle die benötigten Nährstoffe direkt aus ihrer Umgebung entnehmen. Sobald sich die Zellen jedoch

teilen, und der Embryo zu einem Ball aus Zellen heranwächst, können die Nährstoffe nicht mehr ohne Hilfe alle Zellen erreichen. Außerdem produzieren die Zellen Abfallstoffe, die entsorgt werden müssen. Um die Zellen am Leben zu erhalten, ist es essenziell, die Nährstoffe und Abfallprodukte im Embryo zu transportieren. Das vom Herzen angetriebene Herzkreislaufsystem erfüllt diese wichtige Rolle und ist somit notwendigerweise das erste Organsystem, das ausgebildet wird. (EuroStemcell[8])

So entwickelt sich das heranwachsende Kind. Ab der zwölften Woche kann man auf einem Hirn Scan das limbische System über dem Althirn (Reptiliengehirn) am oberen Ende der Wirbelsäule erkennen. Das limbische System ist das Zentrum all unserer Emotionen und unserer Erfahrungserinnerung. Bereits in diesem frühen Stadium der embryonalen Entwicklung ist zu sehen, dass wir ein Gefühlsleben haben und auch die Fähigkeit, uns an in diesem Zeitraum gemachte Lebenserfahrungen zu erinnern. Für das Erforschen unseres Selbst sind dies wichtige Informationen, da sie uns vielleicht die Möglichkeit geben, einen Zugang zu diesen frühen Erfahrungen zu finden – wenn wir dies wollen und wenn wir eine geeignete Methode kennen. (siehe Kapitel 12, Die Anliegenmethode)

Das Kind hat zu Beginn weder ein „Ich"-Gefühl noch ein Gespür für seinen eigenen Willen, abgesehen von dem Impuls, zu existieren und zu wachsen. Dieser ist in jeder der ursprünglichen Zellen aktiv und folgt dabei den Anlagen des wachsenden Embryos. Während sich das Kind entwickelt, verfügt es bereits über eine beginnende Autonomie. Der Embryo nistet sich selbständig in der Gebärmutterwand ein und begründet und beeinflusst zu einem gewissen Maß seine Umgebung. Durch dieses Handeln nimmt das Kind seine Fähigkeiten im Kontakt mit seiner äußeren Umgebung (der Gebärmutter, in der es existiert) und seinem eigenen inneren Zustand wahr. Die Gebärmutter ist sein Raum und es gestaltet ihn – natürlich in Abhängigkeit von Gesundheit und Zustand des mütterlichen Körpers – zu seinem Vorteil so gut es kann.

Für das heranwachsende Kind ist der nächste wichtige Moment der, in dem seine Mutter erfährt, dass sie schwanger ist. Bis dahin steht das Kind in Beziehung mit der Körperlichkeit und den Emotionen seiner Mutter. Die Mutter ist sich jedoch für gewöhnlich nicht des Kindes bewusst. Das

---

[8]  https://www.eurostemcell.org/de/das-herz-unser-erstes-organ

Kind hat zu Beginn kein Gespür für sein „Ich Sein". Es entwickelt dies in der Beziehung mit dem „Ich" seiner Mutter. Daher ist der Moment, in dem die Mutter von ihrer Schwangerschaft erfährt, ein entscheidender Moment für die Beziehungsentwicklung und für die Fähigkeit des Kindes, sein eigenes „Ich" aufzubauen.

## „JA!"

In der idealen, gesunden Entwicklung des Kindes ist es von Mutter und Vater gewollt, so wie es ist und wie es werden wird. Die Mutter agiert hauptsächlich aus ihrem „gesunden Ich" heraus und sagt uneingeschränkt „Ja" zu ihrem Kind. Darin wird sie vom Vater unterstützt. Dies bedeutet, dass sie für das Kind und dessen Ich-Entwicklung mit seinen Wünschen, mit seinem Geschlecht und seinen Qualitäten offen ist. Sie drängt dem Kind nicht ihre Wünsche, Ideen und Bedingungen auf. Sie sieht das Kind als Subjekt, als Bestimmer seines eigenen Lebens. Sie nähert sich dem Kind mit Offenheit und Neugier darauf, wer dieses Wesen ist und wer dieses Wesen einmal sein wird. Auf diese Weise können das „gesunde Ich" der Mutter und das sich entwickelnde „Ich" des Kindes ein gesundes, dynamisches und sich weiterentwickelndes „Wir" aufbauen.

## „Ich" = „Du" = „Wir"

In dieser Formel ist das „Ich" des Kindes als Subjekt gleich dem „Ich" der Mutter, ebenfalls als Subjekt, was einem gesunden „Wir" entspricht. Dies ist die Darstellung einer gesunden Symbiose des sich entwickelnden Kindes. Diese beginnt genau dann, wenn die Mutter weiß, dass das Kind in ihrem Körper wächst. Für das Kind in der Gebärmutter, das abhängig von seiner Mutter und deren Körper ist, kann es kein anderes gesundes Konzept geben. Sein „Ich" ist gleich mit dem mütterlichen „Ich" und bildet mit ihm eine gesunde „Wir"-Einheit. In jeder Hinsicht verfolgen sie ein gemeinsames Ziel: die gesunde Entwicklung und Geburt des Kindes. Der körperliche und psychische Zustand der Mutter bildet den Kontext für das Wachstum und die Entwicklung des Kindes. Ist die Mutter angespannt, ist das Kind angespannt. Ist die Mutter zufrieden und glücklich, kann das Kind zufrieden und glücklich sein. In diesem emotionalen und kulturellen Kontext des Kindes ist auch die Qualität der Beziehung zwischen der Mutter und dem Vater von Bedeutung. Das Ausmaß, in dem die Mutter sich während der Schwangerschaft geliebt und unterstützt fühlt, die

Tatsache, dass beide Elternteile das Kind wollen, und dass ihre Beziehung meistens ehrlich, liebevoll und harmonisch ist, spielen eine große Rolle.

Dies ist eine entscheidende und notwenige Phase und steht nicht im Widerspruch zu der einzigartigen Eigenständigkeit des Kindes, während es heranwächst. Das Kind ist ein eigenständiges, unverwechselbares Wesen und in seinen aktuellen Bedürfnissen auf seine Mutter angewiesen. Sie ist seine Wirtin.

Das „Wir" ist der gesunde Ausgangspunkt für das Kind, von welchem aus es – wenn alles gut läuft – rechtzeitig in der Lage sein wird, sein eigenes „Ich" abgegrenzt von dem „Ich" seiner Mutter zu entwickeln:

## „Ich" + „Du" = „Wir"

In dieser Formel beginnt das „Ich" des Kindes sich vom „Ich" der Mutter zu unterscheiden und ein gesund entwickeltes „Wir" zu bilden. Beide sind – auch in der Beziehung zueinander – dazu in der Lage, ohne ungesunde Verwirrung oder Überschneidung, wahrhaftig sie selbst zu sein. Beide sind frei zu lieben und geliebt zu werden und in Ganzheit und Integrität zu existieren, ohne unnötigem Druck ausgesetzt zu sein. Sie können den Fähigkeiten des jeweils anderen, im Rahmen der Realität und auf angemessene Weise, vertrauen. Die Mutter ist erwachsen und in der Lage für das Kind, das verletzlich und abhängig ist, zu sorgen. So werden weder die aktuelle Abhängigkeit und Verletzlichkeit des Kindes noch seine wachsende Fähigkeit, nach der Geburt auf seine Weise zurechtzukommen und sich zu entwickeln, missachtet. Die Mutter bietet Sicherheit, kann sich aber auch darauf verlassen, dass das Kind seine eigene Sicherheit und sein lebendiges Fortbestehen will. Sie sorgt für angemessene Grenzen, ohne seine Neugier und sein Bedürfnis, sich mit seiner Welt zu beschäftigen und sie zu erforschen, zu ersticken.

Während das Baby in seinem Gebärmutterraum wächst, kommuniziert es mit seiner Unabhängigkeit und Autonomie, seinem eigenen Wesen, seinen Bewegungen, seinen Tritten und Drehungen. Es beansprucht die Aufmerksamkeit seiner Mutter mit jeder seiner Bewegungen. Sein Geburtsprozess ist dann – im besten Fall eine gemeinsame Anstrengung von Mutter und Kind, der zu ihrer körperlichen Trennung führt. Das Kind kann den „Zeitpunkt" seiner Geburt selbst bestimmen und die Trennung der Körper kann ein natürlicher Teil des Fortschritts seiner Individualität sein. Wie wir von Tieren wissen, ist es nicht einmal nötig, die Nabelschnur zu durchtrennen. Wenn das Junge mit seiner Mutter in

Kontakt kommt und gesäugt wird, ist die Nabelschnur nicht mehr nützlich.

„Wenn die Nabelschnur nicht getrennt wird, versiegelt sie sich auf natürlichem Weg etwa eine Stunde nach der Geburt. Nabelschnur und Plazenta werden sich zwei bis zehn Tage nach der Geburt vollständig vom Baby trennen."[9]

Dieser ideale gesunde Prozess liefert die Bedingungen für die Fortsetzung der Trennung, für die Unterschiedlichkeit und Individualität des Kindes. Es kann in der entstehenden Beziehung zu seiner Mutter und seinem Vater sein eigenes „Ich Sein" entwickeln. Es weiß um seine Abhängigkeit von seinen Eltern, kann sich jedoch ohne deren zu häufiges und überflüssiges Eingreifen auch selbst auf seine eigene Weise entwickeln. Theoretisch entwickelt es so ein „gesundes Ich".

Wie eben erwähnt, handelt es sich hier um die theoretische Entwicklung der Psyche eines Kindes. Ein theoretisches Absolutum ist letzten Endes unwahrscheinlich, trägt jedoch zum besseren Verständnis für das Thema früher Traumatisierung bei.

## Identität und „Ich"

An dieser Stelle will ich nochmals kurz die Unterschiede zwischen dem Konzept unserer *Identität* und dem Konzept unseres *„Ich"* aufzeigen:

- „Ich" ist das Subjekt und in der Lage zu handeln. Identität ist, wer ich bin.
- Identität ist mein ganzes Wesen, die Ansammlung all meiner Erfahrungen bis zum aktuellen Zeitpunkt.
- „Ich" ist mein subjektives Erleben in diesem Moment, es befindet sich ständig in Entwicklung.

Diese Unterschiede werden noch detailliert erläutert.

## „NEIN!"

Dies ist eine traumatisierende Situation, in welcher das empfangene Kind der Mutter (und vielleicht dem Vater) nicht uneingeschränkt willkommen ist. Auf die ihr eigene Art und Weise gibt die Mutter dieses „Nein!" an das ungeborene Kind weiter. Es gibt viele Gründe, warum ein Kind von seiner

---

[9] https://abcnews.go.com/blogs/health/2013/04/11/new-birthing-trend-dontcut-the-cord

Mutter ein „Nein!" erfährt. Am gravierendsten ist, wenn die Mutter definitiv nicht schwanger sein will, das Kind aktiv ablehnt und vielleicht versucht, es abzutreiben. Wenn das Kind die versuchte Abtreibung überlebt, kommt es vor, dass die Mutter das Kind zur Adoption freigibt. Zu einer erfolgreichen Abtreibung muss nichts weiter gesagt werden. Das Kind ist tot. Das ist das ultimative „Nein!" der Mutter zum Kind.

Um es deutlich zu sagen: Ich will hier keine Diskussion für oder gegen Abtreibung führen. Die Entscheidung kann aus meiner Sicht nur die betroffene Frau treffen. Ich urteile nicht über solche Entscheidungen. Ich will lediglich darauf hinweisen, dass jede unserer Entscheidungen Konsequenzen hat. Sich für eine Abtreibung zu entscheiden, hat genauso Konsequenzen für die Mutter und das Kind wie der Entschluss, das Kind zu behalten, wenn die Mutter dabei unsicher ist. Wenn die Mutter sich entscheidet, das Kind zur Adoption freizugeben, durchtrennt dies jegliche Bindung zwischen Mutter und Kind und es hat langfristige Folgen für das Kind.

Die subtilere Version des mütterlichen „Nein!" dem Kind gegenüber liegt in der Verwirrung, der Zwiespältigkeit und der Täuschung, die von der Traumatisierung der Mutter herrührt. Deren psychische Verwirrung kann zu Vorstellungen führen, die nicht der Realität entsprechen: über das Muttersein, darüber, wie man sich um ein Kind kümmert, bis hin zu der Idee, wie man als Mutter von der Mutterschaft profitieren kann. Oder sogar darüber, wer das Kind tatsächlich ist. Ein Beispiel hierfür könnte eine Mutter sein, die noch immer in jeder Hinsicht selbst ein Kind ist und in ihrem Kind eine Mutter für sich sucht. Oder auch eine Mutter, die schweren Missbrauch erlebt hat und für die das Kind dann entweder ihr Retter oder ein weiterer Täter ist.

Das „Nein!" der Mutter wird dem Kind durch die körperliche Ablehnung der Realität ihrer Schwangerschaft und durch ihre psychische Abneigung gegen die Existenz des heranwachsenden Kindes vermittelt. Solche Reaktionen können sehr deutlich und ausgeprägt sein oder subtil und uneindeutig. In jedem Fall beginnt damit der Überlebenskampf des Kindes. Der bei der Zeugung entfachte, angeborene natürliche Lebensdrang, zu existieren und zu gedeihen, befindet sich nun – angesichts von Ablehnung, Vernachlässigung, psychischer und emotionaler Abwesenheit der Mutter mit daraus resultierendem Mangel oder dem gänzlichen Fehlen einer emotionalen Verbindung – in einem dramatischen Kampf um sein Dasein.

Auch die Beziehung der Eltern hat Auswirkungen auf die Entwicklung des ungeborenen Kindes. Vielleicht will der Vater das Kind, aber die

Mutter will es nicht. Vielleicht fühlt sich die Mutter in der Schwangerschaft alleingelassen und isoliert. Vielleicht hasst sie den Vater sogar. All das beeinflusst ihren emotionalen und psychischen Zustand während der Schwangerschaft und ihre Haltung der Schwangerschaft und dem heranwachsenden Kind gegenüber.

Die Formel für ein solches „NEIN!" würde folgendermaßen aussehen:

## „Ich" = „Du" (Mutters „Ich")

Die einzige Möglichkeit besteht darin, dass das „Ich" des Kindes mit dem „Ich" der Mutter verschmilzt. In diesem Zustand kann das Kind sein eigenes „Ich" nicht aufbauen oder aufrechterhalten. Es ist dazu gezwungen, mit dem psychischen Zustand seiner Mutter verstrickt zu bleiben.

Das Kind wird durch eine solche Situation traumatisiert und von diesem Moment an ist das Überleben des Kindes unsicher. Es bleibt allein und kämpft um die Beziehung mit seinem Wirt, von dem es vollkommen abhängig ist. Seine Psyche muss sich spalten, um in seiner ablehnenden Mutter zu bleiben und bis zur Geburt, in die Kindheit und ins Erwachsenenalter – über einen Zeitraum von etwa achtzehn Jahren – durchzuhalten. Das ist das Trauma der Identität, welches in Abschnitt 7.3 weiter ausgeführt wird. Der Einfluss dieses Nicht-gewollt-seins ist immens, weitreichend und allumfassend für das Kind. Von diesem Augenblick an ist es für das Kind unmöglich, sein eigenes „Ich" getrennt von dem „Ich" seiner Mutter aufzubauen. Es ist gezwungen, sich aufzugeben und für den Rest seines Lebens in einem verwirrten „Wir"-Zustand mit seiner Mutter zu bleiben, manchmal sogar weit bis über deren Tod hinaus. Die Psyche des Kindes hält an der Mutter fest und lässt sie weiter existieren. Ohne therapeutische Intervention agiert das Kind weiter aus dem verwirrten „Wir"-Zustand seiner Psyche heraus.

## 4.4 „Wille" und „Ich" als Sonderfunktionen der Psyche

Ich existiere – „Ich bin"
Zu existieren bedeutet Bedürfnisse und Wünsche zu haben.
„Ich bin, darum will ich" (habe einen Willen)
Ich brauche „Willen", um mein „Ich" zu entwickeln, und ich brauche
ein „Ich", um meinen Willen auszuüben.

Wie wir im vorangegangenen Abschnitt gesehen haben, hat das Kind zu Beginn noch kein Ich-Gefühl, aber den Willen – wenn möglich – sein eigenes Ich zu entwickeln. Dies muss es im Kontakt mit seiner Mutter tun. Der gesunde Prozess erlaubt ihm, seine eigene Subjektivität zu entwickeln und sein „Ich" vom „Ich" seiner Mutter zu unterscheiden. Hinter dem Impuls des Kindes, sein eigenes „Ich" auszubilden, steckt sein „Wille". Somit können wir sagen, dass das Kind natürlicherweise den Willen hat, Kontakt mit seiner Umgebung zu haben. Seine Umgebung *ist* zu Beginn in jeder Hinsicht seine Mutter. Durch eine gesunde Beziehung mit seiner Mutter kann es sein eigenes Ich aufbauen. Kurz gesagt: Das Kind hat den Willen zu existieren, zu sein und Kontakt zu haben, sein eigenes Ich zu erlangen und zu entwickeln.

Neben dem natürlichen Willen zu leben und sich zu entwickeln, den es in allen Lebewesen gibt, bildet das Kind seinen Willen im Laufe der Zeit weiter aus. Diese Willensbildung ist abhängig von den Fähigkeiten seines Ichs. Anders ausgedrückt: Wenn das Kind durch die Beziehung zu seiner Mutter, und später zu seinem Vater, sein eigenes Ich entwickeln kann, kann es erfolgreich – und auf eine gesunde Weise – seinen eigenen Willen entdecken und nutzen. Wird die Ich-Entwicklung jedoch durch eine gescheiterte Mutter-Beziehung verhindert, so wird das Kind nicht fähig sein, aus seinen eigenen Bedürfnissen heraus einen eigenen Willen aufzubauen. Grund dafür ist das verwirrte Ich der Mutter und ihre Ambivalenz dem heranwachsenden Kind gegenüber. Es ist gezwungen (wie wir im Kapitel über das Trauma der Identität sehen werden) seinen eigenen Willen zugunsten des Willens seiner Mutter aufzugeben. So bleibt es mit ihr verstrickt.

Wille und Ich funktionieren gemeinsam. Wir brauchen ein angemessen entwickeltes gesundes Ich-Gefühl, um im eigenen Interesse einen Willen durchzusetzen. Gleichzeitig brauchen wir einen Willen, um unser Ich zu entfalten. Als Erwachsene wird unsere Fähigkeit, wir selbst zu sein, uns zu kennen und den Willen zu haben, herauszufinden, wer wir wirklich sind, durch die Beziehung zwischen Ich und Wille direkt beeinflusst. Wir brauchen ein hinreichend gesundes Ich, um unsere Identität zu kennen, „Selbst-bewusst" zu werden und um zu wissen, wer wir sind. Wir brauchen den Willen, die notwendigen Schritte zu unternehmen, um uns wirklich und wahrhaftig gerecht zu werden.

Es braucht Willen, sich selbst ernst zu nehmen und sich auf die Reise der Selbstheilung zu begeben. Nur wenn man bereit ist, sich selbst wichtig zu nehmen, kann man einen ernstzunehmenden Heilungsversuch unternehmen. Es braucht Willen, den Schritt zu machen, das eigene Trauma anzuschauen, zu sehen, dass man traumatisiert ist und sich zu entscheiden, etwas dagegen zu tun. Es braucht Willen, Selbstverantwortung zu übernehmen und fähig zu sein, vernünftige Entscheidungen zu treffen, eigene Ziele zu erreichen und das Leben zu genießen.

Die Fähigkeit, „Ich will" zu sagen, entwickelt sich aus dem Willen und drückt Individualität aus. Es braucht Willen, um zu leben, um sich zu entwickeln, um Trauma zu überleben und am Leben zu bleiben. Der Wille setzt den Ausdruck des eigenen Wollens in Gang und „Ich will" ist der persönliche Ausdruck der eigenen Individualität. Wenn der Wille des Kindes durch eine gescheiterte Beziehung zur Mutter unterdrückt wird, muss der natürliche, persönliche Willensausdruck zugunsten des Wollens und Wünschens der Mutter aufgegeben werden. Das Kind ist genötigt, die Individualität seines Wollens aufzugeben und sich dem Willen seiner Mutter zu fügen.

Ich und Wille werden durch Trauma zutiefst beeinträchtigt. Das Überleben dieser beiden Aspekte werden wir in den folgenden Kapiteln anschauen.

# 5. Trauma

*„Das Studium des psychologischen Traumas hat eine merkwürdige*
*Geschichte – mit Episoden von Amnesie. Zeiten aktiver Forschung*
*wechselten sich ab mit Zeiten des Vergessens."*
(Professor Judith Herman, 1992)

## 5.1 Einleitung

In meinem Buch *The Heart of Things* (Broughton, 2013) habe ich, als
Bestandteil meiner eigenen Ausbildung über Trauma, versucht zu
verstehen, warum dieses Thema während meines Psychologiestudiums in
den späten 80er Jahren kaum jemals erwähnt wurde. Ich habe schnell
festgestellt, dass ich mit meiner Neugier bezüglich dieses Phänomens
nicht allein war – wie das obige Zitat von Professor Herman zeigt. Herman
berichtet in ihrem Buch *Die Narben der Gewalt: Traumatische*
*Erfahrungen verstehen und überwinden* (Herman, 1992), dass die
Erforschung des Psychotraumas eine kuriose Geschichte hat. Wer das
besser verstehen will, möge Prof. Hermans Buch und mein oben
genanntes Buch lesen. In meinem Buch gebe ich einen kurzen historischen
Überblick einschließlich einer chronologischen Darstellung zur
Entwicklung der Forschungsarbeit zum Thema „Trauma". Dort wird
aufgezeigt, wie und warum selbst die psychotherapeutische Fachwelt das
Thema gemieden hat. (Eine Zusammenfassung findet sich im Anhang
dieses Buches.)

Meines Erachtens werden Trauma und sein Einfluss auf das
menschliche Dasein – auch in den psychotherapeutischen Berufen –
immer noch unterschätzt. Für uns Studenten und Praktizierende der IoPT-
Arbeit steht es jedoch im Mittelpunkt unserer Arbeit, im Mittelpunkt der
Auseinandersetzung mit unseren persönlichen und kollektiven Problemen
und Beschwerden.

Es ist keine Übertreibung, wenn ich sage, dass Trauma im Mittelpunkt
unserer Betrachtungen steht. Es ist ein wesentlicher Ausgangspunkt für
unsere Bestrebung, herauszufinden, wer wir sind. Im Verständnis der
IoPT-Arbeit spielen Traumata die ausschlaggebende Rolle in unserer

Entwicklung und Zukunft, sowohl persönlich als auch gesellschaftlich, insbesondere solche Traumata, die in den frühesten Zeiten des menschlichen Lebens stattfinden. Franz Ruppert drückt dies mit dem Titel seines Buches *Wer bin ich in einer traumatisierten Gesellschaft?* (Ruppert, 2018) sehr treffend aus. Die Gesellschaft besteht aus Menschen. Wenn diese Menschen traumatisiert sind und sich dessen nicht bewusst sind und die Gesellschaft das Problem nicht erkennt, wird die Traumatisierung wahrscheinlich weitergehen. Das gilt besonders für die Traumatisierung der Kinder, die ja unsere zukünftige Gesellschaft bilden.

Wir blicken auf eine Menschheitsgeschichte, die – nahezu ohne Unterbrechung – geprägt ist von Übergriffen und Kriegen, geprägt von vorsätzlichen Versuchen, die Macht über andere zu gewinnen, auch wenn der Preis hierfür der eigene Tod sein kann. Zu behaupten, das sei die menschliche Natur, ist zu einfach. Wir sind intelligenter als das. Doch unser Intellekt, unsere Fähigkeit zu Wärme, Empathie, Mitgefühl, Liebe und Freude kann durch den Impuls, Macht und Autorität über andere zu gewinnen und sie zu zerstören, außer Kraft gesetzt werden. Warum verbringt eine Spezies so viel Zeit damit, schreckliche Verbrechen zu begehen, obwohl sie zu großen, mitfühlenden, intelligenten und liebevollen Handlungen fähig ist? Das ist wahrhaftig eine bedeutende Frage. Mit den Themen, die ich in diesem Buch behandele, beabsichtige ich, ein wenig Licht ins Dunkel zu bringen. Vielleicht besteht ein erster Schritt darin, festzustellen, dass schreckliche Taten traumatisierend wirken. Sie sind aber auch das Resultat von Traumatisierung. Nur ein Traumatisierter ist aufgrund seiner eigenen Traumaerfahrungen dazu imstande, andere vorsätzlich zu verletzen, zu entrechten, auszubeuten und zu traumatisieren.

Was Trauma genau ist, wie wir es definieren und verstehen können, ist Thema des nächsten Kapitels.

## 5.2 Was ist Trauma?

*„Trauma ist vielleicht die am meisten gemiedene, ignorierte, verharmloste, verleugnete, missverstandene und unbehandelte Ursache menschlichen Leidens. "* (Peter Levine, 2008)

Die Ursache dafür, dass das Thema Trauma bisher so wenig beachtet worden ist, liegt in unserem angeborenen, intuitiven und naturgegebenen

Bestreben, dieses Thema zu vermeiden. Das Trauma, das die meisten Menschen unbewusst zu bewältigen versuchen, ist ein besonderer Typ von Trauma. Es handelt sich um ein Beziehungstrauma – im Unterschied zu Erdbeben und anderen Naturkatastrophen oder zu den vollkommen natürlichen Vorgängen zwischen wild lebenden Raubtieren und ihren Beutetieren. Im letzteren Fall bin ich mir gar nicht sicher, ob man überhaupt von Trauma sprechen kann, da es sich hier um einen Vorgang handelt, der Teil der Natur ist. Beutetiere wissen sehr gut, dass sie Beute sind. Sie verbringen ihr Leben mit dem Bestreben, das zur-Beute-werden zu vermeiden. Sie kennen ihren Feind und ihre Beziehung zu ihm. Gazellen wissen sehr genau, ob ein Löwe hungrig und auf der Jagd ist, oder ob der Löwe gerade keine Bedrohung darstellt. Ein Löwe kann durch eine Herde Gazellen hindurch spazieren und die Gazellen fliehen nicht, weil sie wissen, dass sie in diesem Moment sicher sind.

Was wir untersuchen werden, ist das „Beziehungstrauma". Das Trauma, das in der Beziehung zwischen Mitgliedern derselben Spezies stattfindet, insbesondere in zwischenmenschlichen Beziehungen. Das Trauma von Übergriffen innerhalb der Spezies, von traumatisierender Schädigung eines Menschen durch einen anderen Menschen.

In der Natur sind Konflikte, bei denen innerhalb einer Spezies ein anderes Individuum verletzt werden kann, fast immer durch den Wettbewerb um Ressourcen, Paarung und Überleben begründet. Dies ist ein natürlicher evolutionärer Vorgang und Teil der natürlichen Lebensbedingungen aller Lebewesen. Die meisten Arten entwickeln zahlreiche Strategien, mit diesen Themen und Konflikten umzugehen, ohne dass dies zu Traumatisierung führt: unterwürfiges Verhalten, deutliche Anzeichen von Überlegenheit und Macht, rituelle Haltungen usw. Beispielsweise kämpfen die Männchen einer Art um ihre Weibchen, bis einer von ihnen schwer oder sogar tödlich verletzt wird. Im Wettkampf geht es um das Recht des Stärksten und Fähigsten, sich zu paaren und fortzupflanzen. Dieser Impuls des Lebewesens entspringt nicht dem rationalen Denken. Es handelt sich hier bei fast allen Spezies um einen natürlichen evolutionären Impuls, der dem Erhalt und der Stärkung der Art dient.

In unserer menschlichen Welt bedeutet Beziehungstrauma, dass ein Mensch einem anderen schadet bis hin zur Traumatisierung.

Die kennzeichnenden Merkmale eines Beziehungstraumas sind:

- Ein Mitglied einer Spezies schädigt ein anderes Mitglied dieser Spezies.
- Es gibt einen Täter, der Schaden verursacht und ein Opfer, dem Schaden zugefügt wird.
- Die Verletzung kann vorsätzlich und böswillig sein, d. h. eine Machtposition wird bewusst ausgenutzt und es kommt zu Gewaltanwendung, Missbrauch, vorsätzlicher Vernachlässigung. Oder:
- Die Verletzung wird unbeabsichtigt ausgeübt, d. h. durch das Unterlassen von Handlungen. Es kommt dann zu Vernachlässigung durch Apathie, mangelndes Interesse und psychische Verwirrung des Täters.
- Je enger die Beziehung ist, desto größer ist das Gefühl von Schock, Trauma und Verrat.
- Beziehungstrauma wird immer verursacht von einer traumatisierten Person; d.h., der Täter ist immer bereits selbst traumatisiert.
- Wir können also sagen: Trauma verursacht weitere Traumata.

Wir werden noch sehen, wie häufig Traumatisierung stattfindet und welchen zerstörerischen Einfluss dies insbesondere dann hat, wenn es in einer sehr frühen Lebensphase geschieht.

## Trauma erfahren

Trauma ist eine Erfahrung, in der körperliche, emotionale und psychische Ressourcen in keinster Weise ausreichen, um die Situation zu bewältigen. Dies führt zu einer extremen Erfahrung von Hilflosigkeit, Hoffnungslosigkeit, vollständiger Überwältigung und Todesangst. Optionen existieren nicht. Es gibt keine Hilfe, keine Ressourcen und keinen Ausweg.

Trauma ist eine unabänderliche Situation: Es ist die Definition des Opferseins. Es bedeutet in der Falle zu sitzen und derartig hilflos zu sein, dass die körperliche und psychische Existenz in Gefahr ist. Vor allem wird die menschliche Psyche dann traumatisiert, wenn das, was sie erlebt, „in sich widersprüchlich" ist und das Selbst- und Weltverständnis in Frage stellt. (im Original bei Fischer & Riedesser, 1998, aus Ruppert, 2018) Alles wird in Frage gestellt. Es gibt keinen sicheren Halt und keinen Ausweg.

Im Beziehungstrauma geht es um Macht: Eine Person – der Täter – hat alle Macht und die andere – das Opfer – hat keine. Ein Trauma entsteht aus einer Situation, die nur durch Resignation, Kapitulation und Spaltung überlebt werden kann. Um zu überleben und um die aktuelle Realität erträglich zu machen, bleibt dem Menschen keine andere Möglichkeit als sich von dem, was geschieht, zu dissoziieren und das unerträgliche Erlebnis abzuspalten. Von diesem Moment an ist die Psyche der traumatisierten Person gespalten und nicht mehr in der Lage, ein zusammenhängendes, integriertes Gefühl für sich selbst wiederherzustellen. Funktionieren kann diese Person nun nur noch mithilfe von Strategien, die ihr dabei helfen, ihr Leben weiter zu bewältigen. Dabei wird die Realität so verzerrt, dass das Trauma aus dem Alltagsbewusstsein herausgehalten wird.

In vielen Diskussionen zum Thema Trauma wird von „Kampf- oder Flucht-"Reaktionen gesprochen. Das ist falsch. Die Unterscheidung zwischen einer High-Stress-Situation und einer traumatisierenden Situation ist klar: Wenn man noch kämpfen oder fliehen kann, ist man nicht vollständig hilflos. Demnach gibt es Kampf- oder Flucht-Reaktionen in einer High-Stress Situation, aber nicht in einer traumatisierenden Situation. Kann jedoch eine High-Stress Situation nicht bewältigt werden, wird sie zum Trauma. Der Weg in die Traumatisierung führt also über ein High-Stress-Erlebnis, das nicht gelöst werden kann.

In meinem Buch *Zurück in mein Ich* (Broughton, 2016) nenne ich vier Punkte, die Trauma charakterisieren:

1. Überwältigung
2. Hilflosigkeit
3. Todesangst
4. Spaltung

Bei Punkt vier handelt es sich um die instinktive Traumareaktion: Um zu überleben und um eine gewisse Integrität für die angegriffene Psyche zu erhalten, spaltet sie die unerträgliche Erfahrung kompletter Verwundbarkeit ab.

Um eine klare Vorstellung von High-Stress und Trauma zu haben, müssen wir zunächst verstehen, was Stress ist.

## 5.2.1 Stress und High-Stress

Das Leben ist voller Stress. Damit ich morgens aus meinem Bett aufstehen kann, werden verschiedene Systeme in meinem Körper aktiviert. Alles, was ich in meinem Leben tue, stellt energetische Ansprüche sowohl an meinen Körper als auch an meinen Geist. Die Erregung angesichts eines anstehenden freudigen Ereignisses ruft in einer gesunden Person ähnliche hormonelle, chemische und körperliche Reaktionen hervor wie eine leicht beunruhigende Situation: ansteigender Puls, schnellere Atmung, körperliche Anspannung, Anstieg der Hormone Adrenalin und Kortisol. Körper und Geist sind handlungsbereit.

Dies ist der natürliche Stress, dem wir in unserem Alltag begegnen. Je komplexer die Situation ist, in der wir uns gerade befinden, desto mehr Hormone werden freigesetzt, um sie zu bewältigen und desto größer ist der Stress. Ein Ereignis – egal ob angenehm oder unangenehm – das in hohem Maße aktivierend ist, wie zum Beispiel eine Hochzeit oder eine Entlassung aus dem Job, kann bewältigt werden. Gleichzeitig kann dies auch sehr belastend sein.

Alle High-Stress Situationen haben mit unserer Interaktion mit unserer Umgebung zu tun. Es ist wichtig, sich vor Augen zu führen, dass dies ein intern/extern Thema ist. Von innen heraus werden wir nicht traumatisiert! Außer in extremen Trauma-Überlebenssituationen traumatisieren wir uns nicht selbst. Trauma hat immer mit unserer Beziehung zum Außen zu tun. Es beeinflusst uns durch unsere Sinne und die Vorgänge, die in Kapitel 3 über die menschliche Psyche beschrieben sind. High-Stress und Trauma sind Situationen, in denen die Außenwelt im Inneren als eine große Herausforderung erlebt wird. Wie diese Herausforderung zum gegebenen Zeitpunkt erfahren wird, ist abhängig von der inneren Wahrnehmung und von der Verarbeitung der externen Realität. Diese kann durch frühere Erlebnisse stark verzerrt sein, sogar bis hin zu Wahnvorstellungen (Realitäts-Level 3, siehe Abschnitt 3.4).

In den meisten Situationen können wir nach einem High-Stress-Erlebnis die körperliche und psychische Balance wiederherstellen, wenn wir nicht ein früheres unbewusstes, ungelöstes Trauma in uns tragen. In diesem Fall sind wir in herausfordernden Situationen viel verletzlicher. Es ist dann schwieriger, die Balance wieder zu finden. „Burn-out" beispielsweise ist eine gebräuchliche Bezeichnung für einen Zustand, bei dem ein Mensch über einen längeren Zeitraum Ereignissen ausgesetzt war, die er nicht bewältigen konnte. Die Ursache dafür, dass bestimmte Ereignisse nicht bewältigt werden können, liegt hauptsächlich darin, dass in diesen Situationen frühere Traumata getriggert werden. Das Vorhandensein früher, ungelöster Traumata macht uns später anfälliger für Stress und stressige Situationen und es beeinträchtigt unsere Fähigkeit, solche Situationen zu bewältigen.

## Kampf oder Flucht

Kampf oder Flucht sind die Bezeichnungen für die natürliche Reaktion auf High-Stress-Situationen. Diese Optionen bedeuten, dass wir entweder bleiben und kämpfen, uns also der Herausforderung stellen oder, dass wir uns zurückziehen und die herausfordernde Situation verlassen. Es ist jedoch wichtig im Auge zu behalten, dass wir hier nicht hilflos sind. Wenn wir kämpfen oder fliehen können, heißt das, dass wir imstande sind, etwas zu tun. Darin liegt der Hauptunterschied zwischen High-Stress und Trauma.

Wir können nicht gleichzeitig kämpfen und fliehen. Vielleicht versuchen wir, uns der Situation zu stellen und zu kämpfen. Wenn das nicht funktioniert, sind wir gezwungen, uns der Situation zu entziehen und zu fliehen. Abhängig vom Ausmaß des Stresses, dem wir ausgesetzt sind, kann diese Entscheidung eine überlegte Handlung sein. In einer extremen Situation ist die Flucht jedoch instinktiv und alternativlos. In diesem letzten Fall ist die Wahrscheinlichkeit sehr hoch, dass wir tatsächlich dabei sind, in eine Traumatisierung zu geraten.

Eine Definition für Trauma ist demnach eine Situation, die wir nicht durch Kampf oder Flucht lösen können.

## Der Kipp-Punkt

In Bezug auf Situationen, die von einem High-Stress-Ereignis in eine mögliche Traumatisierung übergehen, die sich dem Kipp-Punkt von High-Stress hin zu vollständiger Traumatisierung nähern, sind zwei wichtige Dinge zu beachten:

1. Die High-Stress Ressourcen Kampf oder Flucht sind nicht zugänglich. Wir sind handlungsunfähig und der Situation hilflos ausgeliefert. Tatsächlich könnte die Situation noch gefährlicher werden: der Versuch zu kämpfen oder zu fliehen, könnte im Täter den Wunsch nach Macht und Kontrolle verstärken und zu weiterer Eskalation führen.

2. Der hoch mobilisierte psychisch-physische Zustand von extrem schnellem Herzschlag, intensiver Atmung und hoher Ausschüttung von Stresshormonen (Hypermobilisierung) kann nur für kurze Zeit aufrechterhalten werden. Danach ist die Person gezwungen, in die Traumareaktion von Resignation, Kapitulation, Starre und Fragmentierung – Spaltung – zu verfallen. Der für die Impulse Kampf oder Flucht nötige hohe Erregungszustand kann längstens nur so lange andauern, bis die Situation sicher gelöst ist. Vielleicht nur für ein paar Minuten. Wenn die Herausforderung dann nicht bewältigt wurde, kann dies lebensbedrohlich werden. Das Herz kann eine solch hohe Aktivität nicht lange aufrechterhalten. Die „Abschaltung" stammt aus dem ältesten Teil unseres Gehirns, dem Reptilienhirn (Hirnstamm). Dieser Gehirnteil erzeugt auch die Trauma-Schockreaktion. Wir können diese Reaktionen nicht kontrollieren.

Hier ist eine einfache Grafik, die den Verlauf von High-Stress Situation zu Trauma zeigt:

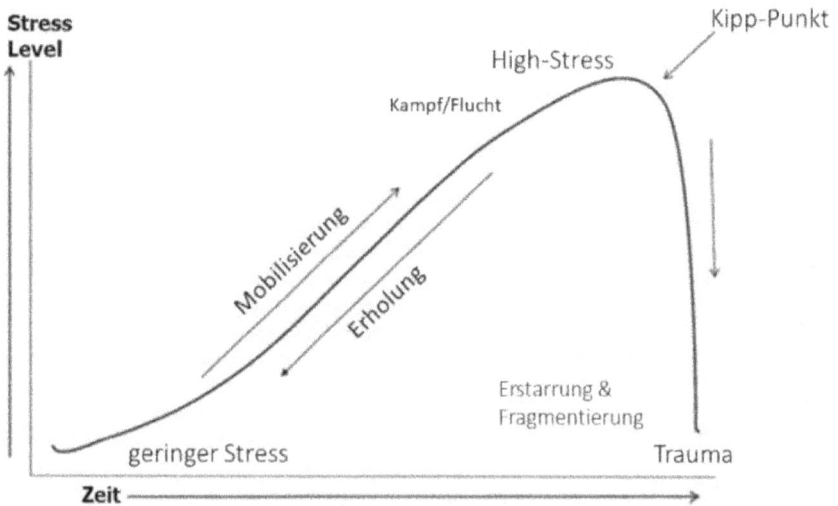

Grafik 2: Von High-Stress zu Trauma

Diese Grafik zeigt, wie der Stresslevel steigt, bis er zu High-Stress mit den Überlebensfunktionen Kampf und Flucht wird. Danach wird die

Situation ernster und nähert sich dem Kipp-Punkt zu Trauma. Ab diesem Punkt ist es unmöglich, die ursprüngliche Balance zurückzugewinnen.

Es ist wichtig zu verstehen, dass der gewöhnliche Alltagsstress in Ordnung ist. Leben bedeutet, dass wir, körperlich und psychisch, unterschiedlichen Ausmaßen von Stress ausgesetzt sind. Es gibt jedoch einen Punkt, an dem High-Stress-Erlebnisse nicht mehr zu bewältigen sind und potenziell traumatisierend werden.

### 5.2.2 Die Traumareaktion

Die Traumareaktion ist lebensrettend, auch wenn es so aussieht, als sei sie lebensvernichtend. Um das Leben zu erhalten, kippt man von der Hypermobilisation eines High-Stress-Zustandes in die Hypomobilisation eines traumatisierten Zustandes. Das ist ein extrem niedriger Energiezustand mit körperlicher und psychischer Resignation und Kapitulation und mit einer Dissoziation von der aktuellen Realität, was schließlich zur psychischen Spaltung führt. In einem andauernden hypermobilisierten Zustand können wir nicht überleben. In unserer inneren Wahrnehmung trifft dies auch für die jeweils gegebene Situation zu. Wir müssen uns „ausklinken", um am Leben zu bleiben.

Hier ist eine Zusammenfassung zu High-Stress und Trauma:

- High-Stress führt zu einem hyper-mobilisierten Zustand.
- Trauma führt zu einem hypo-mobilisierten Zustand.
- Aus einem High-Stress Zustand können wir unsere Balance zurückgewinnen.
- Aus einem traumatisierten Zustand können wir unsere Balance nicht zurückgewinnen.
- Hat die Spaltung der Psyche einmal stattgefunden, bleibt sie erhalten.

Hier sind einfache Gleichungen, die das auftretende Dilemma beschreiben:

STRESS = HERAUSFORDERUNG + AUSREICHENDE RESSOURCEN
(Eine Situation, die wir gut genug bewältigen können.)

HIGH-STRESS = HERAUSFORDERUNG mit UNZUREICHENDEN
RESSOURCEN
(Weniger Handlungsmöglichkeiten – die einzige Möglichkeit
besteht in Kampf oder Flucht.)

TRAUMA = HERAUSFORDERUNG OHNE VERFÜGBARE
RESSOURCEN
(Die einzige Möglichkeit ist Dissoziation und Spaltung.)

## Das Trauma überleben

Den Begriff „überleben" benutzen wir nicht leichtfertig. Wir sprechen von
der Lebens-und-Todeserfahrung während der traumatisierenden Situation.
Die Funktion von Trauma-Überleben besteht darin, uns am Leben zu
erhalten angesichts einer Situation, die überwältigend und lebensbedrohlich ist – auch wenn die Situation lediglich als solche wahrgenommen
wird. Die Dynamik der Traumatisierung, wenn wir uns vom High-Stress
in einen Traumazustand bewegen, ist völlig natürlich. Sie wirkt lebenser-
haltend und dient dazu, dass wir funktionieren können. Selbst wenn dies
eine stark eingeschränkte Form des Funktionierens und des Lebens
bedeutet.

Dass es bei Trauma um das wichtige Thema unserer Lebensrettung
geht, müssen wir uns stets in Erinnerung rufen. Das gilt sowohl für diesen
theoretischen Teil als auch für Teil 2 mit den Themen Heilung und
Berufspraxis. Uns diesem abgespaltenen Trauma in uns selbst anzunähern,
ist durch die Wiederholung des ursprünglichen Erlebens von kompletter
Hilfslosigkeit und Verletzbarkeit in höchstem Maße triggernd. Dies hat
einen eigenen Einfluss auf unsere Absicht, uns selbst zu heilen.

## 5.3 Das gespaltene Selbst

**Hilflosigkeit** gehört zu den Erfahrungen, die uns am meisten ängstigen
und verstören. Unser natürlicher Impuls ist es, sofort etwas zu tun, damit
die Hilflosigkeit verschwindet und wir uns nicht mehr überwältigt fühlen.
Wir tun etwas, das uns von diesen höchst unangenehmen Gefühlen ablenkt
und treffen dann oft schnelle, unüberlegte Entscheidungen. Wir schalten
den Fernseher ein, wechseln das Thema, werden übergriffig gegenüber
anderen. Wir benehmen uns in einer Weise, die wir uns später nicht mehr

erklären können und für die wir uns schämen. Wir tun etwas, dass uns an unsere Stärke und unsere Fähigkeiten erinnert. Dies kann sogar zu verbalen und körperlichen Angriffen gegen eine andere Person führen. Viele Menschen geben das Gefühl der Hilflosigkeit – auch sich selbst gegenüber – niemals zu. Sie wenden sich so schnell von diesem unangenehmen Gefühl ab, dass sie es nicht einmal bemerken.

In einer traumatischen Situation werden Hilflosigkeit und das Gefühl, vollständig ausgeliefert zu sein, sehr realistisch erlebt. Jede spätere Erfahrung, die dieses Trauma wieder triggert, wird dazu führen, dass wir uns mit den unangenehmen und verstörenden Gefühlen aus früheren Traumata verbinden, so dass wir uns wieder hilflos und ausgeliefert fühlen. Um das zu vermeiden, werden wir sehr effizient, wenn es darum geht, uns von diesen überwältigenden Gefühlen abzulenken. Daraus entwickeln sich regelrechte Strategien zur Ablenkung, die wir einsetzen, um die ursprünglichen Traumagefühle nicht erleben zu müssen. Das sind unsere Trauma-Überlebensstrategien.

## 5.4 Trauma-Überleben

### 5.4.1 Das IOPT-Trauma-Überlebensmodell

Die wichtigste theoretische Entwicklung von Franz Ruppert ist das Verständnis der Dynamiken von Traumatisierung und psychischer Spaltung, dargestellt in der folgenden Grafik, dem IoPT-Icon, über die Spaltung der Psyche nach Trauma:

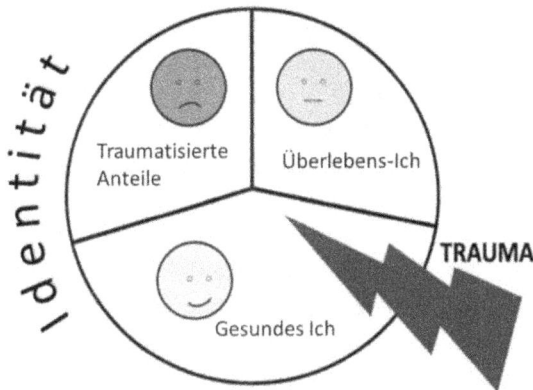

Grafik 3: Spaltung der Psyche nach Trauma

Dieses Icon stellt die Identität einer Person dar. Laut unserer Definition von *Identität* – alles, was wir seit dem Moment unserer Entstehung erfahren haben – enthält dies zunächst einmal unser gesundes Ich. Es enthält weiter alle abgespaltenen Traumaerfahrungen und das aus diesen Erfahrungen heraus entstandene Überlebens-Ich. Das Überlebens-Ich ist der Teil von uns, der ausschließlich damit befasst ist, die traumatischen Erfahrungen aus dem Bewusstsein herauszuhalten und die zwischen den verschiedenen Anteilen konstruierten Grenzen aufrechtzuhalten. Dieses Icon der Identität schließt also das Unbewusste genauso mit ein wie das Bewusste. Es gibt vieles in unserem Unbewussten, was völlig gesund ist, aber unserem gesunden Ich nicht ständig bewusst sein muss. Die traumatisierten Anteile können vollkommen unbewusst und vergessen sein. Oder wir haben vielleicht ein paar bewusste Erinnerungen an traumatische Ereignisse. Doch die zugrundeliegenden Erfahrungen und Gefühle sind getrübt und abgespalten.

Das Überlebens-Ich funktioniert nahezu gänzlich unbewusst. Es ist reaktiv, impulsiv, ohne bewusste Absicht, Rücksichtnahme und Überlegung. Dennoch kann sich das gesunde Ich das Verhalten und die Handlungen des Überlebens-Ichs bewusst machen, wenn dies gewünscht ist.

Die wesentlichen Definitionen der durch Trauma gespaltenen Psyche befinden sich innerhalb des Kreises. Die Erläuterung dazu folgt nach den Beschreibungen der Vorgänge von Dissoziation und Spaltung.

## 5.4.2 Dissoziation

> *„… Dissoziation [ist] der Vorgang, durch den Spaltung geschieht, und die Mittel, mit welchen die Spaltungen aufrecht erhalten bleiben."* (Broughton, 2013)

Der Spaltungsvorgang beginnt mit der *Dissoziation*, unmittelbar wenn der traumatisierende Moment einsetzt. Dieser dissoziative Zustand macht die Welt, wie sie dann erfahren wird, weniger intensiv und weniger real. Man ist weggetreten und mit dem, was geschieht, nicht wirklich verbunden. Dies ist die erste Überlebensstrategie nach einem Traumaschock. Wir alle wissen, wie sich diese Dissoziationserfahrung anfühlt. Wahrscheinlich finden wir uns ziemlich häufig in diesem etwas abgelösten, unverbundenen, dumpfen Zustand wieder, besonders in einer schwierigen Situation oder wenn uns das aktuelle Geschehen überfordert. Es ist auch die häufigste Erfahrung beim Alkohol- und Drogenkonsum. Ein veränderter Zustand, der mit der gegebenen Realität nicht ganz übereinstimmt, egal ob es sich um Übererregung und Euphorie oder um einen entspannten, losgelösten, nahezu bewusstlosen Zustand handelt. Dies ist Dissoziation. Sie ist eine häufige Erfahrung und ein wichtiger Hinweis auf ein Trauma. Sei es als unmittelbare Überlebensstrategie in einer traumatisierenden Situation. Oder als eine Verteidigung gegen aufkommende Gefühle von Hilflosigkeit und Überwältigung, die durch ein Geschehen im Hier und Jetzt getriggert worden sind.

### 5.4.3 Spaltung

*„Die akute Lösung dieses Dilemmas (Trauma) ist die Aufgabe der Einheit von Körper und Psyche."*
(Ruppert, 2017)

In der ursprünglichen Trauma-Situation führt die dissoziative Erfahrung zu dem Entschluss, der abgespaltenen Erfahrung nicht zu erlauben, jemals wieder ins Bewusstsein zu dringen. Dies ist keine bewusste Entscheidung, sondern ein natürlicher, biologischer und psychologischer Prozess, der dem Organismus gestattet, weiter in der Welt zu leben und zu funktionieren. Spaltung ist die strukturelle Form des Dissoziationsprozesses und Dissoziation ist das Mittel, welches Spaltung ermöglicht und aufrechterhält. Das unerträgliche Trauma-Erlebnis wird „abgespalten" und die Identität der Person ist danach in verschiedene Anteile „gespalten" (siehe obige Grafik). Diese Anteile kommen mit den Strategien, die die traumatischen Erfahrungen aus dem Bewusstsein heraushalten, indem sie die ursprünglichen Trauma-Aspekte zurückstellen, einfrieren und eingrenzen, recht gut zurecht.

Ohne diese Überlebensstrategien wären wir tatsächlich nicht fähig, in dieser Welt einigermaßen gesund zu funktionieren. Auch wenn unsere Strategien, die die Traumata im Unbewussten halten, uns im Laufe der Zeit zunehmend einengen, limitieren und sogar Schaden zufügen, sollten wir eins nicht vergessen: Anfangs haben sie uns gerettet. Ohne sie hätten wir nicht überlebt.

Zum Zeitpunkt der Traumatisierung war unser Überleben tatsächlich in Gefahr. Die Dissoziation und die Spaltungsprozesse haben unser Leben in doppelter Weise gerettet:

1. Sie haben die damalige Situation weniger real und weniger bedrohlich erscheinen lassen.
2. Sie haben dafür gesorgt, dass der durch High-Stress hervorgerufene hochgradige Erregungszustand, in dem wir uns befanden, beendet wurde.

Wichtig zu verstehen ist außerdem, dass weitere traumatisierende Erlebnisse zu weiteren psychischen Spaltungen führen. Wenn die Strategien, die zum Schutz der Psyche vor traumatischer Überflutung entwickelt wurden, irgendwann nicht mehr ausreichen, ist die Psyche zu weiteren Spaltungen gezwungen. Der Mensch trägt dann multiple Spaltungen im traumatisierten Anteil seiner Psyche, und seine Überlebensstrategien werden immer starrer und schränken ihn zunehmend ein.

Die verschiedenen Anteile, die sich aus einer Traumatisierung ergeben, werde ich nun erläutern.

## 5.4.4 Das gesunde Ich

Die menschliche Psyche ist von Natur aus gesund. Nur Trauma kann das Funktionieren unserer gesunden Psyche stören, einschränken oder sogar zerstören. Das gesunde Ich ist stabil und klar. Unser gesundes Ich erkennt die Realität weitgehend, so wie sie ist. Wir sind fähig, gut in der Welt zurechtzukommen. Das gesunde Ich ist die Erfahrung, das Subjekt des eigenen Lebens zu sein.

Auch nach einer Traumatisierung haben wir noch diesen Anteil, der psychisch gesund und klar in seinem Denken und Handeln ist. Damit unser gesundes Ich gut funktionieren kann, braucht es Sicherheit. Wenn wir uns sicher fühlen und die aktuelle Situation nicht als bedrohlich empfinden, können wir den Zugang zu dieser gesunden subjektiven Funktion finden. Aus dem gesunden Ich heraus können wir klar denken, gute Entscheidungen treffen, die Realität so erkennen, wie sie ist. Wir werden nicht von unangenehmen Gefühlen beeinflusst. Wir können ohne Verzerrung oder Täuschung, Eifersucht oder Unsicherheit, Liebe für einen anderen Menschen empfinden. Wir können die Arbeit, die zu tun ist, leicht und effizient erledigen. Wir fühlen uns der Wahrheit und der Ehrlichkeit verpflichtet, und wir haben den Mut der Selbstverantwortung, zusammen mit einem inneren Sinn für Ethik und Moral. Wenn wir ein starkes gesundes Ich haben, können wir Intimität erleben, ohne in Panik und Überlebensstrategien zu verfallen. Unsere Bestrebungen sind dann zuversichtlich, realistisch, selbstbewusst und klar. Eventuelle Schuld- oder Schamgefühle sind der gegenwärtigen, tatsächlichen Situation angemessen. Sie sind keine Altlasten aus einer verwirrenden Vergangenheit. Diesen gesunden Aspekt können wir auch das „subjektive Ich" nennen: wenn ein Mensch aus seinem gesunden Ich heraus funktioniert, ist er entspannt und zufrieden das Subjekt seines Lebens. Er kann dieses zentrale, selbst-organisierende, subjektive Prinzip leben.

Jemand, der kein starkes, stabiles Ich hat, dessen Ich mehr dazu neigt, aus einer Überlebensfunktion, statt aus einem gesunden Ich heraus zu leben, wird sich weniger sicher, weniger entspannt und weniger klar fühlen – und das vielleicht die meiste Zeit. Diese Person wird sich wahrscheinlich auch nicht gut an Vergangenes erinnern können. Es ist ein Hinweis auf Trauma, wenn jemand kein klares Erinnerungsvermögen in Bezug auf seine Kindheit hat. Oder wenn es große Erinnerungslücken gibt.

Das gesunde Ich ist eher aufgeschlossen als reaktiv. Es steht für den Dialog und die Verbindung mit anderen zur Verfügung und hat Zugang zu Gefühlen, die über die Beziehung zu seiner Umwelt und zu den aktuellen Ereignissen Auskunft geben. Das gesunde Ich lebt in der Gegenwart, mit einer angemessenen Sicht auf die Vergangenheit, auf Erinnerungen und vergangene Ereignisse, ohne dass diese die aktuelle Situation zu sehr beeinflussen. Das gesunde Ich kann vergangene Erlebnisse, Erinnerungen und Verhaltensweisen klar, ruhig und ohne übertriebene Emotion reflektieren. Es kann sich frei fühlen und sich in der gegebenen Situation angemessen verhalten. Auftretende Emotionen können zwar sehr stark sein, werden jedoch nicht mit Emotionen aus vergangenen Ereignissen verwechselt. Das gesunde Ich ist die Erfahrung, das Subjekt und nicht das Objekt im eigenen Leben zu sein.

Die Essenz des gesunden Ichs ist ein Gefühl für Richtigkeit und Angemessenheit. Das gesunde Ich lebt in der Gegenwart – wie immer diese auch sein mag – ohne dass die Schatten der Vergangenheit stören und Dissoziation und Panikreaktionen hervorrufen.

Eine gesunde subjektive Psyche kann unterscheiden zwischen:[10]

- Du und Ich
- Subjektivität und Objektivität
- Vergangenheit, Gegenwart und Zukunft
- tatsächlichen Wahrnehmungen und Projektionen
- Innen und Außen
- Bedürfnissen und Wünschen
- tatsächlicher Liebe und unerfüllbaren Sehnsüchten
- sinnlichem Begehren und sexueller Gier/Besessenheit
- Realität und Illusionen
- Machbarem und Unerreichbarem
- Leben und Überleben

Ein gesundes Ich:

- kann präsent sein, ohne zu dominieren.
- ist in der Lage, als Subjekt seines Lebens zu leben.
- ist zufrieden und wünscht anderen Zufriedenheit.
- hat kein Interesse daran, Macht über andere zu haben.
- ist interessiert an Ko-operation, nicht an Wettbewerb.
- ist fähig zu Freundlichkeit, Liebe, Mitgefühl und Empathie.
- ist realistisch.
- bleibt präsent, auch bei getriggertem Trauma – und erkennt Überlebensimpulse.
- kennt seine Bedürfnisse.
- funktioniert aus dem eigenen gesunden Willen.
- fühlt sich wohl in seinem Körper.

## 5.4.5 Die traumatisierten Anteile

Traumatisierung führt dazu, dass der vom Trauma betroffene Anteil der Psyche in seiner Entwicklung stehenbleibt. Dieser Teil des Icons (siehe Grafik 3, Kapitel 5.4.1) beinhaltet die verschiedenen Traumata, die wir möglicherweise erlitten haben. Wir sprechen daher von traumatisierten Anteilen. Diese sind abgespalten, zur Zeit des Geschehens eingefroren und abgegrenzt, so dass sie nicht ins Bewusstsein dringen können. Da wir,

---

[10] siehe Professor Rupperts Website.

wie später im Buch noch dargestellt wird, die meisten und bedeutendsten Traumatisierungen erlebt haben, als wir sehr jung waren, verhalten sich viele dieser traumatisierten Anteile sehr kindlich. Nämlich genau so, wie sich ein Kind zum Zeitpunkt des jeweiligen traumatischen Erlebnisses verhalten würde. Dann können wir auch verstehen, warum wir uns in bestimmten Situationen wie ein kleines Kind fühlen. Das liegt daran, dass Erlebnisse der Gegenwart diese verdrängten Traumata und die damit verbundenen Gefühle getriggert haben, sodass wir uns jung, hilflos und verletzlich fühlen.

Traumatisierte Anteile sind meistens starr, verharren auf einer bestimmten Altersstufe und stecken in einer spezifischen Erfahrung fest. Es macht Sinn von Anteilen zu sprechen, weil sie im Wesentlichen unbeweglich und zeitlich stehengeblieben sind. Tatsächlich sind sie mitten in einem Geschehen eingefroren, als ob die Traumatisierung ihre Fähigkeit zu Weiterentwicklung und zum gesunden Durchleben der Erfahrung und auch zum Erwachsenwerden unterbrochen hat. Wenn wir mit der Anliegenmethode arbeiten, sehen wir manchmal sogar einen Repräsentanten mit einem Element des Anliegens in Resonanz gehen, als ob er mitten in einer Bewegung eingefroren sei. Als ob er, sozusagen im Augenblick der Traumatisierung, gestoppt wurde. Logischerweise führt das dazu, dass diese Anteile dazu drängen, ihre Erfahrung vollständig zu durchleben und den gesunden Zyklus dessen, was abgespalten und eingefroren wurde, zu vollenden. Das bedeutet aber, dass wir die Gefühle, vor denen uns unser System damals geschützt hat, erfahren müssten: Entsetzen, Verrat, Selbstverlust, Verlust von Bindung, Identitätsverlust, Hilflosigkeit, Verletzlichkeit und tiefen emotionalen Schmerz. Meistens werden wir aber alles tun, um diese Gefühle zu vermeiden. Die traumatisierten Anteile spiegeln jene Momente wider, in denen der Mensch zu einem Objekt gemacht wurde, bis hin zur Traumatisierung. Wenn ein Mensch von einem anderen als Objekt und nicht als Subjekt gesehen wird, werden seine Wünsche und Bedürfnisse ignoriert: Das ist traumatisierend. Die traumatisierten Anteile sehnen sich nach Subjektivität, Anerkennung und der Chance, ernst genommen zu werden.

## 5.4.6 Das Überlebens-Ich

*„Überlebensstrategien sind Symptome (von Trauma) und Symptome sind Überlebensstrategien."* (Broughton)

Unsere Überlebensstrategien und das, was wir unser Überlebens-Ich nennen würden, sind weder Teil des Menschen, der wir ursprünglich waren, noch die Person, die wir jetzt sind. Dieser Aspekt unseres Selbst hat die alleinige Absicht und Funktion, die traumatischen Erfahrungen von unserem Bewusstsein fernzuhalten. Die erste Handlung des Überlebens-Ich ist die Dissoziation im Moment der Traumatisierung, unmittelbar gefolgt vom Abspaltungsprozess und der Konstruktion von Abgrenzungen, die uns davor schützen, mit den Gefühlen und dem Schmerz des Erlebten in Kontakt zu kommen. In den Wochen und Monaten nach einem Trauma entwickelt das Überlebens-Ich immer effizientere und restriktivere Strategien, um die unerträgliche Erfahrung vom Bewusstsein abzugrenzen und die emotionalen Komponenten zu unterdrücken.

Die Hauptstrategien sind:

- VERLEUGNEN – der Realität, der Wahrheit und der Schwere der Traumatisierung.
- VERMEIDUNG – jeder Situation, die die Traumagefühle triggern könnte, zum Beispiel: Intimität.
- KONTROLLE – von sich selbst, von anderen und von der Umgebung, damit das Trauma nicht getriggert wird.
- MANIPULATION – von sich selbst, von anderen und von der Umgebung, aus demselben Grund.
- BETÄUBUNG – des Bewusstseins und des Körpers.
- IDENTIFIKATION – mit anderen, Auslagern des Ichs auf andere.

All diese Strategien sind ebenfalls Trauma-Überlebenssymptome. Überlebensstrategien, die als solche wahrgenommen werden, sind Symptome von Trauma und die Symptome oder Probleme, die wir haben, sind ihrerseits Überlebensstrategien. Das Vorhandensein nur eines der oben genannten Symptome deutet schon auf eine mögliche Traumatisierung hin. Zum Beispiel: Wie die Entwicklung einer

Krebserkrankung ist auch das ständige Scheitern von Beziehungen ein Symptom. Angst vor Intimität ist ein Symptom. Chronische Müdigkeit oder Rückenschmerzen sind Symptome. Als solche gehören sie zu den von uns entwickelten Methoden, Trauma zu überleben. Zu den Methoden, die uns am Leben erhalten. Sie gehören also zu unseren Trauma-Überlebensstrategien.

Die oben aufgeführten Strategien/Symptome werden erreicht durch:

- **Ablenkung** – von störenden Realitäten, in unterschiedlichen Formen wie: Fernsehen, Computerspiele, Einkaufen, Partys, Alkohol oder Freizeitdrogen, Themenwechsel im Gespräch, dissoziieren, müde werden usw.
- **Täuschung** – Leugnen der Realität und Vorgeben einer anderen „Realität". Illusionen über das Leben erschaffen.
- **Süchte** – aller Art, die zur Ablenkung von der Realität und Betäuben von emotionalem Schmerz dienen.
- **Kompensation** – oft mit Alkohol und Drogen, um sich besser oder glücklicher zu fühlen, weil gute Gefühle fehlen.
- **Leben als Opfer** – hauptsächlich so zu leben, als sei man hilflos. (Opfer-Überlebensmodus).
- **Leben als Täter** – hauptsächlich leben durch Übergriffe: Um den eigenen Schmerz nicht zu fühlen, lässt man stattdessen einen anderen Menschen Schmerzen fühlen. (Täter-Überlebensmodus).
- **Selbstzerstörendes Verhalten** – wie Selbstverletzung, Ritzen, Essstörungen, andauernde ungesunde Verhaltensweisen, Selbstkritik/ -verurteilung, Verletzungssituationen als Wiederholungsmuster, Suizidgedanken und -versuche. Mit all diesen Verhaltensweisen wird man zum Täter an sich selbst.
- **Somatisieren** – das Unterdrücken von Gefühlen und Anspannung und deren Umwandlung in körperliche Betäubung, Schmerzen und Leiden, sowie die sich daraus entwickelnden körperlichen Erkrankungen.

Das alles gehört ebenfalls zu den Hauptsymptomen von Trauma. Einige dieser Verhaltensweisen sind natürlich auch Bestandteil unseres täglichen Lebens, z.B. brauchen wir Lebensmittel und andere Dinge, die wir kaufen müssen. Aber Einkaufen kann auch eine Ablenkung von emotionalem Schmerz sein. Die Frage, die sich bei einigen dieser täglichen Aktivitäten wie Arbeit am Computer, Fernsehen, Spielen, sogar Schlafen stellt, lautet: Benutze ich diese Tätigkeit gerade als Ablenkung, damit ich meine zugrundeliegende emotionale Not nicht fühle? Bei der Auseinandersetzung mit dieser Frage geht es lediglich darum zu erforschen, welche Motivation der gerade ausgeübten Tätigkeit zu Grunde liegt und nicht darum, das eigene Verhalten (negativ) zu bewerten. Es hilft überhaupt nichts, wenn das forschende Nachfragen dazu führt, dass wir uns selbst verurteilen. Dies würde den Prozess der Selbstzerstörung ankurbeln und den Zyklus der Selbstbestrafung eskalieren lassen.

Es liegt im Interesse des Überlebens-Ichs mit all seinen Verhaltensweisen und Gewohnheiten für das gesunde Ich oder für die reale Person gehalten zu werden. Das gesunde Ich wird zumindest stark kontrolliert, wenn nicht sogar dauerhaft abgelehnt und verunglimpft. Das Überlebens-Ich muss real sein, andernfalls ist das Trauma real. Dies ist jedoch zu erschreckend. Daher leiden viele Menschen an ihren Symptomen, ohne die Funktion dieser Symptome zu erkennen. Sie leben ständig ihr Überlebens-Ich und entfernen sich immer weiter von ihrem gesunden Ich.

Ein Gefühl von Identität kann dann nur durch das Auslagern der eigenen Identität an andere erreicht werden – an Gruppen oder Einzelpersonen. Diese Identifikation mit der Außenwelt entsteht aus einem Mangel an innerem Sinn für die eigene Identität. Dies geschieht vor allem aufgrund von frühem Trauma und bedeutet das Aufgeben eines gesunden Ichs. Dadurch ergibt sich „Ich" = „Wir" (Identifikation). Das Wir wird wichtiger als das Ich.

Das Überleben eines Traumas führt – zwar mit unterschiedlicher Ausprägung, jedoch fast immer – zu einem kontrollierten, begrenzten, verwirrenden, unbefriedigenden und enttäuschenden Leben. Die betroffene Person lebt nur teilweise, da sie nicht zu allen Anteilen des Selbst Zugang hat. Die Realität, so wie sie ist, wird zu einer ständigen Bedrohung. Das Leben wird zunehmend als Angriff erlebt, als furchteinflößend, negativ, ungerecht und bedrohlich erfahren. Das Gefühlsleben ist reduziert auf Überlebensemotionen und ein Vermeiden von allem, was die tieferliegenden, wahrhaftigeren Gefühle stimulieren könnte. Das schließt die Traumagefühle und den damit verbundenen Schmerz mit ein. Beziehungen sind oft oberflächlich und Intimität wird gemieden. Intime Beziehungen sind sehr bedrohlich, weil sie mit starken Emotionen verbunden sind, die das Aufkommen der gefährlichen Traumagefühle triggern. Daher werden Beziehungen oft aus einer Überlebenshaltung gelebt. Aus einer Haltung, die Misstrauen, Verdächtigungen, Verrat und Wiederholungsmuster von Täter-Opfer-Dynamiken heraufbeschwört und ablaufen lässt. Dadurch scheitern langfristig ehrliche und vertrauensvolle Beziehungen.

Der Intellekt unseres Überlebensanteils ist begrenzt. Das Analysieren und Unterscheiden fällt diesem Anteil sehr schwer. Er beschäftigt sich mit der Bewältigung des aktuellen Moments und ist daher so gut wie unfähig, Entscheidungen zu treffen. Er handelt nur aus einem Grund: der Vermeidung von Bedrohung. Deshalb ist es ratsam, die eigenen Überlebensstrategien kennenzulernen, um wahrnehmen zu können, wann man sich in einem Überlebensmodus befindet. Man sollte dann niemals wichtige Entscheidungen treffen oder wichtige Verträge unterzeichnen. Ein wesentlicher Teil unseres Trauma-Heilungsprozesses besteht demnach darin, die Wahrnehmung für unser Handeln im Überlebensmodus immer weiterzuentwickeln, um zwischen unserem gesunden Ich und der Funktion unseres Überlebens-Ichs unterscheiden zu können.

Den Trauma-Überlebensmodus zu verstehen hilft auch dabei, andere Menschen und deren Verhalten zu verstehen. Das gilt besonders in Bezug auf nahestehende Personen. Wenn man erkennt, dass ein Mensch im Überlebensmodus steckt, weiß man auch, dass man gerade mit jemandem in Beziehung ist, dessen Trauma – vielleicht sogar durch etwas, was man selbst gesagt oder getan hat – getriggert worden ist. Dies bedeutet nicht, dass es falsch war, das zu tun, was man getan hat. Den Zustand zu erkennen, hilft jedoch dabei, die Verletzbarkeit des anderen zu verstehen. Das reduziert die Wahrscheinlichkeit, selbst in einen Überlebensmodus zu verfallen und sich in möglichen Täter-Opfer-Dynamiken zu verfangen. Hilflose Streitereien zwischen zwei Personen, die nirgendwohin führen und bei denen keine Lösung zu finden ist, sind Interaktionen von Menschen, die beide im Überlebensmodus agieren. Eine Interaktion zwischen zwei „Überlebenden" beruht auf Verteidigung. Beide fühlen sich bedroht, keiner kann den anderen sehen und keiner fühlt sich vom anderen gesehen. Interaktionen zwischen „Überlebenden" sind zum Scheitern verurteilt. Sie basieren immer auf Gewinn-Verlust und sind damit Täter-Opfer-Dynamiken.

Das Verstehen dieser Überlebensprozesse in uns selbst und in anderen hilft allen. Es kann für Impulse sorgen, den Weg der Traumaheilung weiter zu verfolgen. Trauma-Überlebensstrategien sind nur Strategien, die wir entwickelt haben, um unseren Alltag zu bewältigen. Wenn solche Strategien vorhanden sind, bestätigt dies das Vorhandensein von Trauma.

Diese Erkenntnis kann den Beginn eines wahrhaftigen Heilungsweges bedeuten. Wenn wir unser Trauma heilen, brauchen wir diese Strategien weniger oft und im Laufe der Zeit werden sie verschwinden. Es ist nicht hilfreich, zu versuchen, den Überlebensmodus zu vermeiden, weil das weitere innere Konflikte verursachen würde. Besser ist es, einfach zu beobachten, bei welchen Anlässen man in Strategien verfällt und sich in diesen Augenblicken mit viel Mitgefühl zu begegnen.

## 5.4.7 Körperliche Überlebensstrategien

Trauma geschieht im Körper. Im Abschnitt über die Psyche konnten wir sehen, dass die Psyche im ganzen Körper existiert und für körperliche und emotionale Erfahrungen von großer Bedeutung ist. Die Idee einer gespaltenen Psyche ist nicht nur ein theoretisches Konzept und die Auswirkungen von Spaltung sind nicht auf die Psyche begrenzt. Sie manifestieren sich körperlich und benötigen Energie und körperliche Anspannung. Wir können also nicht mit Trauma arbeiten, ohne uns zuvor mit traumatisierenden Körpererfahrungen auseinandergesetzt und diese verstanden zu haben.

Drei Faktoren, die sich auf körperliches Trauma auswirken, sind für unser Verständnis wichtig:

1. *Physische Betäubung*

   Durch physische Betäubung soll Trauma bewältigt werden. Das kann in der Region des Körpers stattfinden, die vom Trauma betroffen ist und hat den Zweck, eventuell zurückgebliebene Körpergefühle nicht wahrnehmen zu müssen. Dies geschieht insbesondere bei sexuellem Trauma. Die Genitalien werden entweder nur teilweise taub oder aber in einem solchen Ausmaß, dass sie nicht mehr als eigene Genitalien erlebt werden. Betäubung kann auch vorkommen, wenn die betreffende Person Opfer physischer Gewalt geworden ist. Der Körper kann physisches Trauma sehr präzise handhaben und sich in verschiedenen Regionen betäuben. Es kann jedoch auch zum allgemeinen Abschalten von Gefühlen und Empfindungen im ganzen Körper kommen. Physische Betäubung hilft generell dabei, Emotionen und Gefühle, die im Körper verankert sind, zu vermeiden. Unser Verstand wird so von unseren realen Gefühlen abgespalten.

## 2. *Trauma-Unterdrückung*

Das Überlebens-Ich agiert im Körper und ist immer bereit, Gefühle und Erfahrungen zu unterdrücken. Dies braucht Energie, die uns dann bei anderen Aktivitäten fehlt und verursacht einen Verlust unserer Energieressourcen. Es gibt zwei Arten von Körpertrauma: Das erste besteht in strukturellen Verformungen von Gelenken und Knochen, die Schmerzen und Qualen hervorrufen. Das zweite ist der Umgang des Körpers mit der Toxizität, die aus ständiger Anspannung und Stress entsteht. Neben einem allgemeinen Energiemangel kann sich der Einfluss der Traumabewältigung im Laufe der Zeit in körperlichen Symptomen äußern. Erkrankungen wie Bluthochdruck, Krebs oder auch Gelenkrheumatismus sind nicht erst zum Zeitpunkt der Diagnose entstanden, sondern haben sich über mehrere Jahre unbemerkt entwickelt. Energetischer Stress wird schließlich zu körperlichem Stress, weil der Körper versucht, die schädlichen Einflüsse zu lokalisieren, um sie zu bewältigen. Die lang andauernde Anspannung hat Veränderungen in der Grundstruktur des Körpers zur Folge und führt am Ende zu einer Erkrankung. Die körperlichen Veränderungen können sich in unseren erwachsenen Körperstrukturen zeigen, da der Körper sich ständig in eine Richtung bewegt, um unerwünschte Gefühle und Empfindungen zu unterdrücken. Das verursacht körperlichen Schmerz und Verschleiß.

Es liegt mir fern, hier die Behauptung aufstellen zu wollen, dass eine Krankheit wie beispielsweise Krebs durch Trauma verursacht wird. Ich bin kein Mediziner und weiß dies nicht mit Sicherheit.

Ich bin aber der Meinung, dass genauso wie psychische und mentale Leiden auch körperliche Leiden Resultat von frühem Trauma sein können. Und ich würde jeden Menschen dazu ermutigen herauszufinden, ob sein körperliches Problem von einem emotionalen Trauma verursacht sein könnte und ob es vielleicht hilfreich sein könnte, Anliegen aufzustellen und nachzuforschen.

## 3. *Beeinträchtigtes Immunsystem*

Dies betrifft hauptsächlich frühe Traumatisierungen, die im nächsten Abschnitt ausführlich besprochen werden. In Kürze: Muttermilch ist reich an Antikörpern und eine lebenswichtige Stärkung für das Immunsystem des Babys. Wenn die Mutter aufgrund ihres eigenen Traumas nicht stillen kann oder will, wird das Kind direkt zu Beginn seines Lebens dieses dringend benötigten Immunschutzes beraubt.

Wenn außerdem die Situation, die das Kind zu Beginn seines Lebens bewältigen muss, stressig und traumatisch ist, führt dies zu einer andauernden Belastung des kindlichen Immunsystems. Das könnte die Ursache für später auftretende Autoimmunerkrankungen sein.

## 5.4.8 Überlebensverhaltensweisen

Mit unseren alltäglichen Verhaltensweisen können wir uns von verborgenen, unangenehmen Traumagefühlen ablenken. Sogar unser Schlafverhalten kann, obwohl Schlaf lebensnotwendig ist, zuweilen dazu dienen, uns von unserem Trauma abzulenken und das Aufkommen unwillkommener Gefühle zu verhindern.

Verhaltensweisen, die Bestandteil des täglichen Lebens sind, jedoch häufig zu diesem Zweck eingesetzt werden, sind:

- Schlafen
- Einkaufen
- Reden
- Denken, Analysieren, kognitive Funktionen
- Arbeiten
- Essen (Nahrung als Ablenkung und Betäubung)
- Computer-Aktivitäten
- Fernsehen
- Filme
- Lesen

Hier stellt sich immer die Frage: Was bezwecke ich mit dieser Aktivität? Dient sie vielleicht jetzt gerade der Ablenkung von unangenehmen Gefühlen oder ist sie ein natürlicher Lebensbestandteil?

Daneben gibt es auch schwerwiegendere Überlebensverhaltensweisen, die deutliche Hinweise auf ein traumatisches Erlebnis geben:

- jede Art von Sucht (Drogen, Alkohol, Arbeit, Essen, Sex...)
- Essstörungen wie Bulimie, Anorexie...
- Zwangsvorstellungen und Zwangshandlungen
- zum Täter an sich selbst werden: selbstverletzendes Verhalten (Ritzen, Verbrennen) bis hin zu Selbstmordgedanken und -versuchen
- zum Täter an anderen werden – anderen Schmerz und Verletzungen zufügen.

Es ist wichtig, sich darüber im Klaren zu sein, dass alle hier aufgeführten Verhaltensweisen Traumasymptome sind, dass aber auch jede andere langandauernd ausgeführte Verhaltensweise ein Traumasymptom sein kann. Für alle Traumasymptome gilt: Auch wenn sie oft als das eigentliche Problem angesehen und aus unserer vorwiegend medizinischen Perspektive als solches behandelt werden, sie selbst sind niemals das Problem. Für mich macht es überhaupt keinen Sinn, eine Sucht zu behandeln, ohne die Frage zu stellen: „Warum ist diese Person süchtig?" Und auch: „Was ist das zugrundeliegende Trauma, welches diesen Menschen dazu gebracht hat, eine solch selbstzerstörerische Form von Überlebensstrategie annehmen zu müssen?"

Selbstzerstörendes Verhalten ist gegen das Leben. Es ist eine Perversion gegen den gesunden natürlichen Impuls zu leben, sich zu entwickeln und glücklich zu sein. Niemand hat von Natur aus das Bedürfnis, sich selbst zu zerstören. Dies widerstrebt dem natürlichen Impuls, den alle Lebewesen haben. Wir müssen uns also fragen, wie ein Mensch so geworden ist. Eine erste Antwort, die wir genauer in den Kapiteln über das Trauma der Identität und das Trauma der Liebe anschauen werden, lautet: Der eigentliche Impuls aus der Kindheit besteht darin, den bewussten oder unbewussten Wunsch der Mutter – und vielleicht des Vaters – dass das Kind nicht existieren soll, zu erfüllen. Wenn das Kind nicht gewollt und nicht gesehen wird, kämpft es ständig darum, mit seinen Bezugspersonen, von denen es zu Beginn seines Lebens vollkommen abhängig ist, in Kontakt zu sein. Dem Wunsch der Eltern nachzukommen, ist eine unbewusste Lösung. Dies stellt einen unlösbaren, unbewussten inneren Konflikt dar. Einen Konflikt zwischen dem Drang zu leben, der in jedem Wesen angelegt ist, und dem Drang, die Wünsche meiner Mutter – und vielleicht meines Vaters – dass ich nicht existieren soll, zu erfüllen. In einem lebendigen Menschen führt dies zu selbstzerstörerischen, symptomatischen Verhaltensweisen. Selbstzerstörerisches Verhalten ist der andauernde kindliche Versuch, die Liebe seiner Mutter und den emotionalen Kontakt, der zu Beginn des Lebens nicht stattgefunden hat, zu erreichen. Das Kind bemüht sich, den gefühlten Wunsch seiner Mutter, es solle nicht existieren, zu erfüllen.

Verhaltensweisen sind Symptome, sie sind nicht das Problem. Wir werden das Problem niemals lösen, wenn wir das Verhalten lediglich aus einer verhaltenstherapeutischen Sicht angehen. Jede Therapie, die auf Verhaltensänderung abzielt, ist meines Erachtens fehlgeleitet. Diese Therapie stärkt Überlebensstrategien und fügt sogar weitere

Überlebensstrategien hinzu. Den betreffenden Menschen zwingt dies effektiv dazu, sich immer weiter von sich selbst zu entfernen.

### 5.4.9 Emotionen als Überlebensstrategien

Weil es so unerträglich ist, den unserem Trauma zugrundeliegenden Schmerz zu fühlen, kann es sein, dass wir Emotionen als Überlebensstrategien benutzen, um uns vor den tieferen schmerzhaften Gefühlen zu schützen. Wir glauben, gut zurechtzukommen und eine Heilung erreicht zu haben, wenn wir Emotionen fühlen, wenn wir unser Weinen und unsere Tränen zeigen oder wenn wir Ärger und Wut ausdrücken. Bis zu einem bestimmten Maß mag dies so sein. Wenn man bedenkt, wie viele Menschen ihre kognitiven Fähigkeiten dazu nutzen, gar nichts zu fühlen, ist dieses eher oberflächliche Fühlen gewiss hilfreich.

Es ist jedoch häufig so, dass Menschen weinen und/oder Wut zeigen, um etwas Tieferes und Beängstigenderes abzuwehren. So kann sogar unser emotionaler Ausdruck zu einer Strategie werden, die uns vor dem tieferen emotionalen Traumaschmerz schützt. Wir müssen lernen, zwischen emotionalem Schmerz als Teil einer Überlebensstrategie und dem Schmerz von tieferen, heilenden und authentischen Gefühlen zu unterscheiden.

Die Auseinandersetzung mit folgenden Fragen ist dabei hilfreich:

* Weine ich ziemlich viel?
* Scheint mein Weinen endlos und unbefriedigend, ohne damit abschließen zu können?
* Bin ich ständig den Tränen nahe?
* Weine ich mit dem oberen Teil meines Körpers?
* Scheine ich mich immer am Rande eines Wutanfalls zu befinden?
* Habe ich plötzliche, unkontrollierbare Wutanfälle?
* Habe ich das Gefühl, mein Weinen oder meine Wut nicht kontrollieren zu können?

Es sind das Weinen und die Wut, die am häufigsten als Überlebensstrategien vorkommen. Jedes hat eine andere Funktion. Endloses und leichtes Weinen stammt aus der scheinbaren Hilflosigkeit des „Opfer-Überlebensmodus", dessen Funktion es ist, jemanden zu Hilfe und Rettung zu rufen. Dahingegen stammt Überlebenswut aus dem

„Täter-Überlebensmodus", der andere Menschen abwehrt, weil echter Kontakt zu gefährlich und furchteinflößend ist.

Wut ist auch häufig der Versuch, einen anderen Menschen den Schmerz fühlen zu lassen, welchen man selbst nicht fühlen will. Oft wird mit einer Mischung aus Weinen und Wut versucht, wahrgenommen und gerettet zu werden und gleichzeitig andere zu verletzen. Der eigene Schmerz wird auf andere projiziert, um ihn nicht selbst fühlen zu müssen.

In der ersten, potenziell verwirrenden Beziehung mit einer traumatisierten Mutter wird das Kind oft mit den ungelösten Traumagefühlen seiner Mutter und deren emotionalen Überlebensverhaltensweisen verstrickt (siehe Kapitel 7.3 und 7.4 über das Trauma der Identität und das Trauma der Liebe). Für das Kind ist dies sehr verwirrend. Diese Verwirrung führt dazu, dass bis ins Erwachsenenalter hinein unbewusst emotionale Impulse erlebt werden, die nicht die eigenen sind. Niemand kann jedoch die Emotionen eines anderen Menschen zufriedenstellend ausdrücken. Dies zu versuchen, wird lediglich zu einer fortgesetzten Erfahrung von Hilflosigkeit führen. Nur unsere eigenen Gefühle können wir angemessen zum Ausdruck bringen. Der kindliche Versuch, sich mit seiner Mutter zu verbinden, kann zu einer Verwirrung darüber führen, welche Gefühle tatsächlich zum Kind gehören und welche es von seiner Mutter übernommen hat. Dies ist Teil einer verwirrten Mutter-Kind-Beziehung. Wenn Emotionen nicht erfolgreich bis zu ihrem Abschluss ausgedrückt werden können, ist das ein sicheres Zeichen entweder dafür, dass die Gefühle nicht zu der Person gehören oder, dass dem tieferen emotionalen Traumaschmerz ausgewichen wird.

Emotionen werden in Kapitel 6 besprochen.

## 5.4.10 Täter- und Opferhaltungen als Überlebensstrategien

Was ist ein Täter und was ist ein Opfer? Klarheit liefern die folgenden Definitionen:

- Ein Täter ist jemand, der einem anderen Menschen Schaden zufügt.
- Ein Opfer ist jemand, der von einem Täter traumatisierend verletzt wird.

*Schäden werden zugefügt durch:*
- **Ausübung von Macht** – Diebstahl, Gewalt, Mord, Vergewaltigung, Lügen, Verrat, Folter, Demütigung, Angriff, Ablehnung, Ausbeutung usw.

- **das Unterlassen von Handlungen** – Vernachlässigung. Verweigern von angemessener Hilfe, Versorgung, Unterstützung. Ablehnen von emotionalem Kontakt, der in der spezifischen Beziehung angemessen ist. (z. B. Mutter-Kind)

*Schaden kann verursacht werden:*
- **bewusst** – absichtlich, direkt, systematisch und organisiert, oder
- **unbewusst** – indirekt, zufällig und ohne tatsächlich definierte Absicht.

*Arten der Täterschaft:*
- **aktiv** – gewalttätig, ausbeutend, aggressiv, dominant und angeberisch (Täterhaltung), oder
- **passiv** – vorgetäuschte Hilflosigkeit, Klagen, Jammern, Gehorsam, Unterwürfigkeit (Opferhaltung).

*Es besteht ein Unterschied zwischen:*
- **echtem Opfersein** – Im Augenblick einer Traumatisierung ist der Mensch ein echtes Opfer.
- **dem Einnehmen einer Opferhaltung** – Die Person lebt, als sei sie ein Opfer, um die Realität ihres Traumas, ihr echtes Opfersein, zu vermeiden.

Ein Täter ist jemand, der aktuell Täterhandlungen vollzieht. Da wir davon ausgehen, dass jeder Mensch – egal wie gespalten seine Psyche auch sein mag – immer noch gesunde Anteile in sich trägt, müssen wir von Täterhandlungen sprechen. Wenn eine Person Täterhandlungen begeht, können wir diese Person Täter nennen.

### Täterschaft als Überlebensstrategie
Alle Täter sind selbst traumatisiert und ihre Taten (und ihre Täterhaltungen) sind Handlungen ihres Überlebens-Ichs, die dazu dienen, dem Kontakt mit dem eigenen Trauma aus dem Weg zu gehen. Täterschaft entsteht immer aus dem Versuch heraus, Traumaerfahrung, echtes Opfersein, Hilflosigkeit und Verletzbarkeit zu vermeiden. Die Täterhandlung erlaubt dem Täter, seinem eigenen Schmerz zu entgehen und einem anderen Schmerzen zuzufügen.

Der Täter zwingt andere dazu, den Schmerz zu fühlen, von dem er sich selbst abspalten muss. Der kindliche Rüpel auf dem Schulhof will sich das

Gefühl von Macht verschaffen, weil er sich zuhause machtlos fühlt. Also zwingt er ein anderes Kind dazu, seine vermiedene Machtlosigkeit und seinen emotionalen und körperlichen Schmerz zu spüren. Der Rüpel ist ein traumatisiertes Kind, das versucht, seinen Traumaschmerz zu lindern und ihm auszuweichen. Er kommt aus einem Familiensystem, das ihn traumatisiert hat, und er verhält sich so, wie er es zuhause gelernt hat.

Täter müssen sich mächtig fühlen, um ihr Gefühl der Machtlosigkeit zu unterdrücken. Sie müssen gewinnen, und schaffen deshalb Win-Lose-Situationen, weil sie sich nur dann „sicher" fühlen können. Sie müssen Abstand zwischen sich und jeder Form von wirklicher Intimität haben, um sicher zu gehen, dass sie ihre Verletzbarkeit nicht spüren. Daher schaffen sie durch Vorwürfe, Kritik, Urteile, Demütigung, Anschuldigungen, Erpressung und Beschämung Distanz zu anderen. Sie drücken so Gefühle aus, die zum ursprünglichen Täter gehören. Diese zu übernehmen und auf andere zu beziehen, gestattet es der Person, zu glauben, dass sie diese Dinge nicht fühlt. Diese Gefühle auf eine andere Person zu übertragen, erlaubt es dem Täter, zu „gewinnen" und sich überlegen zu fühlen.

Täter müssen die Schuld- und Schamgefühle ihrer Täterhandlungen abspalten. Jede einzelne Täteraktion führt zu neuen Spaltungen und weiterer Gefühlsbetäubung. Es handelt sich hierbei um eine nicht aufzuhaltende Entwicklung, deren Auflösung zunehmend schwieriger wird und die schließlich in der klinischen Einstufung von antisozialer Störung und Psychopathie endet. Je mehr eine Person zum Täter wird, umso schwieriger wird es für sie, die Realität ihres Traumas und ihrer Verletzbarkeit anzuschauen. Der einzige Lösungsweg für diesen eskalierenden Kreislauf besteht darin, dass die Person ihr Trauma und ihre Täterhandlungen ernst nimmt und den zugehörigen emotionalen Schmerz fühlt. Je häufiger die Person Täterhandlungen begeht, desto schwieriger wird es für sie, sich mit der eigenen realen Schuld und Scham auseinanderzusetzen.

Ausgelöst werden Täterhandlungen durch Gefühle von Verletzlichkeit und Hilflosigkeit, die nicht zugelassen werden können. Bei Ereignissen, die diese Gefühle hervorrufen, fühlt sich die betreffende Person als Opfer. Um dieser Situation zu entkommen, wird sie anderen Menschen gegenüber zum Täter. Der Täter ist anfällig dafür, sich als Opfer zu fühlen und wird sich wie ein Opfer verhalten (Opferhaltung). Seine aus dieser Haltung hervorgehenden Taten empfindet er dann als gerechtfertigt. Für den Täter ist immer der andere schuldig. Dies führt häufig dazu, dass der tatsächliche Täter andere davon überzeugen kann, er sei das Opfer, das echte Opfer aber sei der Täter. So etwas geschieht oft in Gerichtsverfahren über sexuelle Ausbeutung in der Kindheit, Vergewaltigung und Angriffe auf Teenager und Erwachsene: Der Täter beschuldigt das Opfer und beteuert seine Unschuld und stellt so die Realität auf den Kopf. In unseren Rechtssystemen werden viele tatsächliche Opfer durch diese schreckliche Umkehrung von Realität und Wahrheit retraumatisiert. Das ist die traumatisierende Welt der Täter-Opfer-Dynamiken.

Täter werden oft als böse bezeichnet, aber diese Bezeichnung ist unpassend. Wir blicken zurück auf eine lange Geschichte von als-böse-geborenen Kindern, die Reinigung (Taufe) und Disziplin brauchen. Dies widerspricht jedoch völlig der Logik von Natur und Evolution: Wir würden niemals sagen, ein junges Kätzchen oder ein Welpe oder eine junge Eiche seien böse. Es handelt sich hier um eine Erfindung des Menschen, die den menschlichen Hang zu Täterhandlungen erklären soll. Das komplette Konzept von Bosheit ist Teil einer kulturellen Überlebensstrategie und eine Vermeidung des Themas Trauma. Da es für eine Täterschaft oft keine rationalen Gründe gibt, wird häufig behauptet, dass Täter böse seien. Sobald wir jedoch beim Täter ein mögliches Kindheitstrauma in unsere Überlegungen miteinbeziehen, können wir eine Ursache für seine Täterschaft finden. Und gerade bei Taten, die wir als sehr böse oder grausam empfinden, ist es wahrscheinlich, dass der Täter in seiner frühen Kindheit extreme Traumatisierungen erfahren hat.

### Täterschaft an sich selbst als Überlebensstrategie

Wenn ein Kind in einer Umgebung aufwachsen muss, die voller Übergriffigkeiten ist, hat es keine andere Möglichkeit, als zunächst zum Täter an sich selbst und später zum Täter an anderen zu werden. Ein Kind, das von seinen Eltern verurteilt und kritisiert wird, wird dies verinner-lichen. Ein Kind, das von seiner Mutter nicht gewollt ist, muss in einer Umgebung existieren, die ihm tagtäglich widerspiegelt, dass es nicht gewollt und damit wert- und bedeutungslos ist. Das Kind übernimmt diese Haltung sich selbst gegenüber und verhält sich entsprechend. Kein gesundes Lebewesen wird zum Täter an sich selbst. Darum kann der Impuls zu selbstzerstörendem Verhalten nur von außen – von den Eltern – gekommen sein und wurde so verinnerlicht. Es widerspricht der Natur und der Realität eines neugeborenen Kindes, sich selbst zu verletzen. Kein anderes Lebewesen verhält sich so. In der natürlichen Welt, wovon wir ein Teil sind, kommt selbstzerstörendes Verhalten nicht vor.

*Die Opferhaltung als Überlebensstrategie*

Der Begriff Opfer muss von der Opfer-Überlebenshaltung unterschieden werden. Bei jeder Traumatisierung gibt es ein wirkliches Opfer. Wenn aber jemand sein Leben in Hilflosigkeit und ständigem Leiden verbringt, sprechen wir in der IoPT von einer Opfer-Überlebenshaltung.

Sein Leben wie ein Opfer zu leben, selbst wenn die tatsächliche Traumasituation des wirklichen Opferseins lange vorüber ist, ist eine Opfer-Überlebenshaltung. Sie hat den gleichen Zweck wie alle Überlebensstrategien: das Vermeiden der Auseinandersetzung mit dem eigenen Trauma. Jemand, der auf diese Weise lebt, täuscht Hilflosigkeit vor, um die Realität seines Traumas nicht wahrhaben zu müssen. Seine Hilflosigkeit entspricht nicht der Realität, sondern ist eine Haltung. Das bedeutet, dass dieser Mensch sich selbst und sein Trauma nicht ernst nimmt.

Diese Person nimmt das Leben so wahr, als ob alles immer schlimmer würde, nie etwas gut gehe, sie vom Leben benachteiligt und damit ein Opfer sei. Sie scheitert in allem, was sie versucht. Sie muss sogar scheitern. Denn wenn sie es nicht tut, muss sie ihren Opferstatus und damit ihre wichtigste Trauma-Vermeidungsstrategie aufgeben.

In jedem anderen Menschen wird ein potenzieller Retter gesehen, doch es endet immer mit einer Enttäuschung. Dies verstärkt den Eindruck, dass es unmöglich sei, selbst etwas zu ändern: Das Leben ist unfair, alle sind Übeltäter. Die betroffene Person begibt sich immer mehr in ihre Opferrolle hinein, klagt ständig über ihr Schicksal und belastet und überfordert andere mit ihrem Bedürfnis, befreit und gerettet zu werden.

Wenn die derart benutzten Personen dann versuchen zu helfen, stellen sie fest, dass sie es gar nicht können. Das bei den potenziellen Rettern hierdurch entstehende Gefühl von Hilflosigkeit führt dazu, dass sie beginnen, sich ihrerseits als Opfer zu fühlen. Die Ausweglosigkeit der Situation zusammen mit den überzogenen Ansprüchen, die ständig an sie gestellt werden (das Beharren darauf, die Not sei so groß, die Hilflosigkeit unendlich, die Erkrankung so unüberwindbar, alles und jeder sei gegen sie), wirken zermürbend. Die Helfer ziehen sich zurück und verstärken so das Gefühl von Einsamkeit, Ablehnung und Ungerechtigkeit beim Opfer.

Auf diese Weise nämlich wird eine Person, die sich als hilfloses Opfer wahrnimmt, zum Täter an anderen Menschen. Ihre unendliche Hilflosigkeit ruft in anderen wiederum Täteranteile wach. Letzten Endes stößt die Person andere Menschen, deren Befreiungs- und Rettungsversuche zurückgewiesen werden oder scheitern, mit ihrer Opferhaltung ab. Als Folge daraus wird die Person zunehmend abgelehnt und gemieden. Das bestätigt das Opfer in seiner Rolle, und der Zyklus von Enttäuschungen setzt sich fort. Die Person gerät noch tiefer in ihr Opferdasein hinein.

### Der Retter

Der Impuls, ein Retter zu werden, ist eine Form von Übergriffigkeit. In Wirklichkeit ist der Retter ein Täter. Er ignoriert die Realität und den fehlenden Willen einer Person, die sich in einem vorgetäuschten Opferzustand befindet, die Verantwortung für ihr Leben und ihre Heilung selbst zu übernehmen. Mit seiner Unterstützung bestätigt der Retter den hilflosen Zustand der Person und verstärkt so die Illusion der Opferhaltung.

Jemandem in einer echten Notlage zu helfen, ist etwas ganz anderes. Eine solche Hilfe orientiert sich an der aktuellen realen Situation und erkennt, was gerade erforderlich ist. Gleichzeitig nimmt sie in der anderen Person deren Fähigkeit wahr, für sich selbst zu sorgen und sich selbst zu heilen. Das ist der natürliche Impuls, dort zu helfen, wo Hilfe gebraucht wird. Solch kurzfristige Unterstützung ist genau das, was momentan nötig ist, aber nicht mehr als das. Diese Form von Hilfe entsteht nicht aus dem Bedürfnis, einen anderen Menschen aus einer selbst herbeigeführten Situation zu retten. Wahrhaftige Hilfe erkennt, dass wir alle für uns selbst und unser Leben verantwortlich sind. Auch wenn in einer besonderen Situation Unterstützung benötigt wird, ist sie verbunden mit der Anerkennung der Tatsache, dass der andere fähig ist, sein eigenes Leben zu leben und sein Trauma zu bearbeiten.

Der Impuls, andere zu retten, kommt wahrscheinlich aus dem Traumakontext der Person – vielleicht hervorgerufen durch die Vorgabe einer Mutter, die von ihrem Kind verlangt, sie von *ihrem* Trauma zu retten. Die rettende Person betrachtet diese Umkehrung von Selbstfürsorge in Sorge und Rettung eines anderen als Teil ihrer Identität. Sie sieht die Hilflosigkeit anderer nur als einen Weg, sich wertvoll zu fühlen. Mit der Illusion, man könne Selbstverantwortung an andere abgeben und sich gleichzeitig ein befriedigendes Gefühl von Stärke und Macht verschaffen, verschärft sie die Opfer-Täter-Dynamik und hat gleichzeitig einen Weg gefunden, das eigene Trauma zu vermeiden und zu überleben. Die Rettungsversuche des Retters sind durch sein eigenes Trauma und die ihm fehlende Klarheit, die tatsächliche Sachlage zu erkennen, von vornherein zum Scheitern verurteilt. Dies bestätigt ihn nun in seinem Gefühl, ein Opfer zu sein und angegriffen zu werden. Ein Opfer braucht einen Retter, um von diesem gerettet zu werden. Aber diese Art Rettung kann nur und wird auch scheitern. Der Retter fühlt sich am Ende als Opfer des übergriffigen Opfers und das Opfer wird in seiner eingebildeten Hilflosigkeit bestätigt.

Sich für die Rettung anderer verantwortlich zu fühlen, lenkt von der Verantwortung für die eigene Traumabiografie ab. Statt sich mit seinem eigenen Trauma auseinanderzusetzen, wird man Teil des Zyklus der Opfer-Täter-Dynamiken. Die Rettungshandlung wird zu einer Ablenkung. Verschärft wird sie durch die kulturelle Vorgabe, andere wichtiger zu nehmen als sich selbst. Sich um andere zu kümmern, wird als Tugend betrachtet. Sich jedoch auf die eigenen, wirklich gesunden Bedürfnisse zu konzentrieren, gilt als selbstsüchtig. So funktioniert die auf den Kopf gestellte Welt einer traumatisierenden Gesellschaft: Die Bedürfnisse aller anderen müssen für mich wichtiger sein als meine eigenen. Auch dann noch, wenn mein ganzer Körper und meine ganze Psyche dringend meine Aufmerksamkeit benötigen.

Trauma erschafft Opfer und die Überlebensstrategie von Traumaopfern besteht zumeist darin, entweder primär in Opferhaltung oder primär in Täterhaltung zu leben. Unabhängig davon welche Haltung sie annehmen, fühlen sich beide als Opfer und beide werden ihre eigene Täterschaft nicht zugeben. So erschaffen sie weitere Opfer – entweder durch passive und angebliche Hilflosigkeit oder durch Ausübung von Gewalt und Beschämung. Alle sind traumatisiert.

Keiner unter uns sollte glauben, er habe nichts damit zu tun, er sei nicht Teil dieser verzweifelten Täter-Opfer-Dynamiken. Jeder, der ein Trauma erlitten hat, hat alle Voraussetzungen dazu, sich häufig als Opfer zu fühlen und in manchen Situationen zum Täter zu werden. Bis wir erkennen, wie sehr unser Leben, unsere Gesellschaft, unsere Welt von diesen Dynamiken dominiert wird, können wir uns nicht von ihnen befreien. Bis wir so weit sind, dass jeder seine eigene Traumatisierung ernst nimmt und sich mit ihr auseinandersetzt, werden wir uns weiterhin in ihr verfangen.

## 5.4.11 Das traumatisierte Bindungssystem

Jedes Familiensystem, in dem Kinder traumatisiert werden, ist ein traumatisiertes System. Manche Familien sind jedoch über mehrere Generationen in einem solchen Ausmaß traumatisiert, dass wir von einem traumatisierten Bindungssystem sprechen können.

Kinder werden von den Traumata ihrer Eltern auf eine schmerzhafte und qualvolle Weise, die von starken Täter-Opfer-Dynamiken bestimmt sind, beherrscht. Andere Dynamiken sind in einem solch schwer traumatisierten und fortwährend traumatisierenden System nicht möglich.

Das traumatisierte Bindungssystem funktioniert ausschließlich durch Täter-Opfer-Dynamiken und entwickelt sich über mehrere Generationen hinweg in einem extremen Ausmaß. Hier ist ein theoretisches Beispiel:

**Generation 1** – Eine Mutter, die in ihrer Kindheit ein Trauma erlitten hat, unterdrückt ihre Gefühle und ihre emotionale Erreichbarkeit für ihr neugeborenes Kind. Dieses Kind – nehmen wir an, es ist ein Mädchen – wird aufgrund der Unerreichbarkeit seiner Mutter traumatisiert. Es wächst mit einer gespaltenen Psyche auf und entwickelt starke Trauma-Überlebensstrategien, um zu überleben. Auch noch als Erwachsene sucht diese Frau ständig nach der unerfüllten Liebe und dem Kontakt, der ihr als Kind fehlte. In ihrem verwirrten psychischen Zustand wählt sie einen Partner und aus der Beziehung entsteht ein Kind, wiederum ein Mädchen.

**Generation 2** – Die junge Mutter ist aufgrund ihres Traumas für ihr Kind ebenfalls emotional nicht erreichbar. Gleichzeitig leidet sie an einer ständigen kindlichen Sehnsucht nach Liebe und Verbindung, die sie von ihrer Mutter nicht bekommen konnte. Vielleicht sieht sie ihr Kind als Ersatzmutter und verlangt von ihm nahezu unbewusst die Liebe, die sie von ihrer Mutter nicht bekommen konnte. So kann das Kind nicht nur keine Liebe und echte Bindung von seiner Mutter erhalten, sondern es ist auch gezwungen, seine eigene Mutter zu „bemuttern", wodurch die traumatische Verwirrung verschärft wird.

Möglicherweise hat sich die unter Liebesmangel leidende Mutter einen Mann ausgesucht, der ein ähnliches Trauma erlebt hat: Auch er sucht nach einer liebenden Ersatzmutter in seiner Frau - vielleicht auch in seiner Tochter. Seine fehlende Klarheit darüber, wer seine Frau und sein Kind tatsächlich sind, könnte dazu führen, dass sich in die Beziehung zu seiner Tochter eine sinnliche und sexuelle Komponente einschleicht, die ausschließlich Bestandteil der Beziehung zu seiner Frau sein sollte. Diese Verbindung bietet der Tochter Kontakt und eine verlockende, scheinbar liebevolle Aufmerksamkeit, die sie von ihrer Mutter nicht bekommt. Das Kind findet bei seiner Mutter keine Liebe. Stattdessen erfährt es

Aufmerksamkeit, jedoch keine echte Liebe, sondern potenziell sexuellen Missbrauch durch seinen Vater. In ihrer Verwirrtheit sieht die Mutter nicht, was vor ihren Augen passiert und gibt die Verantwortung für die Sicherheit des Kindes auf. Möglicherweise ist sie sogar insgeheim erleichtert, dass die sexuelle Aufmerksamkeit des Vaters nicht ihr gilt. Es wird nichts besprochen. Es wird keine Verantwortung übernommen und die Wahrheit dieser Familie muss geheim bleiben. Die Familie funktioniert von nun an nur noch durch Viktimisierung und Übergriffigkeit. Beide Eltern werden zum Täter an ihrem Kind. Die Tochter hat keine Möglichkeit, dieser Situation zu entkommen. Für sie ist dieses Leben Normalität. Jeder Versuch des Kindes, sich zu wehren, wird zurückgewiesen und als Verrat an den Eltern bezeichnet. Gleichzeitig ist das Zuhause das Zuhause und wird von der Tochter, die kein anderes Zuhause kennt, in ihrer kindlichen Verwirrtheit als sicher betrachtet, obwohl es eindeutig unsicher geworden ist. Die traumatische Verwirrung der Tochter ist vollständig, überwältigend und lässt katastrophale Folgen für ihr zukünftiges Leben erahnen.

**Generation 3** – Die Tochter wird, traumatisiert und verwirrt, erwachsen. Ihr Verständnis von Liebe ist mit Übergriffigkeit und Scham vermischt, denn ein Teil von ihr empfindet Scham für das, was ihr als Kind passiert ist. Sie fühlt sich sicher in Situationen, die ganz und gar nicht sicher sind. Auf Grund ihrer verwirrenden Erfahrungen vertraut sie Personen, die höchst anfällig für Täterhandlungen sind und sie misstraut Menschen, die keine Gefahr für sie darstellen, weil sie diese für Täter hält. Ihre Fähigkeit, den eigenen Sinneswahrnehmungen und Instinkten zu vertrauen, ist durch ihre Bemühungen, die unterdrückten Traumagefühle zu vermeiden, gestört. Sie kann nur überleben, indem sie die Türen zur Realität ihrer Kindheit verschließt, den sexuellen Missbrauch vielleicht sogar vollständig vergisst. Wahrscheinlich hat sie wenig Selbstvertrauen und könnte zur Täterin an sich selbst werden. Durch verschiedene Formen der Selbstverletzung (z.B. Ritzen oder Anorexia) und die damit verbundenen Schmerzen lenkt sie sich von ihrem echten Schmerz ab. Aus Sicherheit und Vertrautheit fühlt sie sich wahrscheinlich zu Partnern hingezogen, die ähnlich traumatisiert sind. Vielleicht zu jemandem, der ein massiver Gewalttäter geworden ist – und das System wird fortgesetzt. Ihre Kinder leiden dann nicht nur an der psychischen Verwirrung ihrer Eltern, sondern werden von den Eltern als Opfer für deren unkontrollierbare Bedürfnisse nach Macht und Rache für die eigenen, in der Kindheit erlittenen Schmerzen benutzt. Die Täter dominieren und die Kinder leiden. Illusionen beherrschen das Leben und die Realität ist verdreht. Um jede Störung von außen zu vermeiden, wird der Kontakt bis auf wenige Ausnahmen auf das eigene Familiensystem beschränkt. Diese Ausnahmen sind Menschen, die in ähnlich verzerrten Familiensystemen leben. Dort findet man Unterstützung für seine Beschwerden und Täterhandlungen. Loyalität den Eltern gegenüber ist wichtig. Kontrolle wird ausgeübt durch Gewalt, Scham, Demütigung und Vermittlung von Schuldgefühlen.

Das traumatisierte Bindungssystem ist überhaupt nicht ungewöhnlich. Weil so viele Taten im Privaten geschehen und so viel von der Loyalität der Kinder, außerhalb des Systems nicht über ihre Erlebnisse zu sprechen, abhängt, ist es für die Gesellschaft nicht schwierig, den Ernst und die Verbreitung solcher Zustände zu übersehen. Bis wir in unseren Gesellschaften Wege finden, derart ausgeprägte Zustände von Gewaltausübung und Viktimisierung zu erkennen und zu verstehen, wird die andauernde, grausame Gewalt in Familien weitergehen.

Für die Mitglieder einer solchen Familie ist es schwierig, zum „Whistleblower" am System zu werden, weil es für das Kind alles ist, was es kennt. Wer als erwachsenes Familienmitglied die Entscheidung trifft, das eigene Trauma ernst zu nehmen und sich zu heilen, ist sofort vielfältigen Angriffen durch die eigene Familie ausgesetzt. Der vollkommen natürliche Impuls des Kindes weiter darauf zu hoffen, dass seine Mutter es irgendwann lieben wird – was von außen betrachtet unmöglich ist – ist für viele ein unüberwindbares Hindernis auf ihrem Heilungsweg. Das Kind aus einem solchen System braucht, auch noch als Erwachsener, immensen Mut das Geschehene auszusprechen. Wenn dieser Erwachsene dann feststellt, dass er einer Gesellschaft gegenübertritt, die lieber wegschaut und das Ausmaß des Missbrauchs nicht wirklich begreift, steht er allein da. Eine traumatisierte Gesellschaft, die die Realität von Trauma und die Täter nicht klar erkennt, kann kaum Hilfe bieten.

## 5.4.12 Ich, Wille und Trauma-Überleben

*„Der Wille ist hilflos ohne die vorausschauende Absicht eines gesunden Ichs ... Er ist eine Kraft ohne Lenkung, Zündstoff ohne Lunte, Hoffnung ohne Plan."*
(Broughton, Blog Post, 2019)

Ein Mensch mit einem gesunden Willen will leben, lebendig sein, um die Dinge zu erreichen, die er will und braucht, um ein gutes Leben zu leben. Um Zugang zu unserem Willen zu haben, brauchen wir ein gesundes Ich-Gefühl. Und wir brauchen Willen, um ein gesundes Ich-Gefühl zu entwickeln und zu erreichen. Beide kooperieren miteinander, um uns auf gesunde Weise durchs Leben zu führen. Ohne ein gesundes Ich-Gefühl haben wir keinen Zugriff auf unseren Willen oder wir nutzen unseren Willen nicht auf gesunde Weise. Ohne Zugang zu unserem gesunden Ich sind wir uns nicht im Klaren über unsere Wünsche. Dann benutzen wir unseren Willen in verwirrter Weise, sogar bis hin zu Übergriffen gegen uns selbst und andere. Es ist der Akt eines gestörten Überlebenswillens, sich selbst oder anderen Schaden zuzufügen oder zufügen zu wollen, um so den ursprünglichen Traumaschmerz, über das, was uns passiert ist, nicht zu fühlen.

## 5.4.13 Subjekt und Objekt

Die Erfahrung, das Subjekt des eigenen Lebens zu sein, die zentrale, handelnde Person, ist das Erleben des gesunden Ichs. Ich bin das Subjekt meines Lebens, aber ich kann dies nur aufrecht erhalten, wenn ich aus einem gesunden Ich heraus funktioniere. Das Subjekt des eigenen Lebens zu sein, ist natürliches Sein. Echter Kontakt zwischen zwei Menschen kann nur stattfinden, wenn die Beteiligten sich selbst als die Subjekte ihres Lebens erfahren und wenn jeder den anderen als Subjekt wahrnimmt, wahrhaftig als Subjekt seines Lebens. Das ist eine Interaktion von gesundem Ich zu gesundem Ich.

Dass jemand zu einem Objekt wird (Objektifizierung) geschieht entweder durch jemand anderen oder sogar durch die betroffene Person selbst. Trauma ist eine extreme Form der Objektifizierung durch eine andere Person. Derjenige, der objektifiziert ist der Täter und die objektifizierte Person ist das Opfer. In einer solchen Situation wird ein Mensch nicht als das Subjekt seines Lebens mit eigenen Wünschen und

Bedürfnissen gesehen, sondern seine Wünsche und Bedürfnisse werden ihm aberkannt. Trauma-Überlebensstrategien bedeuten auch, dass die Person sich selbst zum Objekt macht. Die folgende Abbildung einer gespaltenen Psyche von Franz Ruppert stellt den Vorgang der Selbst-Objektifizierung dar.

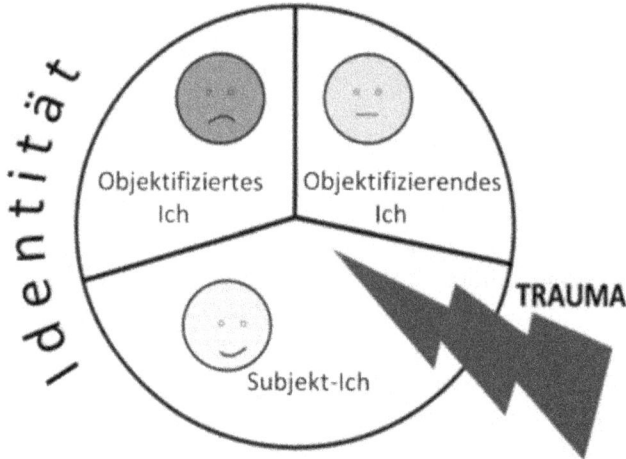

Grafik 4: Selbst als Subjekt, Objekt und Objektifizierender

Dieses Bild zeigt auf, wie sehr man sich durch Überlebensinstinkte schadet. Zu Beginn, im ersten Augenblick der Traumatisierung, wird die Traumaerfahrung abgespalten, indem man diesen Teil von sich zu einem Objekt macht, um ihn als weniger bedrohlich zu empfinden. Ein Objekt ist sicherlich kein Ich. Daher kann es dem Überleben der eigenen Integrität nicht gefährlich werden. Auf diese Art überleben wir das traumatische Erlebnis, von einem anderen zum Objekt gemacht zu werden: Wir machen einen eigenen Anteil zum Objekt. Dieser Trauma-Überlebensinstinkt setzt das Objektifizieren eigener traumatisierter Anteile fort, indem er ihre Abspaltung aufrechterhält und vorgibt, sie seien nicht wichtig, nicht real, gar nicht existent, eine Gefahr für uns selbst...

Das objektifizierende Überlebens-Ich macht auch das gesunde Ich zum Objekt, indem es sich über dessen gesunde, subjektive und autonome Fähigkeiten hinwegsetzt und an seiner Stelle alle psychischen Funktionen übernimmt. Das objektifizierende Überlebens-Ich muss gewinnen, andernfalls ist das Trauma real. Und wenn es real ist, muss es gesehen, erfahren und als authentisch akzeptiert werden. Das objektifizierende Ich will für das wahre gesunde Ich der Person gehalten werden. Es will kontrollieren und es behauptet, dass alle anderen Teile der Person nicht existieren. Oder dass sie zumindest nicht wichtig seien, dass ihnen nicht zu trauen sei oder dass sie wertlos seien. Das objektifizierende Überlebens-Ich setzt seine kontrollierende und objektifizierende Art fort bis ins Erwachsenenalter – oft mit verheerenden Auswirkungen.

Wenn sich zu irgendeinem Zeitpunkt die Fähigkeit des Überlebens-Ichs, die Kontrolle der Psyche aufrechtzuerhalten, als unzureichend erweisen sollte, gibt es keine andere Möglichkeit, als die Psyche weiter zu spalten. So erlangt das Überlebens-Ich die Kontrolle zurück. Das ist zum Beispiel der Fall, wenn die Person ein traumatisches Erlebnis hat, für dessen Bewältigung ihre Ressourcen und ihre bisherigen Überlebensstrategien nicht ausreichen. Dies verlangt weitere Selbst-Objektifizierung, noch strengere Kontrollstrategien, noch weniger Macht und Autorität für das Gesunde Ich und eine noch stärkere Begrenzung der Fähigkeit, auf eine gesunde, autonome Weise zu funktionieren.

## 5.5 Fazit

*„Der Entschluss als traumatisiertes Kind zu überleben, ist ein Akt der Selbstliebe."* (Broughton)

Ein Trauma verletzt uns. Es stört unsere Fähigkeit, uns selbst zu erkennen und wir selbst zu sein.

Es führt dazu, dass wir uns selbst misstrauen und verleitet uns dazu, uns selbst und andere zu verletzen. Es errichtet eine ausgeprägte Spaltung in uns, die uns davon abhält, uns selbst klar zu erkennen, angemessen zu funktionieren und uns gegenüber denen, mit denen wir in Kontakt kommen, auf eine stimmige und integrierende Weise zu verhalten. Obwohl wir uns sehr nach Nähe sehnen, bringt es uns dazu, Intimität zu fürchten und boykottiert so unsere Bemühungen, Beziehungen und Partnerschaften harmonisch und erfüllend zu gestalten und zu leben. Es geht sogar so weit, dass wir unsere eigenen Kinder traumatisieren, so wie wir von unseren Eltern traumatisiert wurden. Trauma baut eine Realität von kontinuierlicher Desorientierung und Hilflosigkeit auf. Diese wiederholt sich in all unseren Interaktionen und kann das Leben schwierig und unerträglich werden lassen. Aus dem Überleben von Trauma entsteht ein Mangel an Klarheit und an Vertrauen zu uns selbst und zum Leben. Dieser Mangel an Klarheit und Vertrauen verursacht die meisten unserer persönlichen und sozialen Probleme.

Wir Menschen haben uns so sehr von dem distanziert, was uns tatsächlich verletzt und hilflos macht, dass wir das, was wir nicht sehen, nicht verstehen und nicht besprechen, nicht lösen können. Wir akzeptieren unsere wahrgenommenen Grenzen. Wir sind so hypnotisiert durch die in unserer Gesellschaft herrschenden Überlebensstrategien von Vermeidung und ungesunder Kompensierung, dass wir weiter herumirren und wirklich Wichtiges vermeiden. Wir geben uns zufrieden mit Aussagen wie: „Menschen sind so." und „Es gibt Böses auf der Welt". Diese Aussagen sind falsch: Niemand ist von Natur aus böse, in der Natur gibt es ein solches Konzept nicht. Menschen und von Menschen geschaffene religiöse Lehren haben solche Konzepte, die jedoch nur als Mittel dazu dienen, Dinge zu erklären, die unerklärlich scheinen: Warum tun Menschen sich selbst und anderen verletzende und grausame Dinge an? Darum geht es in Religionen wirklich: Erklärungen für das scheinbar Unerklärliche zu finden und Gründe für als sinnlos erscheinende Taten zu benennen, wenn es keine logische Erklärung zu geben scheint.

Heute haben wir jedoch Erklärungen. Wenn man sich mit Trauma und dessen Auswirkungen auf Leben und Gesellschaft beschäftigt, wagen wir uns an eine andere und logische Erklärung dessen, was wir womöglich als böse bezeichnet haben, heran. Böse Taten sind dann fehlgeleitete Überlebensbemühungen schwer traumatisierter Menschen.

Alle Täter sind traumatisiert.[11] Es gibt keine andere rationale Erklärung für das, was manche Menschen anderen antun. Anderen zu schaden und ihnen Schmerzen zuzufügen, ist der verzweifelte Versuch einer traumatisierten Person, in einer Welt zurechtzukommen, die das Problem nicht erkennt. Trauma ist so endemisch, dass wir Traumasymptome für normal halten und uns in „gut" und „böse" spalten. Diese Begriffe haben in einer traumatisierten Gesellschaft keine Bedeutung und sind für den Versuch, Traumatisierungen aufzulösen, nicht hilfreich, sondern störend.

---

[11] Als Beispiel für die Entwicklung von jemandem, den man böse nennen könnte: *All God's Children: The Bosket Family and the American Tradition of Violence* von Fox Butterfield.

# 6. Emotionen

## 6.1 Einleitung

Emotionen haben, wie wir im Kapitel über die menschliche Psyche gesehen haben, eine Orientierungsfunktion: Sie geben uns Auskunft über unsere aktuelle Beziehung zu unserer Umwelt und darüber, was für unser grundsätzliches Überleben und unsere Existenz gerade erforderlich ist. Haben wir das erreicht, ist die Funktion der Emotion beendet und die Erfahrung ist abgeschlossen. In ihrer gesunden Form halten Emotionen nicht lange an. Ist der Zweck der Emotion erreicht, wird sie nicht länger benötigt. Wird der Zweck nicht erreicht und in der aktuellen Gefühlslage deutlich als nicht erreichbar wahrgenommen, ist die Emotion – in einer gesunden Psyche – nicht weiter nützlich. Der Fokus ändert sich, dementsprechend ändert sich auch die Emotion. Bei Wut beispielsweise geht es um Grenzen und persönlichen Schutz. Wenn ein „NEIN!" als Ausdruck der Grenzsetzung sein Ziel nicht erreicht, muss sich der Ansatz ändern, vielleicht ins Verhandeln, in den Rückzug oder sogar in eine Unterwerfung. Die überschüssige Energie aus der Wut muss dann auf andere Weise aufgelöst werden.

Emotionen sind ein natürlicher und gesunder Teil des Lebens. Sie sind nicht, wie von vielen angenommen, ein lästiges Ärgernis, das wir regulieren, sogar unterdrücken und vermeiden müssen. Gesunde Emotionen sind weder albern, peinlich noch sonst irgendetwas, und sie sind auch kein Zeichen von Schwäche. Wir brauchen sie, um uns in unserer Welt angemessen zu orientieren. Sie vermitteln uns, ob wir in Sicherheit sind oder nicht, ob die Person, mit der wir sprechen freundlich ist oder nicht, für uns gesund ist oder nicht, ob wir uns entspannen können oder nicht.

Unsere Emotionen können jedoch auch als Überlebensstrategien fungieren. Meines Erachtens hat dies dazu beigetragen, dass in unserer modernen Gesellschaft Emotionen misstraut wird. Im Vergleich mit dem Intellekt werden Emotionen negativ bewertet, was zu einer Spaltung von Körper und Geist führt. Das in unserer Gesellschaft herrschende Misstrauen gegenüber Gefühlen beruht auf der meistens nur gering ausgeprägten Fähigkeit, zwischen gesunden Emotionen und Trauma-Überlebensemotionen zu unterscheiden. Dies ist Bestandteil unserer kollektiven Weigerung, uns mit dem Thema Trauma auseinanderzusetzen.

Gesunde Emotionen sind logisch und vertrauenswürdig. Sie sind oft vertrauenswürdiger als unsere Gedanken, die mit Illusionen und Wunschdenken durchsetzt sein können.[12] Dennoch müssen wir Emotionen im richtigen Kontext sehen und uns ihrer Funktion bewusst sein. Wir müssen unterscheiden zwischen gesunden Emotionen und Überlebensemotionen. Wenn uns diese Unterscheidung gelingt, dann können wir unserem Gefühlsleben das Vertrauen und die Wertschätzung geben, die es verdient. Trauma spaltet unsere Emotionen in gesunde, angemessene Emotionen und Überlebens- bzw. Ablenkungsemotionen. Diese Emotionen sind Ersatzgefühle, die dasselbe Ziel haben wie andere Überlebensstrategien auch: Ablenkung und Vermeidung der schmerzvollen, abgespaltenen Traumagefühle.

In diesem Kapitel werden wir eine Reihe von Emotionen und deren jeweilige Funktion anschauen. Wir werden sehen, wie diese Emotionen sich äußern, wie sie verzerrt werden können und uns von dem zugrunde-liegenden emotionalen Traumaschmerz ablenken. Ziel dieses Kapitels ist es, ein tieferes Verständnis für den Ursprung und die Funktion von Emotionen zu erlangen.

## 6.2 Liebe

Liebe ist einfach, rein und unkompliziert. Liebe ist die wichtigste Emotion des Lebens. Sie ist das Leben selbst. Sie schafft, erhält, stärkt und gestaltet Leben und ist die gesunde Form des Daseins, wenn alle anderen Bedürfnisse erfüllt sind. Sie ist die Emotion, die nötig ist, um die lebensstärkende Bindung für das neu entstandene Kind sicherzustellen. Liebe wird freigesetzt in Mutter und Kind in Form des Hormons

---

[12] Als ich einmal in den Hindu Kush reiste, betrat ich einen Ashram, in dem ein „heiliger Mann" lebte. Ich sprach einige Zeit mit ihm. Was ich davon behalten habe, ist Folgendes: Er fragte mich, was ich meinen würde, was das Gefährlichste auf der Welt sei. An meine Antwort erinnere ich mich nicht, aber er sagte dann, gefährlicher als Waffen, Nuklearwaffen und Krankheiten, sei der Geist; es sei der menschliche Geist, der auf der Welt am gefährlichsten sei. Ich habe das niemals vergessen. Meine jetzige Interpretation ist, dass der traumatisierte menschliche Geist die gefährlichste Bedrohung in der Welt darstellt.

Oxytocin[13] vor, während und direkt nach der Geburt (zusammen mit anderen Hormonen). Liebe verbindet Mutter und Kind und schafft eine sichere und gesunde Umgebung für das verletzliche Kind, in der es wachsen und sich entwickeln kann.

Liebe ist eine Erfahrung von Offenheit und Freiheit. Sie wird häufig begleitet von einer Atmung, die tief in den Bauch hineingeht. Diese entspannt die Muskeln, insbesondere im Gesicht, zu einer Weichheit und einer bereitwilligen Verletzlichkeit. Die Liebeserfahrung ist ein unsagbares Vergnügen und somit eng verwandt mit Freude und Glück.

Der Einzelne mag Liebe zu sich selbst und zum Leben generell erleben, aber Liebe bringt Menschen auch zusammen. Sie ist eine Emotion von Nähe und Intimität und die Voraussetzung für gesunde zwischenmenschliche Begegnungen. Bei echtem Kontakt ist sie präsent und im Idealfall drückt sie sich in der tiefen Verbundenheit zweier Menschen aus, die dazu führen kann, dass diese zusammen sein und miteinander leben wollen. Sie schließt dann in der Regel eine sexuelle Verbindung mit ein, die möglicherweise neues Leben schafft.

Liebe ist absolut, sie ist entweder vorhanden oder nicht und kann nur vom gesunden Ich erlebt werden. Jede Erfahrung, die wir vielleicht Liebe nennen und die aus dem Überlebens-Ich stammt, kann nicht wirklich Liebe sein. Es ist wahrscheinlicher, dass es sich um eine illusionäre Vorstellung von Liebe handelt. Ausdruck und Erfahrung von Liebe kann nur zwischen Menschen stattfinden, die sich im gesunden Ich-Zustand begegnen.

Die Erfahrung von Liebe findet im Moment statt und sie ist ein Erleben des Moments. Wir können sagen, wir lieben jemanden, als Ausdruck einer allgemeinen Haltung ihm gegenüber. Doch das tatsächliche Erleben von Liebe findet im aktuellen Augenblick statt, selbstverständlich im Körper und nicht so sehr im Verstand. Der Verstand mag sagen: „Ich liebe diesen Menschen". Doch das ist eine Idee, ein Gedanke. Er kann aus einem momentanen Gefühl von Liebe für diesen Menschen entstanden sein. Wir sagen, dass wir diese Person lieben und während wir dies sagen, fühlen

---

[13] Hier ist eine interessante Frage: Führt die Emotion Liebe zur Ausschüttung des Hormons Oxytocin oder ist die Ausschüttung des Hormons Liebe? Letzteres würde bedeuten, dass Liebe (und alle Emotionen) eine chemische Reaktion auf bestimmte Umstände ist. Es ist schwer vorstellbar, dass all unsere emotionalen Erfahrungen in der Tat chemische Reaktionen auf unsere Wahrnehmungen sind. Im Internet sind jedoch zahlreiche Studien zu finden, die diese Sichtweise unterstützen.

wir diese Liebe wahrscheinlich auch. Es kann jedoch auch Momente geben, in denen wir uns über diesen Menschen ärgern und die Liebe zu ihm nicht fühlen. Das heißt nicht, dass wir diese Person nicht lieben. Es bedeutet aber, dass das, was wir gerade fühlen, nicht Liebe ist.

Liebe, die aus dem Überlebens-Ich kommt, ist vermischt mit anderen Dingen, mit anderen Emotionen, Dissoziationen, mit Illusionen darüber, was Liebe ist oder auch mit in der Gesellschaft vorherrschenden Vorstellungen über Liebe. Liebe wird auch oft mit Leidenschaft verwechselt. Jede Verwechselung ist jedoch eher eine Überlebensstrategie. Sich in jemanden zu verlieben ist nicht gleichbedeutend damit, jemanden zu lieben. Verliebtheit ist eine Leidenschaft, die vorübergeht. Oft ist sie stark mit Illusionen über sich selbst und den anderen durchzogen. Sie ist wie ein Rausch und weist viele körperliche Symptome auf: einen schnelleren Herzschlag, Besorgnis, Aufregung, Schwindel, Ruhelosigkeit, Atemlosigkeit. Sie löst obsessives Verhalten, instabile Leidenschaft und viele Täuschungen aus. Vielleicht ist sie der natürliche Weg, für die grundlegende Arterhaltung zu sorgen. Aber dies lässt nicht notwendigerweise darauf schließen, dass auch eine längere Beziehung so funktioniert. Niemals können zwei Menschen dieses Ausmaß an Leidenschaft lange aufrechterhalten. Das ist auch gut so, weil dieser Zustand so sehr mit Täuschungen durchsetzt ist. Vielleicht bringt es zwei Menschen dazu, sich für ein gemeinsames Leben zu binden – das mag auch funktionieren – doch die Leidenschaft hält nicht an. In einer tagtäglichen Routine zusammenzuleben, ist etwas ganz anderes. Hier erfolgreich zu sein, erfordert echte Liebe.

Am Lebensbeginn ist der Austausch von Liebe das Bindemittel zwischen Mutter und Kind. Das gerade entstandene Individuum ist vom Moment der Zeugung an fähig zu lieben. Das Baby ist Liebe und alles, was das Baby will, ist die Liebe seiner Mutter zu bekommen und seine Mutter lieben zu können. Liebt die Mutter das Kind nicht, ist dies eine Katastrophe für das Kind. Das gilt genauso, wenn die Mutter den kindlichen Impuls, seine Mutter zu lieben zurückweist. Ohne diesen liebevollen Austausch ist das Baby psychisch und emotional verloren und vom Untergang bedroht: So wird das Kind traumatisiert.

Echte Liebe kann nicht als Überlebensstrategie benutzt werden. Aber Liebesillusionen, die eben keine Liebe sind, sind ein weit verbreitetes Merkmal einer erlittenen Traumatisierung.

## 6.3 Freude

Freude ist ein Zustand von Glück und Fröhlichkeit. Ähnlich wie Liebe ist sie ein Erleben von Offenheit, Wachstum und Entspannung. Im besten Fall wird Freude im ganzen Körper empfunden und geht mit einer klaren Wahrnehmung der Umgebung und der Natur einher. Es handelt sich um einen Zustand von Offenheit für den Kontakt mit anderen und mit der Schönheit der Welt und des Lebens.

Echte Freude ist auch geerdet und realistisch. Wenn es in ihrem Leben keine Freude gibt, versuchen viele Menschen Freude durch den Konsum von Drogen zu erfahren. Das Gefühl von Freude kann ähnlich den Empfindungen sein, die durch Drogen ausgelöst werden. Aber echte Freude wird nicht durch eingenommene Chemikalien ausgelöst, echte Freude ist natürlich.

Echte Freude kann nicht als Überlebensstrategie benutzt werden. Der Gebrauch von Medikamenten als ein Versuch, Freude zu empfinden, ist jedoch eine Trauma-Überlebensstrategie.

## 6.4 Wut

Wut ist primär eine Emotion der Distanzierung und Abgrenzung. Sie ist die Emotion des Selbstschutzes in einer bedrohlichen Situation und sie ist eine Energie der Veränderung. Wut verläuft über ein Spektrum von milder Irritation über Aggression bis hin zu Rage. In ihrer gesunden Form allerdings geht es um Selbstschutz, Grenzen setzen, Raum gewinnen und darum, zu ändern, was wir aktuell als falsch empfinden. Sie verhilft uns dazu „Nein!" zu sagen, wenn etwas nicht gesund, hilfreich oder sicher ist." In ihrer gesunden Form kommt Wut nur vor, um in einer Notsituation eine Lösung herbeizuführen. Dann ist sie da, wird ausgedrückt und trägt mit der Energie, die sie freisetzt, dazu bei, das Ziel zu erreichen: Sicherheit, Schutz und Leben. Diese gesunde Form der Wut hält nicht lange an. Entweder wird die beabsichtigte Änderung erreicht oder nicht. Feindseligkeit, Sturheit, bleibende Wut, Ärger und endloses Schimpfen sind Anzeichen dafür, dass der Zweck der Wut nicht erfüllt wurde. Weil die Person nicht fähig oder nicht bereit ist, die Situation zu akzeptieren oder eine andere Haltung einzunehmen, kann die Angelegenheit nicht ruhen.

Wut ist eine machtvolle Erfahrung. Die Muskeln verhärten sich und verharren in diesem Zustand, wenn sie nicht bzw. bis sie durch irgendeine Handlung gelöst werden. Wut produziert Hitze im Körper und das Gesicht rötet sich. In den Extremitäten gibt es ein Kribbeln, wenn der Körper sich auf eine angemessene Aktion vorbereitet. Oft werden die Hände zu Fäusten geballt und es gibt einen starken Drang zuzuschlagen. Wut wird hauptsächlich in der oberen Körperhälfte erlebt und befähigt zu aggressiven Handlungen.

Gesunde Aggression hilft uns zu erreichen, was gut für uns ist. Sie sorgt für die Befriedigung unserer primären Bedürfnisse. Das Baby kann gesund aggressiv gegenüber der Mutterbrust sein, um die Nahrung zu bekommen, die es braucht. Doch wenn dies geschafft ist, verschwindet seine Aggression. Sie wird dann nicht mehr gebraucht. In diesem Sinne ist gesunde Aggression die Energie, das zu bekommen, was man braucht. Aber bei Aggression als Überlebensstrategie, bei einer tagtäglichen aggressiven Haltung, geht es darum, Menschen fernzuhalten und Distanz zu schaffen als Schutz vor quälenden Traumaemotionen.

Wut ist die Emotion des Kampfes in einer High-Stress Situation, also in einer „Kampf oder Flucht" Situation (siehe Kapitel 5.2.1). Aggressionen und Wut können uns dabei helfen, die Situation zu unseren Gunsten zu beeinflussen und unser Überleben in der Gefahrensituation durch das Initiieren einer Änderung zu sichern. In Wut oder sogar Hass zu geraten, um die bedrohliche Situation zu ändern, ist wahrscheinlich ein gesunder Impuls. Flucht kann eine Möglichkeit sein, wenn die Situation mit Aggression und Wut nicht erfolgreich bewältigt werden kann. In einer traumatischen Situation ist Wut jedoch nicht nützlich, denn per Definition gibt es in einer solchen Situation einen Gegner, der stärker ist. „Die Situation wird noch lebensbedrohlicher, wenn wir uns wehren. Daher muss die Wutreaktion unterdrückt und abgespalten werden." (Ruppert, 2019)

Wut und Aggression sind häufig genutzte Überlebensstrategien, da sie uns erlauben, das Empfinden anderer verstörender Gefühle und Erfahrungen, wie die unserer Hilflosigkeit, zu vermeiden. Wut hält andere auf Abstand. Sie sorgt dafür, dass wir uns stark und lebendig fühlen, obwohl wir uns in Wirklichkeit schwach und ohne natürliche Lebensenergie fühlen. Als Überlebensstrategie erzielen Wut und Aggression wenig, außer unsere Aufmerksamkeit von den tiefen Missempfindungen aufkommender Traumagefühle abzulenken und andere Menschen von uns weg und auf Abstand zu halten. Ein Täter, der sich als Opfer fühlt, benutzt häufig seine Wut, um sich vor seinen Traumagefühlen zu schützen. So wird er zum Täter an einer anderen, meist schwächeren Person, die an seiner Stelle den Schmerz fühlen soll.

Wut und Aggression sind weit verbreitete Überlebensstrategien, die leicht zu entfachen sind und die häufig unangemessen und manchmal dauerhaft hochkochen. Wut kann zu einer Lebensform werden, zu einer durch Hass angetriebenen Emotion der Ablenkung, die die Person davor schützt, ihre Verletzbarkeit und ihren Schmerz zu fühlen. In dieser Form verhindert Wut Kontakt und Verbindung.

## 6.5 Hass

Hass ist das Erleben des Wunsches, alles zu zerstören, was einem Schmerz und Scham bereitet. Er ist die Emotion der Rache. Er ist die Emotion des Täters, der Rache will für das, was er als Schädigung seiner Person durch eine andere Person betrachtet. Weil Hass gegen das Leben ist, nimmt er Rache am Leben. Die Symptome sind überall. Sie finden sich in der Dezimierung der Wälder und in unserer Umwelt, in Beziehungs-problemen, in der Politik der Konflikte und im Geschäft der Ausbeutung. Die Existenz von Hass als Emotion „gegen das Leben" erlaubt all diese Dinge in unserer modernen Welt.

Eine Mutter, die von ihrer Mutter gehasst wurde, kennt den Hass. Solch eine Mutter, die ihr Kind nicht will, sorgt dafür, dass das Kind lernt zu hassen. Ein Kind, das keinen Hass von außen gespürt hat, würde ohne generellen Zugang zu Hassgefühlen aufwachsen. Der Hassimpuls dringt von außen in das Kind – durch das Trauma des elterlichen Hasses für das Kind. Auf diese Weise weckt es im Kind die Fähigkeit zu hassen. Ein heranwachsendes Kind, das seine Mutter hasst, erwidert nur den ihm entgegengebrachten Hass. Dann führt Hass zur destruktiven Bindung zwischen Mutter und Kind. Zu einer niemals zufriedenstellenden Verzerrung von Bindung und zu der ewig hoffnungslosen Hoffnung, Hass in Liebe zu verwandeln. Die Entwicklung des inneren Täters als Überlebensstrategie des Kindes einer „es nicht wollenden Mutter" basiert auf Selbsthass. Die Reaktion auf die Verletzung kann sich zu Hass entwickeln, doch dieser Hass kann keine Lösung bringen. Hass wächst und zerstört seine Umgebung.

## 6.6 Angst

Angst ist die Emotion von Misstrauen, Unsicherheit und Gefahr. In ihrer gesunden Form informiert sie uns über Gefahren. Sie ist die Emotion, die den Fluchtimpuls in der High-Stress Situation aktiviert. Die Intensität von

Angst ist unterschiedlich ausgeprägt: sie beginnt mit leichter Unsicherheit und reicht bis zu starker Furcht und Panik. Sie macht uns darauf aufmerksam, dass etwas nicht stimmt, und dass wir in Gefahr sind. Der mit Angst verbundene gesunde Impuls ist der Rückzug in eine sichere Umgebung.

Angst zeigt sich durch ein absackendes Gefühl in Bauch, Brust und Solar Plexus. In diesem Körperbereich entsteht das beunruhigende Gefühl einer dunklen, erstarrten Masse. Die Brust ist angespannt und die Atmung ist flach. Oft wird der Atem sogar angehalten, doch das Herz rast und man ist handlungsbereit. Unsere Sinneswahrnehmung ist vollkommen darauf konzentriert, die Situation einzuschätzen, um die richtige Handlungsweise erkennen zu können.

Angst fühlen wir ungern, denn sie vermittelt uns, dass wir nicht sicher sind. Oft deckeln wir sie dann mit Wut, um das Unbehagen, das die Angst erzeugt, nicht zu fühlen. Aber Angst ruft ebenso das gesunde Wutgefühl hervor, das uns vor dem schützen kann, was uns Angst macht. Also können Angst und Wut auf gesunde Weise Hand in Hand gehen, damit wir handeln und uns in Sicherheit bringen können. Wenn aber Wut und Aggression unsere Angst zudecken, befinden wir uns in einer Überlebensstrategie.

Es kommt weniger häufig vor, dass wir Angst offen als Überlebensstrategie benutzen, weil Angst vor allem ein unangenehmes Gefühl von Hilf- und Hoffnungslosigkeit ist. Um diesem Gefühl auszuweichen, ersetzen wir Angst durch Wut. Dann fühlen wir uns lebendig und glauben, dass wir nicht hilflos sind und dass wir etwas tun können, um die Situation zu ändern. Auch Besorgnis (siehe Kapitel 6.7) wird häufig eingesetzt, um Angst zuzudecken. Damit ist Besorgnis eine weitere Überlebensstrategie.

Chronische Angst ist die logische Folge ständiger Traumatisierung über einen langen Zeitraum. In solch einem Fall verbringt der Mensch sein Leben in Angst. Sie kann von den unterschiedlichsten Situationen und Ereignissen, oft unabhängig von der Realität der Situation, getriggert werden. Wenn Angst in einer traumatisierten Psyche die wesentliche Erfahrung während der frühen Lebensjahre war, wenn der Kontakt zur Mutter – und vielleicht zum Vater – immer eine angstvolle Verbindung war, kann Angst mit Liebe verwechselt werden, weil sie dem Kind eine Verbindung zur Mutter gibt. So wird die emotionale Situation immer komplexer und konfuser: Um Verbindung zu fühlen, muss ich Angst fühlen. Dann fungiert Angst als Ablenkung von dem grundlegenden Schmerz über das, was mir zugestoßen ist. Damit ist sie paradoxerweise eine Überlebensstrategie. Sogar das Gefühl von Angst ist akzeptabler als dieser tiefe emotionale Schmerz.

Ein Mensch, der sein Leben in Angst verbringt, erkennt vielleicht nicht, dass er dies tut. Er kann womöglich sagen, dass er sein Leben lang Angst hatte. Aber andererseits ist er nicht auf das Empfinden von realer Gefahr vorbereitet, weil Angst so vertraut ist und weil sie sowieso sein ständiger Begleiter ist. Solche Menschen neigen dazu, in ihrem Leben Risiken einzugehen und finden sich möglicherweise oft in gefährlichen Situationen wieder. Ihre frühe, gesunde Fähigkeit Angst verursachende Situationen zu erkennen, ist verfälscht worden. Daher ist ihr Bewusstsein von Gefahr und Sicherheit ebenfalls verfälscht.

Angst hat zu tun mit Vertrauen. Emotionen, zusammen mit körperlichen Empfindungen sind, was wir erleben. Das ist Erfahrung. Also ist Vertrauen eine emotionale Erfahrung. Unseren Emotionen vertrauen wir nicht aus unserem Intellekt heraus, sondern wir fühlen in unserem Körper, ob wir einer Situation vertrauen können.

## 6.7 Besorgnis

Besorgnis gehört zum Spektrum Angst. Häufig dient Besorgnis dazu, Angst zu unterdrücken. Somit ist sie eine Überlebensform von Angst und ein Ersatzgefühl, das uns davor schützt, die Gesamtheit unserer tiefsitzenden Angst zu fühlen.

## 6.8 Trauer

Gesunde Trauer wirkt befreiend. Der Prozess des Trauerns befreit uns von der Bindung zu dem, was wir verloren haben. Gesunde Trauer ist die Reaktion auf Verlust, sei es durch den Tod eines geliebten Menschen oder durch den Verlust von etwas, was wir geschätzt und geachtet haben. In solch einer Situation kommt das Trauergefühl wie eine Welle, es beginnt, erreicht einen Höhepunkt und nimmt wieder ab. Es ist auf keinen Fall konstant, es tritt auf und wiederholt sich eine Zeitlang, während wir uns mit dem Verlust versöhnen. Die Ausprägung der Trauer wird beeinflusst durch die Tiefe der Verbindung zu dem, was wir verloren haben und die Trauer auszudrücken hilft uns, mit dem Verlust zurechtzukommen. Trauer ist kein schönes Gefühl, und doch ist es von enormer Bedeutung, das Gefühl zuzulassen, wenn es aufkommt und uns anschließend erfrischt und lebendig zu fühlen. Wir sind jedoch häufig versucht, das Gefühl zu vermeiden und zu unterdrücken, um möglichst schnell in unseren Alltag zurückzukehren.

Trauer sitzt in der Brust, in den Lungen und sie zieht uns nach unten. Am Höhepunkt ihres gesunden Ausdrucks – wenn Trauer kommt und geht – können wir aus tiefster Seele schluchzen. Wir können heulen und aufschreien und untröstlich weinen. Das ist gesund. Der Ausdruck auf diesem Niveau wird nicht lange andauern, vielleicht ein paar Minuten. Danach sind wir in der Lage, mit unserem Leben fortzufahren. In vielen Kulturen ist es Tradition, dass bei einem Todesfall alle Trauernden zu einer kollektiven Trauerklage zusammenkommen, um diejenigen, die aktuell vom Verlust betroffen sind, durch gemeinsame Trauerarbeit zu unterstützen. Diese Tradition erlaubt den Anwesenden an einem Ritual von persönlichem Verlust teilzunehmen und ihre eigene Trauer, über das, was sie in ihrem Leben verloren haben, zu fühlen und auszudrücken.

In unserer modernen Gesellschaft wird die Bedeutung und die Notwendigkeit von Trauer und Trauerarbeit unterschätzt. Trauer anderer Menschen weckt in uns Gefühle von Verlegenheit und Hilflosigkeit, denn in einer echten Trauersituation gibt es nichts, was man tun kann, außer zu trauern. Wir hoffen, dass die Trauer des anderen schnell endet und können uns versucht fühlen, den Trauerprozess des anderen zu unterbrechen, in dem wir ihn von seiner Trauer ablenken, damit er sich besser fühlt. Doch diese vermeintliche Hilfsbereitschaft ist ein Übergriff und dient in Wirklichkeit mehr dem eigenen Wohl als dem Wohl des Trauernden – wir müssen uns der Trauer des anderen nicht mehr aussetzen.

Die Trauer anderer ängstigt uns und ist für uns schwer zu ertragen, besonders dann, wenn der Tod eines geliebten Wesens Ursache der Trauer ist. Sie erinnert uns dann an unsere eigene Vergänglichkeit und an die Vergänglichkeit der Menschen, die wir lieben. Ein Vater, dessen Frau gestorben ist, wird seine Trauer unterdrücken und abspalten, um sein Kind zu schützen. Dadurch hindert er es daran, seine eigene Trauer zu spüren und auszudrücken. Vielleicht benutzt er das Kind, um sich selbst vor seiner Trauer zu schützen. Dann wird die nicht willkommene Trauer verbannt und sitzt stagnierend in der Psyche von Vater und Kind. Wenn das Kind mit dem Vater als Bezugsperson aufwächst, ist es ihm unmöglich, zwischen seiner eigenen abgespaltenen Trauer und der seines Vaters zu unterscheiden.

Trauer, die nicht ausgedrückt wird, wird oft von Generation zu Generation weiter übertragen. Das ungeborene Kind im Bauch der trauernden Mutter kann nicht unterscheiden zwischen sich, seiner Mutter und der Trauer seiner Mutter. Das Kind lebt dann als ein permanent von großer, nicht greifbarer Trauer durchdrungener Mensch. Der Ursprung dieser Trauer liegt irgendwo in der Vergangenheit der Mutter. Bei der Arbeit mit der Anliegenmethode haben wir erkannt, dass niemand das Trauma eines anderen Menschen heilen kann, und dass niemand die Trauer eines anderen übernehmen und den anderen von seiner Trauer erlösen kann. Das kleine Kind mag versuchen, seine Mutter von ihrer Trauer zu befreien, indem es deren Trauer übernimmt. Doch es ist unmöglich, die Mutter von etwas zu befreien, was zu ihr gehört. Für das aufwachsende Kind bedeutet das eine nicht endende und erschöpfende Trauererfahrung – als ob das ganze Leben Trauer sei – weil das Kind unbewusst immer weiter versucht, Kontakt mit seiner Mutter zu bekommen und sie zu heilen.

Trauer hat immer eine Ursache. Wenn wir nicht konkret wissen, was die persönliche Ursache für unsere eigene Trauer ist, haben wir wahrscheinlich unser Trauergefühl von jemand anderem übernommen. Diese Trauer, die in Wirklichkeit zu einer anderen Person gehört, werden wir nicht abschließen können – so sehr wir es auch versuchen mögen. Wir können nur die Gefühle empfinden und verarbeiten, die unsere eigenen sind und nach ihrem vollständigen, gesunden Erleben werden unsere Trauergefühle im Laufe der Zeit aufhören.

Wie schrecklich und katastrophal der Verlust eines geliebten Menschen auch ist: Wenn ein gesunder Trauerprozess möglich ist, wenn der Verlust gefühlt wurde und das weitere Leben nicht mehr beeinflusst, kann der Trauernde sein Gleichgewicht wiederfinden.

## 6.9 Traurigkeit

Wenn Tränen fließen, sagen wir oft, dass wir traurig sind. Aber ist das wirklich so? Meines Erachtens ist Traurigkeit ein verwirrender Begriff. Traurigkeit lenkt im Allgemeinen von anderen, tieferen und echten Gefühlen ab. Einerseits hat Traurigkeit mit Verlust und Trauer zu tun, kann aber nichtsdestotrotz ein Weg sein, die Fülle der Trauergefühle zu vermeiden. Andererseits rutscht Traurigkeit häufig in eine Depression und ist als solche offensichtlich eine Überlebensemotion. Wenn Menschen spüren, dass Tränen und Emotionen aufkommen, sprechen sie häufig von Traurigkeit. Ich denke aber, dass diese „verallgemeinernde" Bezeichnung für ein Gefühl oft andere, stärkere Emotionen wie Trauer, Verzweiflung und emotionalen Traumaschmerz verdrängt.

Ich habe oft erlebt, dass Menschen ihr Gefühl als Traurigkeit beschreiben, wenn sie mit jemand anderem in einen emotionalen Kontakt kommen. Ich hingegen würde dieses Gefühl den emotionalen Ausdruck des liebevollen Kontaktes, des Gesehenwerdens – vielleicht zum ersten Mal – und des Geliebtwerdens nennen. Das ist keine traurige Situation. Tatsächlich geht es hier um potenzielle Freude, Liebe und Glück. Weil wir kein anderes passendes Wort haben und es so oft Tränen gibt, sprechen wir von Traurigkeit. Tränen bedeuten nicht notwendigerweise Traurigkeit. Sie zeigen an, dass wir emotional berührt und bewegt sind.

## 6.10 Ekel

Ekel ist eine wichtige Emotion und Erfahrung. Er teilt uns mit, wenn unsere Umgebung vergiftet und unser Leben bedroht ist. Gift gibt es in vielfältigen Formen, und Ekel zeigt sie alle an. Wir erfahren ihn mit all unseren Sinnen.

Ekel halten wir normalerweise nicht für eine Emotion, aber – wie unsere Sicherheit – ist auch er enorm wichtig. Wie alle anderen Emotionen ist er eine Erfahrung, die wir als Reaktion auf etwas erleben. Ekel ist im Allgemeinen gesund. Ekel ist primitiv und sorgt dafür, dass wir vor dem Ekelerregenden, Widerlichen oder Falschen zurückweichen.

Ekel wird im Mund als unangenehmer Geschmack, durch Speichelfluss und durch den Wunsch, das Giftige auszuspucken, wahrgenommen. Er erscheint im Hals, der sich zusammenzieht, als ob er etwas nicht hineinlassen will. Er äußert sich in einem Würgedrang oder sogar in dem Drang, sich zu übergeben, um das Giftige loszuwerden. Auch im Unterbauch, im Solar Plexus und/oder im Magen kann Ekel als Übelkeit, Brechreiz und dem Wunsch, sich zu übergeben, wahrgenommen werden. Er kann tatsächlich zu Erbrechen führen.

Geschmack ist ein wichtiger Sinn, der uns sagt, ob eine Nahrung gut für uns ist oder nicht. Wenn Sie jemals eine verdorbene Mandel gegessen haben, wissen Sie, wie sich ein ekeliger Geschmack anfühlt.

Der gesunde Impuls ist, die Mandel sofort auszuspucken. Wenn man den Impuls übergeht und es nicht tut, wird man wahrscheinlich Übelkeit, Bauchschmerzen und sogar das Bedürfnis, sich zu übergeben, erleiden.

Wenn ein Brechreiz nicht direkt einem aktuellen Ereignis zugeordnet werden kann, beispielsweise wenn man etwas gegessen hat, das nicht sauber war oder das gerade schlecht geworden war und schlecht schmeckte, oder sogar giftig war, deutet dies manchmal auf eine schlimme sexuelle

Erfahrung aus der Vergangenheit hin. Ekel ist ein Hauptindikator für die Möglichkeit einer unangemessenen und unerwünschten sexuellen Erfahrung, besonders bei einem ungeschützten Kind. Wenn ein kleines Kind sexuellen Aktivitäten, unangemessenen Berührungen, sexuellen Angeboten und sexuellem Kontakt ausgesetzt ist, führt dies beim Kind wahrscheinlich zu Ekel und zu Verwirrung, besonders wenn der Täter ein Elternteil oder ein naher Verwandter ist. Auch gezwungen zu werden, etwas anzusehen, was man nicht mag, kann starke Ekelgefühle hervorrufen.

Ekel kann unter besonderen Umständen als Überlebensstrategie auftreten. Wenn Ekel Teil einer Erfahrung von Bulimie ist, die – wie alle Essstörungen – bereits eine Überlebensstrategie ist, fungiert er als Teil eines Überlebenskonstrukts. In extremen Fällen kann ein Sexualtäter seine Taten ausweiten, weil die stärker werdenden Ekelerfahrungen ihn weiter mit seiner eigenen Opferwerdung durch einen Sexualtäter-Elternteil während seiner Kindheit verbinden. Dies ist selbstverständlich eine krasse Verzerrung der Realität. Dabei ist die Ekelerfahrung tatsächlich der Ersatz für eine liebevolle Bindung des Kindes. Es könnte sich hier um jemanden handeln, der als sehr kleines Kind in einem Pädophilen-Ring, in dem seine Eltern Mitglieder waren, schwer traumatisiert wurde.

## 6.11 Scham und Schuld

Scham und Schuld sind wie zwei Seiten einer Medaille. In ihrer gesunden Form weisen sie darauf hin, dass man den angeborenen persönlichen Sinn für Moral übertreten hat. Insofern haben sie eine moralisch mäßigende und schützende Funktion. Wenn man etwas getan hat, das dem eigenen gesunden Sinn für Ethik – dem Sinn dafür, was richtig ist – nicht entspricht, kann das dazu führen, dass man sich schämt. Wenn man einem anderen Menschen Schaden oder Schmerzen zugefügt hat, fühlt man sich wahrscheinlich schuldig. Diese Gefühle veranlassen uns zu Handlungen, die den durch uns entstandenen Schaden ausgleichen sollen, mit dem Ziel, uns von den unangenehmen Gefühlen zu befreien und die Harmonie mit der geschädigten Person wiederherzustellen. Scham und Schuld sagen auch etwas über unsere Beziehung zu unserer Familie und unserer Gemeinschaft aus. Ein Kind schämt sich vielleicht, weil es die in der Familie geltenden Regeln verletzt hat. Auch wenn diese Regeln, objektiv gesehen, vielleicht nicht gesund sind. In einer Familie wird der Umgang miteinander von Täter-Opfer-Dynamiken bestimmt. Das Kind kann sich schuldig fühlen, wenn es etwas tut, was diesen Dynamiken widerspricht, sogar wenn die Handlung des Kindes von außen betrachtet moralisch richtig ist. In Täter-Opfer-Kontexten scheint alles auf den Kopf gestellt: Etwas, was eine gesunde Psyche als falsch betrachten würde, wird als richtig erachtet, und das, was für eine gesunde Psyche nicht der Norm entspricht, wird als normal angesehen. Das Kind hat so lange keine Wahl, als sich an der vorherrschenden Familienkultur zu orientieren, bis es sein Zuhause verlässt und mit anderen Menschen in Beziehung tritt. Sogar dann wird die Verwirrung, die während seiner Kindheit in seiner Psyche verankert wurde, sich nicht mehr ohne therapeutische Arbeit auflösen lassen.

Teil des Identitätsverlustes, der aus frühem Trauma entsteht, hat zur Folge, dass es zu einem Verlust von Werten kommt und dass das Urteilsvermögen in Bezug darauf, ob etwas richtig oder falsch ist, nur mangelhaft ausgeprägt ist. Ebenso entwickelt ein ungewolltes Kind als Teil seines Überlebenskonstrukts oft ein „Schamgefühl des Daseins". Dadurch, dass es lebt, widersetzt es sich dem Willen seiner Mutter und schämt sich dann für seine andauernde Existenz. Vielleicht fühlt es sich auch schuldig, weil es seiner Mutter den Wunsch, dass es nicht existieren soll, nicht erfüllt hat. Diese Gefühle und Dynamiken stecken für gewöhnlich tief in unserem Unbewussten. Sie manifestieren sich im Bewusstsein lediglich als eine nicht zu erklärende Anfälligkeit für Schuld- und Schamgefühle.

Scham und Schuld werden in traumatisierten Familiensystemen häufig benutzt, um zu kontrollieren und zu manipulieren. Das Verursachen von Gefühlen der Scham, Schuld und Demütigung sind mächtige Waffen, die Eltern gegen ihr Kind einsetzen können. Das Kind hat darauf keine Antwort. Was Eltern als Wahrheit und Realität einer Situation hinstellen, was von ihnen als „richtig" oder „falsch" bezeichnet wird, sind Parameter, denen das Kind zustimmen muss. Ein Täter wird Scham benutzen, um den Fokus von seinen eigenen Täterhandlungen auf die Handlungen des Opfers umzulenken. Dies fällt besonders bei sexuellem Missbrauch und Vergewaltigung auf. Dem tatsächlichen Opfer wird nicht geglaubt und es wird als der wirkliche Täter betrachtet. In vielen Untersuchungen und Gerichtsprozessen über Vergewaltigung und sexuellen Missbrauch wird das Opfer wiederholt beschämt und retraumatisiert, während der Täter oder die Täterin seine bzw. ihre Unschuld beteuert. Und oft wird dem Täter geglaubt. Unsere Gesellschaft ist derartig gewillt, Tätern zu glauben, dass sie Opfer kontinuierlich retraumatisiert. Sogar in der Geschichte der Psychotherapie basierte die Psychoanalyse in ihren Anfängen darauf, dass den Berichten von Klientinnen über sexuelle Ausbeutung in der Kindheit – durch einen Elternteil oder einen anderen Erwachsenen – nicht geglaubt wurde. Stattdessen wurden sie als kindliche, sexuelle Fantasien interpretiert, wodurch das kindliche Opfer zum Täter am „unschuldigen" erwachsenen Missbrauchstäter wurde. (Broughton, 2013)

Diejenigen, die hauptsächlich aus dem Täter-Überlebensmodus agieren, müssen im Laufe der Zeit alle gesunden Schuld- und Schamgefühle abspalten, um in diesem Modus fortfahren zu können. So betäuben sie mögliche Gefühle von Scham und Schuld und entwickeln sich, wenn sie auf diesem Weg bleiben, zu Soziopathen und Psychopathen. Ohne gesunde Scham und gesunde Schuld gibt es kein Mitgefühl und keine Empathie. Scham kann als Überlebensstrategie funktionieren, um von dem grundlegenden Schmerz, über das, was uns angetan wurde, abzulenken und um den Täter-Elternteil zu beschwichtigen.

Diejenigen, die hauptsächlich aus der Opfer-Überlebenshaltung funktionieren, werden ihre Scham und ihre Schuld benutzen, um ihre Mitmenschen zu manipulieren. Sie bemühen sich, Mitleid zu erregen und entschuldigen ihre hilflose Einstellung, nichts in ihrem Leben ändern zu können. In der wahnhaften Idee, sie müssten aus ihrer Lage gerettet werden, finden sie auch viele Wege, um bei ihren Mitmenschen Schuldgefühle zu wecken. Rettet man sie nicht, ist man schuld. Man ist der Täter.

Scham ist eine extrem mächtige und sehr körperliche Erfahrung. Man fühlt sich erhitzt, das Gesicht brennt und es gibt ein unerträgliches Erleben von verschwinden wollen, nicht existieren wollen, sogar sterben wollen. Verlegenheit gehört zum Spektrum Scham und ist eine leichtere Form von Scham. Im Englischen hört man oft den Ausdruck „to die of shame" (vor Scham sterben). Das ist kein Zufall. Schamgefühle sind stark und beschwören die Idee herauf, dass nur der Tod, der eigene oder der Tod des anderen, eine Lösung darstellt. Rache ist sehr oft eine Folge von Schamgefühlen. Sie ist der Wunsch, den Beschämenden zu töten, ihm das Erleben, an Scham zu sterben, aufzuzwingen.

Schuld ist ebenfalls sehr körperlich. Sie verursacht eine bohrende Besorgnis und ein Gefühl des Grauens im Magen und in der Brust. Auch Schuld kann als Überlebensstrategie funktionieren und wird – wie alle Überlebensstrategien – dann dazu eingesetzt, die in der Tiefe verborgenen Traumagefühle von Wut, Zorn, Trauer, Angst usw. nicht zu fühlen. Bei Kindern dienen Scham- oder Schuldgefühle auch dazu, den machtvollen Täter-Elternteil zu besänftigen.

## 6.12 Vertrauen

Wie im Abschnitt über die Angst zu sehen war, ist Vertrauen mit Sicherheit oder dem Mangel an Sicherheit verbunden. Obwohl wir bei dem Begriff Vertrauen nicht unbedingt an eine Emotion denken, handelt es sich um eine körperliche Erfahrung – mit den ihr eigenen Empfindungen – die als Reaktion auf externe Phänomene und Situationen auftritt. Das Erleben von Vertrauen ist die erfüllte Erwartung, sich in einer ausreichend sicheren Umgebung zu befinden. Misstrauen ist eine sehr beunruhigende Erfahrung, die in Angst übergehen kann.

Trauma verringert das Vertrauen in sich selbst, den Täter und das Leben im Allgemeinen. Wenn der Täter eine nahestehende Person ist (ein Geliebter oder Partner, ein Elternteil oder das eigene erwachsene Kind), sind das Gefühl von Verrat und der Schock, den dieser Vertrauensbruch auslöst, verheerend und dadurch zusätzlich traumatisch. In einer gesunden Psyche ist es natürlich, sich selbst zu vertrauen. Wenn wir aus dem Überlebens-Ich heraus funktionieren und von unserer gesunden Urteilsfähigkeit getrennt sind, können wir uns selbst nicht vertrauen. Schon die Tatsache, gespalten zu sein, d.h. zu irgendeinem Zeitpunkt ein Trauma erfahren zu haben, untergräbt die Fähigkeit, sich selbst zu vertrauen.

Ein Kind muss seinen Eltern und seiner Familie vertrauen. Sie sind die Welt des Kindes. Aber in einer Welt zu leben, die nicht wirklich sicher und vertrauenswürdig ist, bedeutet, dass das Kind in seiner Loyalität zu den Eltern und seinem Bedürfnis, ihnen zu vertrauen, gefangen ist. Als Konsequenz daraus hält es an seinem Vertrauen zu den Eltern fest, sich selbst empfindet es jedoch als nicht vertrauenswürdig. Um seinen Eltern weiter vertrauen zu können, muss es die Wahrnehmung seiner Welt verzerren und die eigene, natürliche Empfindung seiner Welt abspalten. Als erwachsener Mensch muss dieses Kind die Fähigkeit, sich selbst zu vertrauen, auf andere übertragen. Das führt dazu, dass es Menschen vertraut, die nicht vertrauenswürdig sind. Die Menschen, die wirklich vertrauenswürdig sind, erlebt es als unsicher.

Vertrauen entfaltet sich in einer Umgebung, in der Realität, Wahrheit, Ehrlichkeit und Interaktionen zwischen gesunden Ichs möglich sind. Es wächst, wenn es bestätigt wird.

## 6.13 Hoffnung

Wie alle anderen Emotionen, kann Hoffnung als gesunde Emotion vorkommen. Wir können hoffen, dass etwas geschieht. Diese Hoffnung schließt jedoch die Möglichkeit, dass das erhoffte Ereignis nicht eintritt, mit ein. Diese Art der Hoffnung entstammt unserem gesunden Ich. Sie steht der Realität der Situation nicht blind gegenüber. Hoffnung kann jemanden in extremen Situationen, wie z. B. bei langer Inhaftierung, geistig gesund und funktionsfähig halten.

Hoffnung ist die Emotion, die am häufigsten als Überlebensstrategie eingesetzt wird. Sie ist dann mit Illusionen verflochten und weit weg von der Realität. Selbst wenn die Aussicht, dass sie in Erfüllung gehen, ganz offensichtlich unwahrscheinlich ist, halten Menschen an Hoffnungen fest: dass sie die richtige Person kennenlernen werden, dass sie den richtigen Job bekommen werden, dass jemand sie von den Einschränkungen ihres Lebens befreien wird. Auf diese Dinge zu hoffen, ohne sich zu engagieren und ohne zu handeln, entstammt dem Trauma-Überlebensimpuls, das Unangenehme und Unbequeme seiner Realität zu vermeiden. Es ist der zum Scheitern verurteilte Impuls der Opfer-Überlebenshaltung: „Ich hoffe weiter, dass mein Leben besser wird, aber das tut es nie... (und ich kann es nicht ändern)."

Hoffnung verdrängt Handeln und Engagement. Sie vermeidet den Schmerz des Scheiterns sowie die unerträglichen Gefühle, die hinter dem Bedürfnis zu hoffen verborgen sind. Hoffnung wird zu einer Droge, einer Abhängigkeit, zu dem Versuch angesichts unmöglicher Umstände an einer unrealistischen, positiven Auffassung festzuhalten.

Manchmal verbringt ein Mensch fast sein ganzes Leben in der Hoffnung, dass „die Dinge besser werden", ohne auf die Idee zu kommen, dass er etwas tun muss, damit dies geschieht. Hoffnung hält viele Menschen davon ab, Selbstmord zu begehen. Aber da man sich nicht mit dem grundlegenden Thema beschäftigt, bleibt die suizidale Neigung bestehen. In Hoffnung zu leben bedeutet, dass wir in einer projizierten und phantasierten Zukunft leben, weit weg von der tatsächlichen, aktuellen Realität.

Sehr verbreitet ist die aus dem Trauma der Identität und dem Trauma der Liebe stammende Hoffnung, dass die Eltern sich ändern werden und schließlich doch noch zu den liebenden Eltern werden, die zu Beginn des Lebens gebraucht worden wären. „Meine Mutter wird mich wirklich sehen, wertschätzen und lieben." Diese Hoffnung ist so unerträglich (und unrealistisch), dass viele Menschen sie aus dem Bewusstsein abspalten. Anstatt der Realität ins Auge zu sehen, fahren sie damit fort, alles zu versuchen, um die Liebe ihrer Eltern zu gewinnen.

Unrealistische Hoffnung aus dem Trauma-Überlebensimpuls wird niemals erfüllt. Das ist schmerzhaft und führt unweigerlich zu Enttäuschung, gefolgt von Verzweiflung. Die Verzweiflung ist so extrem schmerzhaft und unerträglich, dass die einzige Lösung darin besteht, wieder zu hoffen. So setzt sich der Zyklus fort: Hoffnung führt zu Enttäuschung, die zu Verzweiflung wird, welche wieder zu erneuter Hoffnung führt.

Hoffnung ist eine Falle, die aus Illusionen entsteht. Viele Politiker benutzen Hoffnung als Mittel, um Wähler dazu zu bringen, sie zu wählen. Obwohl vielen Menschen klar ist, dass Wahlversprechen fast nie gehalten werden, ist es verführerisch, ihnen Glauben zu schenken. Unser Überlebens-Ich lässt sich nur zu gern durch Hoffnung täuschen. Wir geraten damit in eine weitere Identifikation mit der Illusion von Hoffnung, die uns ein anderer anbietet.

## 6.14 Empathie

Empathie ist eine gesunde, emotionale Erfahrung von Resonanz mit einer anderen Person und deren Situation. Empathie ist keine kognitive Reaktion, sie ist eine körperliche Erfahrung. Sie ist eine soziale Emotion und hält die Verbindung zu den Menschen in unserer Umgebung aufrecht. In der ursprünglichen Bindung von Mutter und Kind ist Empathie das, was die Verbindung hält und das Fließen von Liebe erlaubt. Empathie tritt jedoch nicht nur in Liebessituationen auf. Eine empathische Reaktion kann jede der zuvor beschriebenen Emotionen beinhalten. So können wir beispielsweise Wut, Traurigkeit, sogar Ekel als empathische Erfahrung in der Resonanz mit einem anderen Menschen, der diese Emotionen erlebt, fühlen.

Um Empathie zu verstehen, denken Sie einen Moment an eine Situation, in der sich jemand verletzt. Dabei ist es egal, ob Sie dabei sind oder ob der Betroffene Ihnen davon erzählt. Sie fühlen den Schmerz in Ihrem eigenen Körper, als ob das, was Sie sehen oder wovon Ihnen erzählt wird, Ihnen selbst zustößt. Jemand tritt auf einen Reißnagel und Sie fühlen dies mit allen Begleiterscheinungen, als ob Sie es wären, der auf den Nagel tritt – manchmal mit ziemlich präzisen, stechenden, körperlichen Schmerzen und emotionaler Reaktion. Ein anderes Beispiel: Zu sehen, wie eine andere Person sich übergibt, wird häufig Übelkeit und vielleicht sogar Erbrechen beim Beobachter hervorrufen, auch wenn dieser keinen Grund dazu hat. Auch Gähnen kann ansteckend sein. Müdigkeit und Schläfrigkeit erfassen häufig therapeutische Gruppen, wenn tiefliegende Emotionen vermieden werden. All dies sind empatische Reaktionen, die von den sogenannten „Spiegelneuronen" – ursprünglich entdeckt von Giacomo Rizzolatti und seinen Kollegen an der Universität von Parma in Italien – hervorgerufen werden. Diese Neuronen spiegeln im wortwörtlichen Sinne die von uns beobachtete Erfahrung eines anderen wider.

Empathie macht Romane und Filme so unterhaltsam und fesselnd. Während des Lesens oder während der Betrachtung erleben wir viele Emotionen. Einige unserer empathischen Erfahrungen beim Lesen oder beim Filme schauen, entspringen unserem Bedürfnis, uns mit dem Helden oder der Heldin zu identifizieren. Dann funktionieren wir eher aus einer Überlebensstrategie als aus wirklich gesunder Empathie. Der Unterschied zwischen gesunder Empathie und empathischer Identifikation kann etwas verschwommen erscheinen. Es ist jedoch klar, dass gesunde Empathie das Wissen und das Erleben von Individualität, Getrenntsein und der eigenen Identität aufrechterhält. Sie erlaubt uns, für jemand anderen Empathie zu fühlen. Dies hat aber nicht zur Folge, dass wir in einer Identifikation mit dem anderen als Ersatz für eigene Erfahrung und Gefühl für uns selbst, verloren gehen.

### Empathische Identifikation

Empathische Identifikation ist ein Impuls einer traumatisierten Person. Sie sucht außerhalb von sich selbst eine Identität, weil das Gefühl für die eigene Identität fehlt. Um das Fehlen einer guten, empathischen Mutterbindung auszugleichen, versucht sie, eine Verbindung im Außen zu finden. Bei einer empathischen Identifikation ist der Unterschied zwischen einer Person und demjenigen, mit dem sie sich identifiziert, verwischt. Bei Großveranstaltungen kann dies außergewöhnlich mitreißend sein. Ein Fußballfan wird bei einem Fußballspiel mit all den anderen Fans, mit denen er sich während des Spiels identifiziert, mitschwingen. Die Frage ist dann: Ist es möglich, etwas anderes zu fühlen, gegen die allgemeine emotionale Resonanz zu gehen? Oder verliert sich die Person in der empathischen Identifikation? Die Emotionen und Gefühle bei nationalistischen Kundgebungen, deren Ziel es ist, Wut und Gewalt zu schüren, gehen mit einer empathischen Identifikation einher, die keinen Raum für Individualität und Autonomie zulässt. Dies kann zu Massen-Gewalttaten und zu einer Massen-Psychose führen (Realitätsebene 3, siehe Kapitel 3.4). In solchen Situationen ist es oft gefährlich, sich nicht zu identifizieren – auch wenn man sich nicht mit der Gruppe empathisch fühlt.

## Der Empath, Hyper-Empathie

Aktuell wird der Begriff Empath als Bezeichnung für eine Person benutzt, deren empathische Fähigkeit so ausgeprägt ist, dass ihre Fähigkeit, den mentalen und emotionalen Zustand anderer wahrzunehmen als nahezu übersinnlich erscheint. Tatsächlich handelt es sich hierbei jedoch um die stark erhöhte Wachsamkeit einer schwer traumatisierten Person, die ihre Umgebung ständig beobachten und einschätzen muss, um zu wissen, ob sie sich sicher fühlen kann oder nicht. Diese Fähigkeit entwickelt sich in einem Kind, das gezwungen ist, in einem schwer traumatisierten Täter-Opfer-Familiensystem zu leben. Hinsichtlich des emotionalen und mentalen Zustandes der Täter-Eltern wird das Kind hyperwachsam und kann sein hoch verfeinertes Können niemals wirklich ganz entspannen. Dies führt zu einer anscheinend paranormalen Fähigkeit, Dinge in anderen wahrzunehmen.

## Mangel an Empathie – der Soziopath, der Psychopath

Eine traumatisierte Person, die ihren Körper betäuben musste, um nicht zu fühlen und die eine starke Täterhaltung sich selbst, ihrem Leben und anderen gegenüber eingenommen hat, fühlt wenig – oder auch gar keine – Empathie mit sich selbst oder anderen. Empathie zu fühlen, würde den Täter mit seinen eigenen tatsächlichen Traumagefühlen und auch mit seinen Schuld- und Schamgefühlen in Kontakt bringen. Das kann er unmöglich zulassen. Der Soziopath und der Psychopath können keinen Zugang zu Empathie haben. Ihr gesamtes Konstrukt an Überlebensstrategien würde dann zusammenbrechen. Einen Zugang zu finden, ist ohne ernsthafte und detaillierte therapeutische Arbeit nicht möglich. Nur in den seltensten Fällen wagen sich dermaßen traumatisierte Menschen an diese Arbeit heran. Ihre primäre Funktionalität pendelt zwischen Realitätsebene 2 und Realitätsebene 3. Ihre Fähigkeit, die Realität auf Realitätsebene 1 zu beurteilen, ist minimal.

Dennoch schaffen es solche Menschen aufgrund ihres hoch verfeinerten Überlebenskonstrukts oft recht gut zu funktionieren – sogar scheinbar erfolgreich. Der Unterschied zwischen Soziopath und Psychopath ist klein. Während der Begriff Soziopath im Bereich der

Psychiatrie allgemein gebräuchlich ist, wird der Begriff Psychopath im Bereich der Kriminalität benutzt und ist auch als Beurteilungsinstrument in den höheren Rängen des Geschäftslebens[14] populär geworden. Er passt sehr gut zu einer Form des Kapitalismus, den Ayn Rand[15] beschreibt: Sich zu isolieren und nur an sich selbst interessiert zu sein, wird über jede Moral gestellt.

Diese Sichtweise schließt jedoch Wissen und Verständnis über den Einfluss von Trauma und die anschließende Spaltung der Psyche sowie über die notwendige Ausbildung von Trauma-Überlebenskonstrukten nicht mit ein – was viele andere philosophische und religiöse Perspektiven ebenfalls nicht tun. Ein Eigeninteresse zu haben in einem Kontext, der das Wissen über Trauma miteinbezieht, ist etwas ganz anderes. Es ist eine Suche nach der eigenen Realität. Eine Suche nach der Fähigkeit, innerhalb der auf der inneren Realitätsebene 2 befindlichen Psyche näher an der Realitätsebene 1 zu funktionieren – ohne das Bedürfnis nach einem Überlebenskonstrukt. Eine Moral, die aus einem gesunden, stabilen Ich entwickelt wird, braucht keinen Isolationismus oder Populismus, um sich selbst zu erhalten. Der zwischenmenschliche Kontakt aus einem gesunden Ich heraus schließt den anderen ein, ohne dass die individuelle Integrität verloren geht. Dahingegen kann bei jeglicher Moral, die aus einem Überlebenskonstrukt entwickelt wird, der andere nur als Bedrohung betrachtet werden. Er ist ein gefährliches Objekt, von dem man sich abschotten und den man ständig kontrollieren muss. Dies führt unweigerlich zu Täter-Opfer-Dynamiken. Andernfalls wären die grundlegenden Traumaerfahrungen real und würden das hoch beschränkende Überlebenskonstrukt durchbrechen. Psychopathen begeben sich selten in Therapie. Sie dominieren unsere kapitalistische und machthungrige Welt.

---

[14] „Psychopathen gibt es oft in höheren Rängen von Wirtschaftsunternehmen, ... ihre Aktionen verursachen häufig einen Dominoeffekt innerhalb der Organisation, welcher in der gesamten Unternehmenskultur tonangebend wird." https://en.wikipedia.org/wiki/Psychopathy_in_the_workplace

[15] Eine Philosophie, der viele Politiker und reiche Kapitalisten folgen. Entwickelt und porträtiert von Ayn Rand in ihrem ersten und berühmtesten Roman, Der Ursprung (The Fountainhead).

## 6.15 Mitgefühl

Mitgefühl ist eine Emotion, die Abstand erfordert. Es geht nicht darum, zu befreien oder zu retten, sondern darum, die Realität der Situation eines anderen Menschen anzuerkennen. Sie kann eine Handlung auslösen, tut dies jedoch aus einer gesunden Ich-Perspektive – also in direkter Verbindung mit der Realität. Anders ausgedrückt: Was auch immer getan wird, ist möglich, praktisch und sinnvoll. Oft ist es jedoch so, dass wir durch die Realität des anderen mit unserer Unfähigkeit, die Situation des anderen ändern zu können, in Kontakt kommen.

Mitgefühl kann jemandem das eigene Trauma, die eigene Situation gegenüberstellen. In einem gesunden Ich führt dies auch zu einem Erleben von Mitgefühl mit sich selbst. Mitgefühl ist eine wechselseitige Erfahrung, ähnlich der Empathie. Meines Erachtens gibt es jedoch einen entscheidenden Unterschied.

## 6.16 Der Unterschied zwischen Empathie und Mitgefühl

Empathie ist eine emotionale Erfahrung von Resonanz mit dem anderen, die uns – im übertragenden Sinn – neben die andere Person stellt. Einer begleitet den anderen in dessen momentaner emotionaler Erfahrung. Gegenseitiges Empathie Empfinden bringt uns einander näher.

Mitgefühl erfordert Abstand und stellt jemanden – im übertragenden Sinn – einer anderen Person gegenüber. Man ist in Kontakt mit dem anderen, kann den anderen klar, von Angesicht zu Angesicht, als eine andere Person erkennen. Es ist die Anerkennung des anderen und die Anerkennung von dessen Leiden. Es schließt nicht notwendigerweise eine empathische, emotionale Wechselseitigkeit ein. Mitgefühl führt dazu, nicht zu fühlen, *was* der andere fühlt, sondern *mit* dem anderen zu fühlen.

## 6.17 Intimität und Kontakt

Das gesunde Ich fürchtet sich nicht vor Intimität und emotionalem Kontakt mit einem anderen Menschen. Der Kontakt wird als leicht, angenehm und fließend empfunden. Oft sind emotionaler Kontakt und Intimität so schwierig und beängstigend, dass viele Menschen sie vermeiden. Wenn Intimität Angst und Panik hervorruft, liegt das an einem erlittenen Beziehungstrauma – einem Trauma in und verursacht durch Beziehungen. Natürlich wird unser Trauma in den Beziehungen zu anderen (unseren Eltern, Partnern, Kindern, Freunden, Arbeitgebern und sogar durch die Person, die uns im Supermarkt bedient) getriggert. Beziehungsprobleme, die hierdurch entstehen, sind häufig der Grund für unser Bedürfnis nach therapeutischer Hilfe. Unser traumatisierter Anteil sehnt sich nach emotionalem Kontakt, aber das Überlebens-Ich kann das nicht zulassen. Es versucht mit allen Mitteln, Situationen, die echter Intimität und echtem Kontakt zu nahe kommen, zu vermeiden und abzuwehren, weil sie Angst auslösen. Wegen dieser Angst vor echter Intimität und emotionalem Kontakt haben wir Schwierigkeiten in Beziehungen. Dies hat immer mit Trauma zu tun. Der Zusammenhang wird klarer, wenn wir die verschiedenen Arten von Trauma erforschen, nämlich die, die sehr früh in den ersten Beziehungen in der Kindheit geschehen.

Der Begriff Intimität weist auf eine sehr enge Verbindung hin, normalerweise zwischen zwei Menschen. Man ist sich nah und bereit auf emotionaler Ebene alles zu riskieren, da es in einer wahrhaftig intimen Beziehung nur wenige, oder auch gar keine Grenzen gibt. In einer gesunden Intimität ist jeder in der Lage, seine eigene Integrität zu bewahren und gleichzeitig für den anderen offen zu sein. Der österreichische Philosoph Martin Buber (1878–1965) hat das Konzept der „Ich-Du" Beziehung vorgeschlagen: eine Beziehung, welche die gegenseitige, ganzheitliche Existenz zweier Wesen betont. Im Unterschied dazu gibt es die „Ich-es" Beziehung, in welcher der andere zu einem Objekt gemacht wird. Dies führt dazu, dass es keine Intimität gibt. Also bedeutet Intimität, dass jeder als ein „Ich" betrachtet wird. Er wird geschätzt für die eigene Individualität und Integrität, ohne Bedürfnisse, Manipulation oder Urteil.

Kontakt ist ein schwieriges Wort, weil es Kontakte verschiedenster Art gibt: vom körperlichen Kontakt beim Berühren eines Gegenstands bis zum emotionalen Kontakt mit einem anderen Wesen, oder mit uns selbst. Unsere Sprache lässt uns in ihrer Unzulänglichkeit hinsichtlich emotionaler Themen auf vielerlei Weise straucheln. Hier ist die Rede von emotionalem Kontakt.

Echter Kontakt ist intim und immer mit Emotionen verbunden. Wirklich mit einem anderen in Kontakt zu sein – vielleicht, indem man ihm in die Augen schaut – ist immer emotional. Die Emotion mag variieren. Aber wenn die Situation mit dem Potenzial und dem Willen zu Kontakt, Respekt und Verbindung erfüllt ist, ist sie immer liebevoll, selbst in Momenten, in denen vielleicht Ärger zum Ausdruck kommt. Wenn in einem guten Kontakt zwischen zwei Menschen gesunder Ärger ausgedrückt wird, ist dieser von Respekt und von der Bereitschaft einander zuzuhören geprägt.

Oft passiert es, dass eine Emotion wie Ärger benutzt wird, um Kontakt abzuwehren. Dann handelt es sich nicht um eine respektvolle Begegnung. Der Ärger wird als eine Trauma-Überlebensstrategie und als Mittel sich vom anderen zu distanzieren benutzt; der andere wird zu einem Objekt gemacht.

Echter emotionaler Kontakt ist intim, und solche Intimität kann nur in einem vorsätzlichen, authentischen Kontakt entstehen. Dieser Vorsatz wiederum kann nur aus einem gesunden, stabilen Ich kommen. Das Aussprechen zuvor vermiedener Wahrheiten unterstützt solchen Kontakt. Existieren kann wahrhaftiger Kontakt nur in Verbindung mit Wahrheit, Vertrauen und Realität.

Auf unserer Reise der psychischen und emotionalen Traumaheilung bewegen wir uns immer hin zu besserem Kontakt mit uns selbst und mit unseren abgespaltenen Anteilen. So wird uns echter emotionaler Kontakt und Intimität mit einer anderen Person zunehmend leichter fallen. Wenn wir nicht in gutem emotionalen Kontakt mit uns selbst sind, sind wir auch nicht bereit für guten emotionalen Kontakt mit einem anderen Menschen.

## 6.18 Der emotionale Traumaschmerz

Historisch gesehen haben wir eine angemessene Untersuchung von Trauma vermieden. Deshalb lässt uns unsere Sprache bei diesem Thema im Stich, besonders bei Emotionen, die mit Traumatisierung, Verrat und Objektifizierung durch diejenigen, die wir lieben wollen und von denen wir geliebt werden wollen zusammenhängen. Die Angst um unser Leben und das Entsetzen im Moment der Traumatisierung sind selbstverständlich Trauma Emotionen. Aber bei der Arbeit mit den frühen Traumata ist das Einzige, worüber wir wirklich sprechen können der „emotionale Schmerz" (siehe Kapitel 7, Traumabiografie). Diese Schmerzerfahrung übersteigt alle anderen Emotionen und kann gleichzeitig viele davon einschließen. Doch letztendlich ist sie einfach reiner, emotionaler Schmerz.

Spätere traumatische Ereignisse, z. B. im Jugend- oder Erwachsenenalter (Gewalt, schwere Unfälle, Krieg usw.) bringen selbstverständlich Entsetzen und Todesangst mit sich.

Doch die früheren Traumata zu Beginn des Lebens, als wir völlig abhängig von unseren Eltern waren, haben einen so unerträglichen emotionalen Schmerz ausgelöst, dass wir ihn abspalten mussten, um am Leben zu bleiben, um uns entwickeln und wachsen zu können. Es sind die Traumata, als Kind nicht gewollt zu sein, nicht um seiner selbst willen geliebt zu werden, im eigenen Zuhause nicht angemessen sicher zu sein.

Dieser emotionale Schmerz bringt uns an den Kern unseres Seins, wo wir in unserer ursprünglichen Hilflosigkeit und Verletzlichkeit damit kämpfen mussten, den Verrat unserer Mutter und unseres Vaters an unserem Leben, unserer Integrität, unserer Identität und unseres Seins zu ertragen. Auf unserer Heilungsreise müssen wir zu diesem emotionalen Schmerz gehen und ihn fühlen. Wenn wir ihn fühlen, werden wir ganz. Und um den emotionalen Schmerz zu fühlen, müssen wir ganz sein. Die Grenzen zwischen dem gesunden Ich und dem Überlebens-Ich und den traumatisierten Anteilen verschwinden in diesem Augenblick von tiefer Einsicht und Gefühl.

## 6.19 Emotionen des Überlebens-Ichs

Die Psyche des Überlebens-Ichs ist begrenzt. Ihr einziges Interesse und ihr Fokus bestehen im Kontrollieren und Unterdrücken des Traumas und der emotionalen Erfahrungen. Daher verfügt sie nicht über echte intellektuelle Fähigkeiten oder die Fähigkeit zu unterscheiden. Das Überlebens-Ich ist nicht intelligent. Es kann nicht denken, analysieren und argumentieren. Sein einziges Ziel ist es, abzulenken und zu vermeiden. Es ist eher reaktiv, als dass es mitgehen kann. Es kann nicht mit echter emotionaler Antwort aufwarten und zieht sich für gewöhnlich in eine Reihe von Ersatzemotionen zurück, die oberflächlich und belanglos bleiben und keine Lösung bringen. Das Überlebens-Ich ist an echten Entschlüssen und Lösungen nicht interessiert, denn das würde erfordern, dem Trauma den Status von Wahrheit und Realität zuzugestehen. Es würde bedeuten, sich mit echten Gefühlen zu beschäftigen, was viel zu provokativ und gefährlich ist. Stattdessen verführt uns das Überlebens-Ich mit falschen und oft sehr dramatischen Gefühlen und falschen Entscheidungen und Lösungen. Für den Moment kann sich dies gut und positiv anfühlen. Aber diese positiven Gefühle dauern nicht an und das zugrunde liegende Trauma wird nicht gelöst.

Tatsächlich nutzt das Überlebens-Ich Emotionen häufig als Ablenkungsstrategien. Wir denken, wenn wir weinen oder unseren Ärger hinausschreien, bringt uns das weiter. Doch sehr oft sind diese Emotionen oberflächlich und am Ende unbefriedigend.

Unsere Emotionen können auf zwei Arten als Überlebensstrategien funktionieren und uns glauben lassen, wir würden Fortschritte machen:

### 1. Emotionen, die das tatsächliche Thema gezielt vermeiden

Diese Emotionen stammen aus dem Bereich des Ärgers: Aggression, Verärgerung, Wutausbrüche und Zorn. Sie sind oft mit Tränen verbunden. Weinen wird dann oft als Traurigkeit oder Trauer bezeichnet, ist aber möglicherweise keins von beiden. Stattdessen lenkt es vom echten Thema ab. Diese Emotionen sind Ersatz für das, was darunter liegt. Es gibt einige Hinweise, wann diese Emotionen dazu dienen, das echte Thema zu vermeiden:

- Die Gefühle entstehen eher im Oberkörper als tief im Bauch, manchmal nur im Kopf und in den Augen.
- Sie helfen uns dabei, Kontakt mit anderen zu vermeiden und wirklich mit dem anderen in Kontakt zu gehen. Echter Kontakt führt zu echten Gefühlen. Für das Überlebens-Ich muss dies aber um jeden Preis verhindert werden. Wenn die Augen einer Person geschlossen sind, oder wenn kein Augenkontakt stattfindet, sind echter Kontakt und wahrhaftige Emotionen unwahrscheinlich. Geschlossene Augen halten uns in einem gewohnten Referenzrahmen, in den Überlebensillusionen fest und schützen uns davor, mit etwas Neuem in Kontakt zu kommen.
- Überlebensgefühle steigen auf und dauern oft eine Weile an, bevor sie nachlassen. Sie können auch über einen längeren Zeitraum immer wieder ansteigen und nachlassen, kommen jedoch niemals zu einem echten Höhepunkt und einem Abschluss. Daher sind diese Gefühle am Ende oft unbefriedigend.
- Überlebensgefühle sind kräfteraubend. Man fühlt sich anschließend oft ausgelaugt und müde oder hat sogar körperliche Symptome wie z. B. Kopfschmerzen.
- Eventuell fühlt man sich eine Zeitlang etwas besser. Doch letztendlich lösen Überlebensgefühle nichts.

### 2. Emotionen, die die Verbindung mit dem Täter aufrechterhalten

Emotionen sind unsere innere Reaktion auf das Äußere (siehe Kapitel 3, Die menschliche Psyche). Sie können so funktionieren, dass wir mit unserem früheren Trauma auf eine Weise verbunden bleiben, die uns hilft, den darunter liegenden inneren Schmerz über das, was uns wirklich passiert ist, zu vermeiden. Es mag verrückt klingen: Aber oft funktionieren unsere Gefühle so, *dass sie uns mit der externen Ursache unseres Traumas – dem Täter –* in Kontakt halten. Sehen werden wir dies bei der Betrachtung der einzelnen Arten von Trauma, die wir erfahren haben können. Im Falle von frühem Trauma sind dies unsere Eltern, für gewöhnlich insbesondere unsere Mutter.

Ein Angstgefühl, das von etwas Äußerem getriggert wird, kann selbstverständlich real sein. Wenn mich jemand angreift, ist das Gefühl von Angst angemessen und bietet mir die nötige Information, um zu entscheiden, was zu tun ist. Es kann jedoch auch die sehr frühen Angstgefühle aus der Beziehung zu meiner Mutter wieder triggern und mich ihr nahebringen. Dies hilft mir dabei, den tieferliegenden, inneren Schmerz über ihre Täterschaft und ihren damaligen Mangel an Liebe für mich zu vermeiden. Gleichzeitig verstärkt es meine ewige kindliche Hoffnung, dass meine Mutter doch noch die Mutter wird, die sie hätte sein sollen: dass sie mich lieben wird und mir erlaubt, sie zu lieben. Diese Dilemmas werden in den Kapiteln Trauma der Identität und Trauma der Liebe näher beschrieben.

# 7. Die Traumabiografie

*„Lautlos flüstert das ungeborene Kind durch das Universum seiner*
*Mutter zu:    „Willst du mich?"* ... *„Liebst du mich?"*
*Und die lautlos geflüsterte Antwort der Mutter? Wir alle leben jeden*
*Moment unseres Lebens mit ihrer Antwort.*
*Das ist unsere Traumabiografie."*
(Vivian Broughton)

In Franz Rupperts früheren Büchern definierte er verschiedene Arten von Beziehungstrauma: Verlusttrauma, Symbiosetrauma, Existenztrauma und Bindungssystemtrauma. Diese ursprünglichen Kategorien sind inzwischen neu kategorisiert worden, wie unten in der Grafik *Die Traumabiografie* zu sehen.

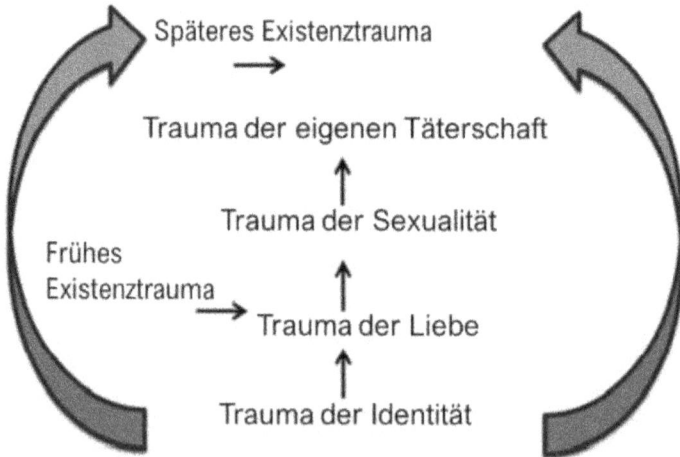

Grafik 5: Die Traumabiografie

Die Kategorien werden von unten nach oben gelesen und beginnen mit dem *Trauma der Identität*, gefolgt vom *Trauma der Liebe*, dem *Trauma der Sexualität* und schließlich dem *Trauma der eigenen Täterschaft*. Diese

Traumata treten aufeinanderfolgend auf: das erste Trauma verursacht das zweite, das zweite das dritte usw. Wenn es also ein Trauma der Identität gibt, wird es ein Trauma der Liebe geben und als Folge davon kommt es zum Trauma der Sexualität und zum Trauma der Täterschaft. Jedes Trauma hat sein eigenes Thema:

- Trauma der Identität – nicht gewollt sein
- Trauma der Liebe – nicht geliebt werden
- Trauma der Sexualität – von den Eltern nicht geschützt werden
- Trauma der eigenen Täterschaft – die Entwicklung von Täterhaltungen, gegenüber sich selbst und anderen als Überlebensstrategie aus den vorangegangenen Traumata.

Alle traumatischen Erfahrungen haben einen Einfluss auf unsere Identität, weil sie unsere Erfahrungen *sind*, und weil sie dadurch bestimmen, wer wir sind. Die sehr frühen Traumata sind eng verbunden mit den Begleitumständen unserer Entstehung: mit unserer Mutter und unserem Vater, aber auch mit den weiteren Familienmitgliedern, und damit, wie während unserer ersten Lebensjahre für uns gesorgt wurde.

Dadurch haben unsere frühen Traumata einen weitreichenden Einfluss darauf, wer wir werden können. Und auf unsere Fähigkeit, zu wissen, wer wir sind. Aus diesem Grund bezeichne ich sie zusammenfassend als „Identitätstraumata".

Die beiden anderen Kategorien *Frühes Existenztrauma* und *Späteres Existenztrauma* halte ich für „einfache Existenztraumata". Sie finden außerhalb der unvermeidbaren Abfolge der anderen Traumata statt. Selbstverständlich sind sie traumatische Erfahrungen. Sie haben aber nicht unbedingt mit absichtlichen Übergriffen eines Menschen auf einen anderen Menschen zu tun (z. B. Naturereignisse, Unfälle), obwohl vorsätzliche Taten auch vorkommen können (z. B. Überfälle, Vergewaltigung, Operationen). Solche Traumata stellen eine zusätzliche Belastung zu den Identitätstraumata dar und geschehen im Kontext der Identitätstraumata. Das heißt, dass unsere Anfälligkeit für einfache Traumata von der Schwere unserer Identitätstraumata beeinflusst wird. Unsere Fähigkeit, ein einfaches Existenztrauma zu bewältigen, steht in direktem Zusammenhang mit unseren Traumata der Identität, der Liebe und des fehlenden Schutzes vor sexuellen Übergriffen.

Unsere Traumabiografie ist eine Parallele zu unserem Lebenslauf. Dieser enthält unsere biographischen Daten, unseren schulischen und beruflichen Werdegang und weitere Informationen zu uns und unserem Lebensweg. Dagegen ist die Traumabiografie, wie der Name sagt, die Biografie unserer Traumatisierungen. Sie ist persönlich und spezifisch für den jeweiligen Menschen, zum größten Teil versteckt, abgelehnt und unbewusst und wird in unserem Lebenslauf nicht erwähnt. Und doch wirkt sie in jedem Augenblick unseres Lebens und in jeder unserer alltäglichen Interaktionen. Sie hat weitaus größeres Gewicht in unserem Leben als das, was wir als unseren Lebenslauf bezeichnen. Ohne dass es uns bewusst ist, beeinflusst die Traumatisierung jede unserer Handlungen: jedes Gefühl, das wir empfinden, jede Wahl und Entscheidung, die wir treffen und jedes Wort, das wir sagen.

## 7.1 Existenztraumata

Existenztraumata sind potenziell lebensbedrohlich und können jederzeit geschehen, zum Beispiel:

* Naturkatastrophen
* Gewalttätige Angriffe wie Raub, Vergewaltigung, körperliche Angriffe, Kriegserlebnisse, Folter, usw.
* Schwerer/ungewöhnlicher Verlust, wie der Verlust der Mutter im frühen Kindesalter
* Körperliche Probleme vor, während und nach der Geburt
* Medizinische Eingriffe, Operationen

Unsere Reaktion auf diese Erfahrungen ähnelt den Reaktionen, die in den vorangegangenen Kapiteln über Trauma beschrieben wurden. Es gibt jedoch auch Unterschiede:

1. Naturkatastrophen:
   * Sie sind der Preis für das Leben in einer Welt, in der es Naturkatastrophen gibt, wie z. B. Tsunamis, Erdbeben, Virus-Pandemien.
   * Sie lösen High-Stress aus, sind aber nicht notwendigerweise traumatisierend.
   * Wenn sie eine Traumareaktion auslösen, handelt es sich um ein Existenztrauma.
   * Die Anfälligkeit für eine Traumatisierung hängt von früheren Traumaerfahrungen, also auch von Identitätstraumata ab.

- Oft gibt es eine Gemeinschaft von Betroffenen und hinzukommenden Helfern, was den Einfluss solcher Ereignisse abmildert.
- Sie lösen normalerweise keine Schuld- oder Schamgefühle aus.
- Sie können zu Verlust und Trauer führen, was traumatisierend sein kann. Auch hier ist die Schwere immer abhängig von bereits vorhandenen Traumaerfahrungen.

2. Gewalttätige Angriffe:
   - sind Täter-Opfer Ereignisse. (Angriffe, Anschläge, Vergewaltigung, Überfälle, Diebstahl, Folter)
   - Sie haben Schock, High-Stress und sehr wahrscheinlich Traumatisierung zur Folge.
   - Sie sind verbunden mit Grenzverletzungen, Mangel an Sicherheit, Emotionen von Wut, Entsetzen, Angst.
   - Sie können verwirrende Gefühle von Scham und Schuld auslösen.
   - Die Schwere der Reaktion ist immer abhängig von bereits vorhandenen Traumaerfahrungen, insbesondere von den Identitätstraumata.

3. Schwerer/ungewöhnlicher Verlust:
Jemanden zu verlieren ist ein natürlicher Teil des Lebens und einen Verlust zu betrauen, ist ein natürlicher und gesunder Prozess. Ein Verlust wird wahrscheinlich nur in einer der zwei folgenden Situationen traumatisch werden:
   - Der Verlust ist unerwartet, schockierend, frühzeitig, nicht in der natürlichen Abfolge der Dinge, z. B., wenn ein Kind vor der Mutter stirbt. Solche Verluste können zu einer Traumareaktion führen. Wenn ein sehr kleines Kind seine Mutter verliert, wird dies für das Kind traumatisierend sein. Wenn eine Mutter ihren Sohn oder ihre Tochter als jungen Erwachsenen verliert, z. B. während eines Krieges, ist das für die Mutter traumatisierend.
   - Traumatisierung tritt ein, wenn der Mensch nicht unterstützt wird und ihm kein Raum für seine Trauer gegeben wird. Das passiert oft, wenn ein Kind einen Elternteil verliert und der zurückgebliebene Elternteil, aufgrund seines eigenen Schmerzes, das Kind in dessen Trauer nicht unterstützen kann. Oder der Elternteil unterdrückt seine Trauer, um das Kind zu schützen. In diesen Fällen muss die Trauer abgespalten werden.

4. Geburtstraumata:

Aus meiner Sicht sind Geburtstraumata meistens entweder eine Folge der Belastung, der das Kind bereits im Mutterleib ausgesetzt ist oder sie geschehen, weil der Geburtsprozess bei der Mutter eine Retraumatisierung auslöst. Ersteres geschieht, wenn die Beziehung von Mutter und Kind gescheitert und/oder destruktiv ist. Das dadurch gestresste Kind ist nicht in der Lage, gemeinsam mit der Mutter auf eine erfolgreiche Geburt hinzuarbeiten. Es hat vielleicht die Nabelschnur um seinen Hals gewickelt, liegt falsch herum, mag nicht geboren werden oder hat es eilig. Durch diese – zusätzlich zu dem bereits bestehenden Beziehungskonflikt zwischen Mutter und Kind – entstehenden Komplikationen wird die Geburt für das Kind zu einem traumatischen Erlebnis.

Eine Retraumatisierung der Mutter liegt vor, wenn der Geburtsprozess ein sexuelles Trauma der Mutter triggert. Das ist z. B. der Fall, wenn sie nicht schwanger sein wollte, vielleicht versucht hat, das Kind abzutreiben, Angst vor der Geburt hat oder die Beziehung zum Vater nicht gut ist. Die Retraumatisierung verhindert, dass sie sich auf den natürlichen Rhythmus der Geburt einlassen kann und löst damit zusätzlichen Stress aus. Und jeder Stress der Mutter, egal aus welchem Grund, ist auch eine Belastung für das Kind.

5. Andere Geburts- und frühe Traumata:
- Vorgeburtliche invasive Untersuchungen können Mutter und Kind traumatisieren.
- Kaiserschnitte werden häufig zum Vorteil der Mutter oder sogar zum Vorteil der Mediziner durchgeführt, ohne dass an das Kind gedacht wird. Aber auch wenn ein Kaiserschnitt notwendig ist, um das Leben der Mutter oder das des Kindes zu retten, wird er für beide traumatisch sein.
- Bei der Geburt wird eine Geburtszange oder Saugglocke eingesetzt.
- Wenn die Mutter Medikamente bekommt, kommen diese auch beim Kind an.
- Wenn die Mutter hoch belastet oder schwer traumatisiert ist, wird sie nicht viel, vielleicht sogar gar kein Oxytocin[16] produzieren.

---

[16] Bekannt als „Bindungshormon": Im gesunden Geburtsprozess schütten beide, Mutter und Kind, große Mengen an Oxytocin aus, um einen guten Bindungsprozess sicherzustellen.

- Wenn das Kind von der Mutter getrennt werden muss und besondere Umgebungsbedingungen (Inkubator) benötigt.
- Nach der Geburt werden operative Eingriffe, einschließlich Beschneidungen und Verstümmelung der weiblichen Genitalien, vorgenommen.
- Adoption oder Pflege, durch die das Kind von der Mutter getrennt wird, sogar wenn es dem Vorteil des Kindes dient.

Viele dieser Ereignisse sind für den betroffenen Menschen traumatisierend und erfüllen alle schon genannten Kriterien von Trauma: Gefühl der Hilflosigkeit, Spaltung der Psyche und Entwicklung von Überlebensstrategien. Die Auswirkungen von Traumata, denen ein Mensch im Laufe seines Lebens ausgesetzt ist, werden jedoch immer davon beeinflusst, welche Traumata ein Mensch schon vorher erlebt hat. Gerade sehr früh im Leben erlittene Traumatisierungen erhöhen massiv die Anfälligkeit für später im Leben auftretende Traumata. Außerdem triggern alle späteren traumatischen Situationen und Erfahrungen zumindest teilweise die früheren Traumata. Das heißt, dass wir bei einem späteren Trauma nicht nur dieses zu berücksichtigen haben. Wir müssen begreifen, dass dieser späteren Erfahrung frühere und früheste Erfahrungen zugrunde liegen und dass wir die Folgen von späterem Trauma nicht angemessen heilen können, wenn wir die grundlegenden früheren Traumata nicht anschauen.

## 7.2 Identitätstraumata

Unter Identitätstraumata fasse ich das *Trauma der Identität*, das *Trauma der Liebe*, das *Trauma der Sexualität* zusammen, gefolgt vom *Trauma der eigenen Täterschaft*. Diese Traumata betreffen die unausgesprochenen, fundamentalen Themen des gerade entstandenen Kindes:

Bin ich gewollt?
Werde ich geliebt?
Werde ich geschützt?

Die Identitätstraumata ereignen sich direkt zu Beginn des Lebens. Sie haben zu tun mit dem Nicht-gewollt-sein, dem Nicht-geliebt-werden und dem Nicht-geschützt-werden. Sie alle sind Traumata in dem Sinne, dass das Kind dem äußeren Kontext, der Mutter, hilflos ausgeliefert ist. Das

Baby ist gezwungen, seine Psyche zu spalten, um sein Leben fortzusetzen und um Verbindung mit seiner Mutter zu haben, von der es abhängig ist. So muss das Kind seine Integrität, seine Ganzheit, seine wahre Identität aufgeben.

Wir gehen zumeist davon aus, dass das Leben mit der Geburt beginnt. Doch das Baby verbringt neun Lebensmonate im Körper eines anderen Menschen. Im Gegensatz zu früheren Überzeugungen gilt es inzwischen als erwiesen, dass für das Baby während dieser Zeit viel passiert.

Der Beginn des Lebens ist der Moment, in dem Eizelle und Spermium zusammenkommen. Ein neues, einzigartiges, separat existierendes Leben ist entstanden. Mit dem Moment der Entstehung ist der angeborene Drang zu leben da, auch wenn die Mutter noch nicht weiß, dass sie dieses neue Leben in sich trägt. Und dieses neue Leben hat sein eigenes Wesen, abgegrenzt von der Mutter, auch wenn das Kind in der ersten Zeit seiner Existenz völlig von ihr abhängig ist. Zu dieser Zeit und auch später ist das Kind immer ein eigenständiges Wesen *und gleichzeitig ist es abhängig.* Wenn seine Eigenständigkeit und Integrität nicht anerkannt und respektiert werden, führt seine Abhängigkeit dazu, dass das Kind einen Kompromiss eingehen muss. Das Resultat ist, dass das Kind seine Eigenständigkeit und Individualität – und damit sich selbst – aufgeben muss.

## 7.2.1 Der elterliche Kontext

Kinder haben idealerweise zwei Elternteile. Sie brauchen beide Eltern und sie brauchen Eltern, die sich gegenseitig lieben und respektieren. Dann bieten sie dem Kind das bestmögliche Umfeld für ein gesundes Wachstum und eine gesunde Entwicklung. Kinder profitieren immens von einer gesunden elterlichen Umgebung. Sie brauchen Eltern, die sich um ihre Beziehung kümmern, und die beide für ihre jeweils eigene psychische Gesundheit sorgen. Die erste Beziehung, die ein Kind im Mutterleib hat, ist die zu seiner Mutter. Deren psychischer Zustand wird von der Beziehung zum Vater stark beeinflusst.

Eltern haben ein Alter erreicht, in dem ihre Psyche überlebt und ihr eigenes wirksames System an Überlebensstrategien entwickelt hat. Wahrscheinlich fanden sich diese beiden Menschen dadurch, dass ihre unbewussten Traumabiografien Übereinstimmungen aufweisen und „zusammenpassen", gegenseitig attraktiv. Im ersten Augenblick ergänzen sie sich dadurch, verbleiben aber gleichzeitig in ihrer jeweiligen

Traumabiografie. Das unbewusste Erkennen des anderen in seinem Trauma und seinem Überlebenskonstrukt lässt zwei Optionen zu. Die eine ist das Weiterführen des eigenen Überlebenskonstrukts und einer einigermaßen bekannten Welt, sogar wenn diese auf Täter-Opfer-Dynamiken und Gewalt basiert. Die andere ist die Hoffnung auf Rettung von tieferliegenden Schmerzen und Leiden aus der Vergangenheit. Diese beiden Eltern erschaffen dann gemeinsam eine Umgebung, die die ihnen bekannten Täterhandlungen fortsetzt. So wiederholen sie die übergriffigen Täter-Opfer-Dynamiken, die auf ihre beiden individuellen Traumabiografien zurückgehen. Der unbewusste „Vertrag" ermöglicht eine Form von Beziehung, aber diese Beziehung wird wahrscheinlich von Trauma-Überleben bestimmt.

Selbstverständlich ist sogar in so einem Fall eine gesunde Beziehung zwischen den Eltern möglich. Das Problem ist jedoch, dass unsere ungelösten frühen Traumata in intimen Beziehungen sehr wahrscheinlich getriggert werden. Diejenigen, die ihr Leben in Familien, die von Täter-Opfer-Dynamiken bestimmt waren, begonnen haben, werden jemanden attraktiv finden, der aus einer ähnlich orientierten Familie kommt. Diese Strukturen sind ihnen vertraut und werden aufgrund der Ähnlichkeit zu ihrer Lebenssituation paradoxerweise als sicher betrachtet, sogar dann, wenn die Situation tatsächlich extrem unsicher ist.

Eine Frau, die als Kind in ihrer Familie sexuelle Traumatisierung erlitten hat, wird, wenn sie einen Partner sucht, jemanden suchen, dem sie „vertraut" (in der einzigen Art von Vertrauen, die sie kennt). Gleichzeitig sucht sie jemanden, der sie heilen bzw. retten wird. Solch eine Person existiert nicht. Täter und erfolgreicher Heiler in ein und derselben Person zu sein, ist nicht möglich. Daher wird die Frau jemanden mit einem ähnlichen Hintergrund auswählen, z. B. einen Partner, der ebenfalls Missbrauch erfahren hat, und der wahrscheinlich auch ein Missbrauchstäter ist (ein zum Täter gewordenes Opfer). So wird die Umgebung für die gemeinsamen Kinder höchst unsicher. Ein Partner könnte das Kind missbrauchen, während der andere dies, entweder bewusst oder unbewusst, zulässt.

Jemand, der eine Verletzung erlitten hat, zum Beispiel durch den Vater (tatsächlich jedoch durch jede andere Person, auch außerhalb der Familie), muss sich der Frage stellen: Wo war meine Mutter? Wie kann es sein, dass einer Mutter nicht bewusst war, was vor sich ging, dass sie für den psychischen und emotionalen Zustand ihres Kindes und eventuelle Veränderungen dieses Zustands, nicht empfänglich war? Wie kann es sein, dass sie keine Mutter war, der sich das Kind anvertrauen konnte, wenn ihm etwas Unangenehmes oder Verwirrendes passierte?

Missbrauch kann in einer Familie nicht ohne die Beteiligung beider Eltern stattfinden. Es gibt keinen Schutz ohne das klarsehende, schützende Auge einer Mutter mit einem ausgeprägten gesunden Ich. Eine Mutter, deren Psyche klar genug ist, wäre von vornherein gar nicht mit einem Missbrauchstäter als Partner zusammen gekommen. Je klarer die Psyche eines Menschen, umso wahrscheinlicher ist es, dass er oder sie jemanden auswählt, der ebenfalls eine klare Psyche hat. Denn eine Person mit einem vorwiegend klaren und gesunden Ich kann es in einer Beziehung mit jemandem, der kein ausreichend gesundes und stabiles Ich hat, nicht dauerhaft aushalten. Je verwirrter die Psyche einer Person ist, desto eher fällt die Wahl auf einen Partner mit einer ähnlich verwirrten Psyche.

Traumatisierte Eltern werden traumatisierte Kinder haben. Das ist so. Wenn Eltern ein Trauma erlebt haben, kann dieses Trauma jederzeit wieder getriggert werden. Dies geschieht besonders in Situationen, die starke Emotionen hervorrufen, was im Umgang mit den eigenen Kindern häufig der Fall ist. Ihre Wahrnehmung wird dann durch eine dissoziierte Trauma-Überlebenspsyche gesteuert und ist im Hinblick auf die Einschätzung der aktuellen Situation trügerisch. Eine Mutter in ihrem Trauma Überlebens-Ich ist für ihr Kind viel weniger erreichbar. Sie kann das Kind aus verschiedenen Gründen nicht wollen, sie ist sich nicht im Klaren darüber, was es bedeutet, eine Mutter zu sein und ein Kind zu haben. Wahrscheinlich kann sie das Kind nicht als das einzigartige Individuum sehen, das es ist. All dies hat weitreichende Konsequenzen für die Zukunft des Kindes. Eine Mutter kann ihr Kind wirklich nur dann lieben, wenn sie in ihrem gesunden Ich ist, weil in ihrem Überlebens-Ich jedes Gefühl von Liebe verwirrt und dissoziiert ist. Und wenn sie anfällig für Dissoziation und Rückfälle in eine Trauma-Überlebensexistenz ist, ist sie keine konstant sichere Umgebung für ihr Kind.

Kinder reagieren immer auf die Umgebung, in der sie existieren, auf ihre Eltern und deren Beziehung, und auch auf die weiteren Familienmitglieder und die grundlegende Kultur innerhalb der Familie. Sie können diese Umgebung für viele Jahre nicht verlassen und müssen sie ertragen, so gut es geht. Wir wissen, dass Kinder alles Mögliche auf sich nehmen werden, um ihre Eltern glücklich zu machen, weil sie ihre Eltern brauchen und sie zufrieden und gesund sehen wollen. Alle Beziehungstraumata stammen ursprünglich von Kindern, die versucht haben, sich einer Umgebung anzupassen, die manchmal so verrückt war, dass die Kinder sie nicht verstehen und bewältigen konnten. Das Verhalten von Kindern spiegelt immer den Kontext, in dem sie gezwungen sind zu existieren. Kinder sind niemals das Problem: Sie sind lediglich der Finger, der auf das Problem zeigt. Sie können die Eltern nicht ändern, aber ihr Verhalten zeigt an, dass etwas in der Beziehung der Eltern nicht stimmt. Die hierdurch bei den Kindern entstehende Belastung kann auf Dauer zu immer extremeren Verhaltensweisen führen, was dann zu Stress bei den Eltern führt, wodurch wiederum die Belastung des Kindes noch größer wird. Es sind die Eltern, die angeblich Erwachsenen, die sich über das, was vorgeht, im Klaren sein müssen. Beide müssen sich, dem Kind zuliebe, jeweils um sich selbst, aber auch um ihre Beziehung kümmern. Es ist für die Eltern zu einfach, das Kind zum „Problem" zu machen. Eltern setzen damit die Vermeidung ihres eigenen Traumas und dessen Auswirkungen für das Kind fort.

Für gewöhnlich übernehmen Kinder, sogar wenn sie noch sehr klein sind, die Verantwortung für die Psyche und die Beziehung der Eltern. Die Kinder versuchen so, ihre Welt zu verstehen und die lebenswichtige Verbindung mit ihren Eltern aufrechtzuerhalten. Dass das Kind glaubt, es habe einen Einfluss und könne seine Eltern „retten", sie zusammenbringen und sich selbst so ändern, dass es seinen Eltern helfen kann, ist eine verbreitete Überlebensstrategie von Kindern. Sie hilft dem Kind dabei, sich weniger hilflos und verlassen zu fühlen. Es hat eine Aufgabe, es kann seinen Eltern dienen, es kann etwas tun! Aber das ist eine gravierende Täuschung, in Wirklichkeit kann das Kind gar nichts tun. In dieser kindlichen Illusion denkt das Kind weder daran, dass seine Eltern vor seiner Geburt ein Leben hatten, noch daran, dass seine Eltern wahrscheinlich traumatisiert sind. Die Eltern sind seine Welt und das Kind ist für ihr Glück und ihre Gesundheit verantwortlich.

Eltern werden vom Kind meistens als perfekt angesehen. Aus der kindlichen Perspektive betrachtet trägt das Kind die Schuld an der Situation der Eltern. Dies ist für das Kind leichter hinzunehmen als zu denken, seine Eltern seien schuld. Wenn die Eltern Fehler machen, ist alles verloren. Dann kann die Welt niemals sicher sein. Für das Kind ist das unerträglich. So werden wir erwachsen mit schwerwiegenden Täuschungen über uns selbst, unsere Eltern und das Leben im Allgemeinen. Wir können unsere Eltern nicht wie andere menschliche Wesen sehen, getrennt von ihrer Elternrolle. Sie sind unsere Eltern, wir brauchen sie, wir haben sie immer gebraucht, und wir haben das Gefühl, dass wir sie immer brauchen werden, so als würden wir immer Kinder bleiben. Ich erlebe in meiner Arbeit, wie schwierig es ist, einen Schritt zurückzutreten und unsere Eltern mit ihrem Trauma zu sehen, so wie sie wirklich sind. Und dann ehrlich zu sagen, wie sich das auf die allerersten Momente, Tage und Wochen unseres Lebens bis hin zu diesem aktuellen Moment ausgewirkt hat. Ich sehe in meiner Arbeit, dass dieses Thema jedem aktuellen Problem, mit dem sich Menschen in ihrem Leben und in ihrer Therapie auseinandersetzen, zugrunde liegt. Die darunter liegende Enttäuschung und Verzweiflung, das Aufgeben der Hoffnung, dass es, sogar jetzt noch, anders sein könnte. Die ewige Sehnsucht nach dieser ersten Verbindung in echter Liebe und Nähe, die hätte sein sollen, aber nicht da war. Das ist zutiefst schmerzhaft. Deshalb wird das Trauma komplett vermieden. Es ist das erste Trauma unseres Lebens und wir leben weiter, ewig auf die Erfüllung eines unmöglichen Traumes hoffend: der perfekten liebevollen Verbindung mit unserer Mutter.

## 7.2.2 Zeugung

Die Beziehung der Eltern insgesamt und die Qualität ihrer Beziehung im Moment der Zeugung haben eine direkte Auswirkung auf das Kind. Wie sehr der Augenblick der Zeugung beim sich entwickelnden Kind Spuren hinterlässt, ist nicht bekannt. Bei der Arbeit mit der Anliegenmethode habe ich erlebt, dass Informationen zeigten, dass die Zeugung bei einer Vergewaltigung oder unter starkem Zwang stattgefunden hatte. Es kam auch vor, dass die Mutter den Vater hasste und sich beim Geschlechtsverkehr vor ihm ekelte. Was ist dann wohl der erste Impuls dieser Mutter, wenn sie entdeckt, dass sie schwanger ist? Allgemein gültige Rückschlüsse kann man hier nicht ziehen. Die einzige Person, die dazu etwas sagen kann, ist die Person, in deren Anliegenarbeit sich solche Informationen zeigen. (siehe Teil 2)

Der Moment, in dem die Mutter bewusst erkennt, dass sie schwanger ist, ist eindeutig der Beginn der Beziehung zwischen Mutter und Kind. Darauf bin ich im vorherigen Kapitel über die Entwicklung einer gesunden Identität detailliert eingegangen. In diesem Moment wird die Anfangsfrage gestellt: „Bin ich gewollt?" Gewollt zu sein ist der Grundstein und diese Frage steht im Zusammenhang mit dem Trauma der Identität. Das nächste, unmittelbar folgende Trauma ist das Trauma der Liebe. Gewollt zu sein *heißt* geliebt zu werden. Nicht gewollt zu sein, muss dazu führen, dass die Antwort auf die Frage: „Werde ich geliebt?" „Nein!" lautet.

Die dritte Frage ergibt sich aus den Antworten auf die beiden vorherigen Fragen. Wenn ich nicht gewollt bin und deshalb nicht geliebt werde, folgt daraus, dass ich mich nicht sicher fühlen kann und dass ich nicht geschützt werde. Eine Mutter, die ihr Kind nicht will, und daher ihr Kind nicht liebt, wird kaum in der Lage sein, ihrem Kind ein sicheres und geschütztes Umfeld zu bieten. Von Beginn an ist das Kind, unabhängig von späterer Gewalt oder sexueller Ausbeutung, bei seiner Mutter nicht sicher aufgehoben. Dieses „Ungeschützt sein" kann recht subtil sein, z.B. wenn die Mutter den Stress ihres Babys ignoriert.

Wir werden uns nun die ersten drei Traumata genauer ansehen.

## 7.3 Das Trauma der Identität

*„Es ist ein Widerspruch in sich, wenn eine Frau schwanger wird und ein Kind in ihrem Bauch wächst, das sie gar nicht haben will."* (Ruppert, 2019)

### 7.3.1 Was ist das?

Das Trauma der Identität ist das Trauma des Nicht-gewollt-seins. Es ist die Erfahrung des „Nein!" unserer Mutter zu unserer Existenz. Es zwingt das Kind dazu, seine Psyche zu spalten, sein Gefühl für sich selbst abzuspalten und sich stattdessen mit der Psyche seiner Mutter zu identifizieren. Einfach ausgedrückt: Das Kind muss seine eigenen Wünsche aufgeben und abspalten und sich dem Wünschen und Wollen seiner Mutter fügen. Ihre Wünsche haben Vorrang. Wir können das Trauma der Identität folgendermaßen darstellen:

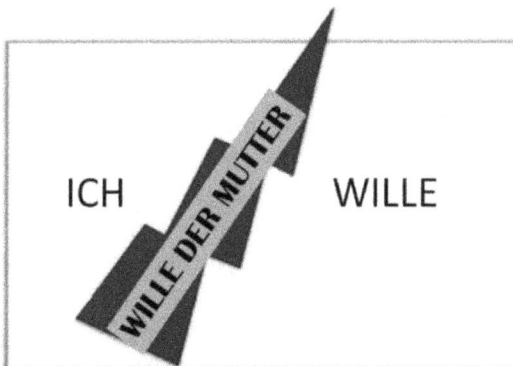

Grafik 6: Spaltung zwischen Ich und Wille

Das Ich und der Wille des Kindes sind durch den Willen der Mutter voneinander getrennt und haben keinen Zugang zueinander. Das Kind muss seine eigenen, persönlichen Wünsche aufgeben und stattdessen die Wünsche seiner Mutter als die eigenen übernehmen. Und weil etwas zu wollen ein grundlegender Ausdruck des Ichs ist, bedeutet der Verlust des Willens einen Verlust von Ich-Sein. Die Wünsche der Mutter haben die Oberhand und das Kind muss gehorchen. Es ist zu jung, zu zerbrechlich und verletzlich, um an seinen eigenen Wünschen festzuhalten. So sehr es sich auch bemüht, es wird nicht gesehen. Es wird von der Mutter ignoriert und sie wendet sich sogar ab, wenn es seinen Wünschen und Bedürfnissen durch Weinen Ausdruck verleiht. Das Kind muss aufgeben und sich unterwerfen. Das führt dazu, dass es die Verbindung zu seinem eigenen Willen verliert. Stattdessen hält es Ausschau nach den Wünschen anderer, mit denen es sich identifizieren, um die es sich kümmern und nach denen es sich richten kann. Als Folge dieses ersten Traumas ist es für viele Menschen als Erwachsene schwierig, „Ich will..." auch nur auszusprechen.

## 7.3.2 Mutter werden

Bei den meisten Spezies ist es das Weibchen, das seine Zeit, seine Emotionen und seinen Körper dem Gebärprozess zur Verfügung stellen muss. Bei den Großkatzen beispielsweise ist die Mutter manchmal für mehrere Jahre in der Pflicht, bevor ihr Nachwuchs in der Lage ist, erfolgreich zu jagen und sich selbst zu versorgen. Während dieser Zeit muss sie sich häufig ganz allein, d.h. ohne den Vater, um die Ernährung und den Schutz ihres Nachwuchses kümmern und diesen zur Selbstständigkeit erziehen.

Beim Menschen ist dieser Zeitraum sehr viel länger und der Aufwand an Zeit, Kraft und emotionalem Engagement beträchtlich. Und obwohl es im Weiblichen jeder Spezies einen angeborenen Fortpflanzungsinstinkt gibt, kann es deshalb für viele Frauen ein verständliches Zögern geben, wenn es um die Entscheidung geht, schwanger zu werden. Dieses Zögern steht in direktem Konflikt mit dem innerlichen Fortpflanzungsinstinkt (aus dem Reptiliengehirn) und den gesellschaftlichen Anschauungen über Frauen und das Kinder bekommen. Wir gehen davon aus, dass eine junge Frau heiraten und Kinder bekommen wird. Dies wird nur selten in Frage gestellt. Aber wir Menschen haben uns so weit entwickelt, dass wir wählen und unsere eigene Entscheidung zu diesem Thema treffen können. Oft geraten wir jedoch in Konflikt mit familiären und gesellschaftlichen Erwartungen und haben dann Kinder, auch wenn wir lieber keine hätten.

Trotz unseres Zugangs zu Verhütungsmitteln werden wir in unserer Gesellschaft nicht dazu ermutigt, uns mit dem Thema Mutterschaft auseinanderzusetzen und uns gegebenenfalls dagegen zu entscheiden. Verhütung lässt Freude an Sex zu, ohne die Gefahr einer ungewollten Schwangerschaft. Es wird generell davon ausgegangen, dass Verhütungsmittel nur vorübergehend eingesetzt werden und Frauen irgendwann Kinder haben werden. Eine Schwangerschaft wird meistens als freudiges Ereignis betrachtet, der Mutter wird von allen Seiten gratuliert, für Zweifel und Unsicherheit ist wenig oder gar kein Raum. Sogar bei einem Schwangerschaftsabbruch wird fast immer angenommen, dass es gerade nur nicht die richtige Zeit für eine Schwangerschaft war und die Frau deshalb einen Abbruch hatte. Später, wenn sie dazu bereit ist, wird sie bestimmt Kinder haben.

Wie ist es nun mit der Bereitschaft einer Frau, Kinder zu haben? In der IoPT-Theorie gehen wir davon aus, dass eine Frau, in ihrem gesunden Ich fähig ist, eine klare Entscheidung für oder gegen Kinder zu treffen. Sie trifft diese Entscheidung vielleicht gemeinsam mit dem betroffenen Vater, aber letztendlich entscheidet sie. In der Realität ist das jedoch selten so. Häufig hat die Frau ein Trauma der Identität in der Beziehung mit ihrer Mutter erlitten. Dann trifft sie Entscheidungen aus einer gespaltenen Psyche heraus. Eine Entscheidung ist dann vielleicht nicht wirklich durchdacht oder wird gar nicht erst getroffen. Die Frau hat Spaß an Sex, macht sich keine Gedanken über eine mögliche Schwangerschaft und stellt plötzlich fest, dass sie schwanger ist. Nun ist sie mit der Notwendigkeit konfrontiert, unangenehme Entscheidungen treffen zu müssen. Diese trifft sie entweder aus einem gesunden, stabilen Ich oder aus einem Trauma-Überlebenskonstrukt heraus.

Wie wir weiter im Kapitel über das Trauma der Sexualität sehen werden, ist die körperliche und emotionale Freude, die wir bei sexuellem Kontakt haben, etwas anderes als die reproduktive Funktion von Sex. Seitdem Verhütung so normal geworden ist, ist Freude an Sex noch weiter vom Thema Schwangerschaft entfernt. Wir Menschen (und einige andere Spezies) haben Sex aus Freude und um uns verbunden zu fühlen, nicht unbedingt, um Nachkommen zu zeugen.

Dennoch besteht bei vielen Frauen heutzutage immer noch ein Kinderwunsch, auch wenn ihnen die Gründe dafür nicht klar sind. In der

Regel wird vorausgesetzt, dass Frauen Kinder haben werden, egal wie ihr emotionaler und psychischer Zustand sein mag. Dass sich eine Frau gegen Kinder entscheidet, wird als ungewöhnlich und sogar als befremdlich gesehen.

### 7.3.3 Schwangerschaft

Meines Erachtens ist folgende Frage sehr interessant: Was geschieht in dem Moment, in dem eine Frau realisiert, dass sie schwanger ist? Was ist ihre unmittelbare Reaktion auf diese Erkenntnis? Sie muss nun – bewusst oder unbewusst – eine Entscheidung treffen. Bei den Überlegungen für oder gegen das Kind, für seine Geburt oder seine Abtreibung, können viele Überlebensstrategien auftreten: Leugnen, Vermeiden, Täuschungen, kontrolliertes Verhalten. Natürlich ist Abtreibung für viele Frauen keine Option: Sie wird erst gar nicht in Betracht gezogen, oder wenn doch, als nicht in Frage kommend abgelehnt. Die Politisierung einer solch tiefgreifenden, persönlichen Entscheidung hilft hier nicht.

Wenn eine Frau schwanger ist, muss sie eine Reise antreten, über die sie wenig Kontrolle hat. Ihr Körper wird von einem anderen Lebewesen benutzt, und abgesehen davon, ob sie während ihrer Schwangerschaft auf ihre Gesundheit achtet oder nicht, hat sie keinen Einfluss auf diesen Prozess. Sie kann ihn in der Realität nicht vermeiden, auch wenn sie es in ihrer Psyche vielleicht tut. Die körperlichen Veränderungen, mit denen eine Schwangerschaft verbunden ist, werden von den Bedürfnissen des heranwachsenden Kindes bestimmt und ab einem bestimmten Zeitpunkt gibt es kein Zurück mehr. Danach kann nur die Geburt die Schwangerschaft beenden. Die Frau kann nicht mehr aussteigen.

Nach der Geburt werden die Bedürfnisse des Kindes über viele weitere Jahre steigen. In diesem Sinne schickt Schwangerschaft eine Mutter, aber nicht unbedingt den Vater, auf einen besonderen Lebensweg. Nichts wird jemals wieder so sein wie zuvor.

Kein Wunder also, dass es für viele Mütter während der ersten Lebensphasen des Kindes zu Ambivalenz, Angst, Sorge, Zögern und sogar zu einer klaren Ablehnung des Kindes kommt. Abgesehen davon, dass eine Mutter in ihrer Psyche traumatisiert und verwirrt ist und Schwierigkeiten hat, sich zu entscheiden, ruft wahrscheinlich schon allein die Tatsache, schwanger zu sein, viele verborgene Themen, Spaltungen und Überlebensstrategien hervor. Wie schafft es eine Mutter, damit klarzukommen, dass sie ein Kind hat, wenn sie kein Kind haben will? Wie Franz

Ruppert im Zitat am Beginn dieses Kapitels sagt, kann dies zu einem unerträglichen Widerspruch werden.

Außerdem wird die Mutterschaft gesellschaftlich sehr verklärt und mit vielen Illusionen versehen, die geeignet sind, die Verwirrung der Mutter weiter zu verstärken. Die Vorstellung, dass eine Mutter ihr Kind nicht will, ist ein gesellschaftliches Tabu und in einigen Gesellschaften gibt es Bestrebungen, Abtreibung per Gesetz zu verbieten. Die Auswirkungen für Mutter und Kind werden dabei nicht berücksichtigt. Das Konzept der Bewegung „right to life (Recht auf Leben)" ist nur ein Beispiel hierfür. In diesem Konzept werden weder die Konsequenzen für das nicht gewollte Kind noch das damit verbundene Trauma noch die daraus folgende traumatische Beziehung zwischen Mutter und Kind berücksichtigt. Und die Auswirkungen auch nur eines ihrer eigenen Traumata werden überhaupt nicht in Erwägung gezogen. Wie soll eine schwangere Frau das Problem, das sie ihr Kind nicht will, lösen? Das ist eine nicht zu bewältigende Herausforderung.

Unsere Erfahrung in der IoPT-Arbeit zeigt, dass das Thema, von unserer Mutter nicht gewollt zu sein, allem zugrunde liegt, was später auftritt. Nicht gesehen zu werden, nicht geliebt zu werden und ständig bei anderen Menschen nach dieser Anerkennung und Liebe zu suchen, sich mit den Wünschen anderer zu identifizieren und die Spiegelung durch andere zu benötigen, um zu wissen, dass man existiert, wird zu einer ständigen, unbewussten Erinnerung an die ursprüngliche Situation. Und diese endet niemals, wenn sie nicht bearbeitet wird.

Wenn ein Kind nicht gewollt ist, ist es nicht nur nicht gewollt, sondern wird auch nicht als der Mensch gesehen, der es wirklich ist. Es passt nicht zu den Vorstellungen der Mutter/des Vaters darüber, wie es sein sollte.

Dieses Trauma der Identität hat eine starke Auswirkung auf uns und darauf, wer wir werden können. Daher folgen nun weitere Ausführungen zu diesem häufigsten aller Traumata.

## 7.3.4 Die nicht-gewollte Schwangerschaft

Es gibt viele Gründe, warum eine Frau möglicherweise kein Kind haben will:

- Die Schwangerschaft war ein Fehler.
- Die Zeugung geschah mit Gewalt.
- Der Zeugungsakt war erzwungen, unangenehm, langweilig, gefühllos.

- Kinder zu haben, wird als Pflicht angesehen.
- Die Beziehung mit dem Vater ist nicht gut. Vielleicht hasst die Mutter den Vater sogar.
- Die Schwangerschaft ist unangenehm und die Mutter ist oft krank.
- Die Mutter ist sich nicht sicher, ob sie überhaupt ein Kind will.
- Der Mutter wurden viele schreckliche Dinge über Schwangerschaft und Geburt erzählt, und sie hat Angst davor.
- Aufgrund ihres eigenen Kindheitstraumas ist die Mutter psychisch noch ein Kind und sieht ihr Kind als Konkurrenz für ihre eigenen Wünsche und Bedürfnisse.
- Die Mutter betrachtet das Kind als eine Belästigung, als eine starke Einschränkung ihrer Ressourcen und Möglichkeiten.
- Die Mutter leidet an ihrem eigenen Trauma, nicht gewollt zu sein; und sogar unter dem Hass ihrer Mutter.
- Vielleicht sieht sie ihr Kind unbewusst als jemanden, der schwächer ist als sie, als jemanden, an dem sie sich für ihr eigenes Opferwerden rächen kann.
- Wenn die Mutter als Kind missbraucht wurde, könnte sie ihr Kind als einen potenziellen Missbrauchstäter oder als ein potenzielles, ihr selbst ähnliches Opfer ansehen.
- Das Kind hat das falsche Geschlecht – aus vielerlei Gründen will die Mutter oder der Vater ein Kind des anderen Geschlechts.
- und so weiter …

Das Thema des Nicht-gewollt-seins geht sehr tief. Man denke an eine Situation, in der eine Mutter nicht schwanger sein will, der Zeitpunkt nicht stimmt, der Partner der falsche ist, sie zu jung ist und es andere Dinge gibt, die sie tun will. Dann kann es leicht dazu kommen, dass sie das heranwachsende Kind ablehnt, weil es sie daran hindert, das zu tun, was sie gern tun möchte: den Partner verlassen, einen interessanten Job annehmen, reisen, ihre Jugend genießen. Wie wird sie durch all dies beeinflusst, wenn ihr Kind geboren wird und sie es ansieht mit dem Wissen, dass sie für die nächsten 18 Jahre verpflichtet ist, das Kind aufzuziehen und zu versorgen? Diese Situation wird noch extremer, wenn eine Mutter das Kind so sehr nicht wollte, dass sie sich für eine Abtreibung entschieden hatte und diese fehlgeschlagen ist. Wie sieht diese Mutter ihr Kind dann an? Was tut sie mit ihrer Abneigung, ihrem Ärger, ihrer Schuld und Scham? Vielleicht hasst sie dieses Kind sogar, weil es ihr in ihren Augen ihre Jugend und Freiheit gestohlen hat. Wir können nicht davon ausgehen, dass sie ihr Kind, sobald sie es sieht, sofort annehmen und lieben wird. In der Realität wird sie wahrscheinlich versuchen, all ihre unangenehmen Gefühle zu unterdrücken. Sie wird sich weiter spalten und ihre unangenehmen Gefühle am Kind auslassen. Sogar wenn die Mutter Jahre später behauptet, sie habe das Kind gewollt, gibt es oft eine erhebliche Diskrepanz zwischen dieser Aussage und den Empfindungen des Nicht-gewollt-seins beim Kind. Welche „Wahrheit" überwiegt wohl für das Kind?

Um einen Überblick zu schaffen, habe ich die möglichen Entwicklungen in der folgenden Grafik tabellarisch dargestellt. Hierbei ist es wichtig zu verstehen, dass es sich um eine theoretische Aufstellung für Lernzwecke handelt. In der Realität gibt es Überschneidungen zwischen den Kategorien und sie können auch gemeinsam auftreten.

Es beginnt mit drei Grundsituationen:

- Die traumatisierte Mutter will das Kind absolut nicht.
- Die traumatisierte Mutter steht der Mutterschaft und dem Kind ambivalent gegenüber.
- Die traumatisierte Mutter ist psychisch verwirrt und zwingt ihrem Kind ihren verwirrten Zustand auf.

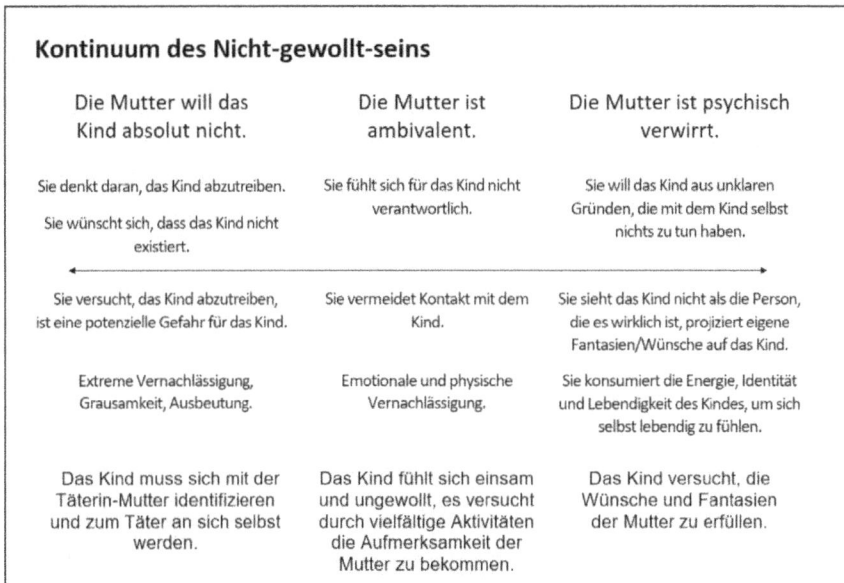

| Kontinuum des Nicht-gewollt-seins | | |
| --- | --- | --- |
| Die Mutter will das Kind absolut nicht. | Die Mutter ist ambivalent. | Die Mutter ist psychisch verwirrt. |
| Sie denkt daran, das Kind abzutreiben. Sie wünscht sich, dass das Kind nicht existiert. | Sie fühlt sich für das Kind nicht verantwortlich. | Sie will das Kind aus unklaren Gründen, die mit dem Kind selbst nichts zu tun haben. |
| Sie versucht, das Kind abzutreiben, ist eine potenzielle Gefahr für das Kind. | Sie vermeidet Kontakt mit dem Kind. | Sie sieht das Kind nicht als die Person, die es wirklich ist, projiziert eigene Fantasien/Wünsche auf das Kind. |
| Extreme Vernachlässigung, Grausamkeit, Ausbeutung. | Emotionale und physische Vernachlässigung. | Sie konsumiert die Energie, Identität und Lebendigkeit des Kindes, um sich selbst lebendig zu fühlen. |
| Das Kind muss sich mit der Täterin-Mutter identifizieren und zum Täter an sich selbst werden. | Das Kind fühlt sich einsam und ungewollt, es versucht durch vielfältige Aktivitäten die Aufmerksamkeit der Mutter zu bekommen. | Das Kind versucht, die Wünsche und Fantasien der Mutter zu erfüllen. |

Grafik 7: Kontinuum des Nicht-gewollt-seins

## Die Mutter will das Kind absolut nicht

Es besteht höchste Gefahr für das Kind, wenn die Mutter aktiv zur Täterin an ihrem Kind wird, zum Beispiel durch einen (gescheiterten) Abtreibungsversuch, extreme Vernachlässigung, Grausamkeit und Ausbeutung. Im Unbewussten von Mutter und Kind entsteht so eine komplexe Beziehung, in der eine Mutter gezwungen ist, ein Kind aufzuziehen, das sie nicht will und das Kind sich dem Willen der Mutter, dass es nicht existieren möge, erfolgreich widersetzt hat. Dies kann in der grundlegenden Beziehung der Beiden komplexe Gefühle entstehen lassen: Rache, Schuld, Scham und emotionales Abschalten bei der Mutter und ein verwirrter Kampf um sein Überleben beim Kind. Die einzige Überlebenschance des Kindes besteht darin, seine eigenen Wünsche und das Gefühl für sich selbst, aufzugeben, um so in das „Nicht-gewollt-sein" seiner Mutter hineinzupassen. Es muss alles aufgeben, was sein Selbst ausmacht, um den für sein Überleben so notwendigen Kontakt zu seiner Mutter zu haben. Sein Leben besteht ausschließlich aus Anpassung. Es muss seiner Täterin-Mutter sehr nahe sein und deren Täterhandlungen ihm gegenüber nachahmen. Wenn es älter wird, wird es dadurch zunehmend zu einer Gefahr für sich selbst. Das Kind bleibt ständig gefangen zwischen seinem eigenen Wunsch und Willen zu existieren und seinem Bedürfnis, dem Wunsch seiner Mutter, dass es nicht existieren soll, zu entsprechen. Seine Wahrnehmung des Lebens wird dominiert von der Frage „Wer gewinnt?" und durch Überzeugungen wie „Verletze, bevor du verletzt wirst." und „Jeder will mir schaden."

Die Entwicklung zum Täter an sich selbst zu werden wird ausgelebt in Selbsthass, physischen und psychischen Selbstverletzungen bis hin zum Selbstmord. Der betroffene Mensch versucht unbewusst, die Täterin-Wünsche seiner Mutter, dass er nicht existieren soll, zu erfüllen. Aus dem ständigen, unbewussten Bedürfnis heraus, die Wünsche der Mutter zu erfüllen, um damit ihre Liebe zu gewinnen, ergibt sich eine paradoxe Dynamik. „Meine Mutter will, dass es mich nicht gibt, darum darf es mich nicht geben. Dann kann ich ihr nahe sein und ihre Liebe bekommen." Selbsthass und Selbstverletzung sind Symptome eines solchen Traumas. Dazu gehören die fortwährenden Versuche, den Wünschen der Mutter zu entsprechen, um von ihr akzeptiert zu werden. Das wird natürlich nie eintreten, weil die Akzeptanz des Kindes von vornherein unmöglich war. Solange ein Mensch diese selbstverleugnenden und selbstverletzenden

Verhaltensweisen fortsetzt, ist er gefangen in dem ursprünglichen kindlichen Bedürfnis, von einem nicht liebenden (vielleicht sogar hassenden) und ablehnenden Elternteil, geliebt und gewollt zu werden.

Extrem selbstschädigende Verhaltensweisen (Süchte, Essstörungen, Ritzen, usw.) sind die Überlebensversuche eines Menschen, dem Willen seiner Mutter, dass er nicht existieren soll, zu entsprechen. Selbstverletzungen können auch in einer sehr viel subtileren Form auftreten, zum Beispiel im Unvermögen zu gedeihen oder in konstanter Erfolglosigkeit. Die erlernte Täterhandlung gegen sich selbst ruft viele Verhaltensweisen hervor, die der Fähigkeit des Menschen, ein gutes und gesundes Leben zu leben, schaden oder sie untergraben. (siehe Kapitel 5.4.6) Dies sind Symptome eines Traumas der Identität.

Die Ablehnung der Mutter kann sich ausdrücken durch:

**Abtreibungsversuche:** Wenn die Mutter versucht, ihr Kind abzutreiben, geschieht dies durch körperliche oder chemische (Gift) Angriffe auf das ungeborene Kind. Gelingt dies nicht und das Kind überlebt, ist die zukünftige Beziehung von Mutter und Kind durch diese Handlung festgeschrieben. Schuld- und Schamgefühle können sowohl bei der Mutter als auch beim Kind (aufgrund seines Überlebens) auftreten, außerdem Abneigung und Hass bei der Mutter und Angst und Unterwerfung beim Kind. Dazu gehört auch die Dauerbelastung des Kindes durch seine tiefe innere Gewissheit, nicht gewollt zu sein.

**Adoption:** Wenn das Kind unmittelbar nach der Geburt weggegeben wird, ist das, genauso wie eine erfolgreiche Abtreibung, das extreme Ergebnis einer ungewollten Schwangerschaft. Eine Mutter, die ihr Baby zur Adoption freigibt, muss ihr Kind in der Schwangerschaft zu einem Objekt machen und sein Dasein als Subjekt und eigenständige Persönlichkeit ignorieren.

Während der Schwangerschaft ist das Kind mit seiner Mutter verbunden, hat (nach der Geburt) plötzlich keine Verbindung mehr und wird dann zu einer „Ersatz"-Verbindung mit seiner Adoptivmutter gezwungen. Viele Adoptivkinder werden erwachsen, ohne zu wissen, dass sie adoptiert wurden. Sie glauben, ihre Adoptivmutter sei ihre wahre Mutter. Dem Kind wird die Wahrheit über seine Herkunft verweigert. Andere erfahren so früh wie möglich, dass sie adoptiert wurden, und wachsen dann auf mit der ständigen Frage „Warum hat meine Mutter mich weggegeben?" Man stelle sich eine aufgezwungene Adoption vor, z.B. wenn die Mutter sehr jung ist und von ihren Eltern gezwungen wird, das Kind abzugeben. Wie ist der emotionale Zustand dieser jungen Mutter in der Zeit von Schwangerschaft und Geburt, wenn sie weiß, dass sie ihr Kind aufgeben muss? Und wie wirkt sich dies – sowohl während der Schwangerschaft als auch bei den anschließenden, erzwungenen Ereignissen – auf das Kind aus?

Bei meiner Arbeit habe ich außerdem gesehen, dass eine Adoption beim Kind ganz eigene Spaltungen hervorruft. Zunächst ist es das Kind seiner biologischen Mutter, danach das Kind seiner Adoptivmutter. Das erste Trauma und die erste Spaltung entstehen aus dem Nicht-gewollt-sein der biologischen Mutter, die zweite Spaltung geschieht, wenn es das Kind der Adoptivmutter, mit all deren Überlebensstrategien, Zuschreibungen und Anforderungen, wird. Es gibt dabei zwei Gesichtspunkte, die zu betrachten sind: Warum hat sich die biologische Mutter dafür entschieden, das Kind fortzugeben? Und warum hat sich die Adoptivmutter entschieden, ein Kind anzunehmen, statt eigene Kinder zu haben? In einer Selbstbegegnung sagte die Klientin, dass ihre Adoptivmutter keine Kinder haben konnte und sie deshalb adoptiert worden sei. Die Resonanzgeberin für die Adoptivmutter sagte: „Ich bin wütend, dass ich mein Ding als Frau, das Kinderbekommen, nicht machen konnte. Ich hasse dich, weil du nicht mein Kind bist. Und immer, wenn ich dich ansehe, erinnerst du mich an mein Versagen."

**Fehlgeburten und Totgeburten:** Es ist auch möglich, dass es zu Fehlgeburten und Totgeburten kommt, weil die Ablehnung der Mutter und deren grundlegender emotionaler Zustand die Bedingungen im Mutterleib für das Kind derart unerträglich machen, dass Leben keine Option zu sein scheint. Ich habe mit Menschen gearbeitet, die bei der Erforschung ihrer Zeit im Mutterleib, herausfinden, dass das dort Erlebte so unerträglich kalt, vergiftet und überwältigend war, dass es eine große Herausforderung war, am Leben zu bleiben. Ein Fötus ohne rationalen Verstand hat nicht die Mittel, Leben und Tod miteinander abzuwägen und könnte, trotz des enormen Lebenswillens aller Lebewesen, den überwältigenden Kampf um sein Überleben aufgeben. Der ablehnende Bauch der Mutter ist für das Kind zu viel, der Übergriff vollkommen überwältigend.

**Das falsche Geschlecht:** Ein besonderes Thema ist das Geschlecht des Kindes, das natürlich einen wichtigen Persönlichkeitsanteil, einen Teil seiner Identität, ausmacht. In vielen Kulturen hat man klare Vorstellungen, was das Geschlecht des Kindes angeht. Auch bei manchen Eltern gibt es solche Ideen. Die Stärke der Ausprägung solch elterlicher Wünsche hinterlässt Spuren in der Psyche des Kindes: das burschikose Mädchen, das ein Junge werden sollte; der mädchenhafte Junge, der ein Mädchen werden sollte.

**Die Mutter ist ambivalent:** Dem Kind ambivalent gegenüberzustehen ist eine Ablehnung des Kindes, die in der verwirrten und traumatisierten Psyche der Mutter entsteht. Wenn eine Mutter ihrem Kind gegenüber ambivalent ist, hat sie die Entscheidung, das Kind zu bekommen, nicht aus einem gesunden Ich heraus getroffen, sondern aus einem Trauma-Überlebens-Ich. Sie fühlt sich für die Existenz des Kindes nicht zuständig und setzt das Kind einem Nichts an Kontakt und Bindung aus. In diesem Vakuum muss das Kind überleben und mit seiner Mutter in Kontakt gehen, entweder durch den Verzicht auf Ansprüche (in einer Art Nicht-Existenz) oder indem es ununterbrochen versucht, die Aufmerksamkeit seiner Mutter zu erlangen. So wird es zu einem Ärgernis für die Mutter, mit der wahrscheinlichen Konsequenz, dass sie das Kind noch schlechter behandelt. Wie soll sich das Kind nicht gespalten fühlen, wenn die Mutter bezüglich seiner Existenz gespalten ist? Die Verwirrung und Ambivalenz der Mutter sind für die nächsten Jahre der Kontext, in dem das Kind leben muss. Danach lebt dies in seiner Psyche weiter und wenn das Thema nicht bearbeitet wird, sogar für den Rest seines Lebens. Für das Kind bedeutet das eine niemals endende Verstrickung, in der es ständig auf Verbindung hofft und unfähig ist, die Verwirrung und Ambivalenz zu überwinden.

**Die Mutter ist verwirrt:** Wenn die Mutter in ihrer Psyche aufgrund ihres eigenen Traumas ernstlich verwirrt ist, und das Kind zwar „will", doch nur für ihre eigenen Ideen und Zwecke, sieht sie das Kind nicht als die Person, die es ist, auch nicht als Bestimmer seines Lebens, sondern als ein Objekt für ihre eigenen narzisstischen und traumabedingten Bedürfnisse. Sie benutzt das Kind als Überlebensstrategie für ihr eigenes Trauma. Das Kind muss sich opfern, um ihre Wünsche und Fantasien zu erfüllen. Ein eigenständiges, subjektives Ich kann es nicht haben. Wie die Mutter das Kind als Objekt für ihre Zwecke einsetzt, kann sich auf ganz unterschiedliche Art und Weise zeigen: Das Kind wird zur Mutter seiner Mutter, zum Vertrauten, zum Beschützer, zu deren „ganzem Stolz", zu einem Accessoire zur Verbesserung des Image der Mutter, zum Spielball, zum Diener, zum Verbündeten gegen den Vater, sogar zum Liebhaber oder zum Ersatz für den verhassten Ehemann. Die extreme Version ist die von mir als *verschlingend* oder *parasitär* bezeichnete Mutter. Aufgrund des Traumas in der Beziehung mit ihrer Mutter fehlt dieser Mutter der Sinn für ihre eigene Identität, für ihr Ich, ihre Existenz oder Lebensenergie. Darum bedient sie sich der Energie des Kindes, seiner Lebenskraft, Identität und seines Ichs, um ein Gefühl für sich und ihre Existenz zu bekommen. Für das Kind ist diese Mutter ein Parasit, denn es kann keine kohärente Existenz, unabhängig von seiner Mutter, aufbauen. Es ist, als ob die Mutter in jeder Zelle des Kindes haust, als ob, wie einer meiner Klienten sagte, „sie mir meine Lebensenergie aussaugt". Andere sagten: „Es ist, als ob ich, wenn ich aufstehe, in ihrem Körper aufstehe." und „Ich sehe mich selbst als erwachsene Person, so als wäre ich in ihrem Körper und würde ihr Leben für sie leben." Das Kind muss für die Mutter leben und die Mutter lebt durch das Kind.

Die Mutter fungiert so nicht mehr als Gastgeberin für das ungeborene Kind, sie hat die Situation umgedreht und zwingt das Kind, sie zu bedienen. Das Kind weiß gar nicht, dass es überhaupt getrennt von der Mutter existiert. Aus der Sicht der Mutter kann sie nur überleben, wenn sie das Kind für ihre eigene Identität und ihr Ich benutzen kann. Es geht hier nicht nur darum, dass das Kind eine Last der Mutter trägt. Es geht darum, dass es eine solch tiefe und unbewusste Verschmelzung von Mutter und Kind gibt, dass das Kind faktisch die Mutter ist und für sie leben muss. Die Identität des Kindes ist derart mit der Mutter verschmolzen, dass jeder Versuch des Kindes, sich weg zu bewegen und autonom zu werden, die Angst auslöst, sein Leben und das seiner Mutter zu gefährden. Eine eigenständige autonome Existenz erscheint unmöglich.

Während meiner Arbeit habe ich bemerkt, dass manche Menschen, wenn sie ein Anliegen für eine Selbstbegegnung formulieren, häufig ein Anliegen im Namen ihrer Mutter formulieren, welches dann tatsächlich ein Anliegen der Mutter ist. Sogar im Heilungsprozess zeigt sich die fehlende Eigenständigkeit: Das einzig zulässige Anliegen kann nur ein Anliegen im Namen der Mutter sein, das Anliegen des Kindes und das Anliegen der Mutter sind tatsächlich identisch. Es kann keinen Unterschied geben.

Dieses Thema ist schwierig. Wenn wir jedoch diese Überlegungen ignorieren, vernachlässigen wir wichtige Informationen über unsere Identität. Darüber, wer wir sind und über die Auswirkungen, die diese Dinge auf uns und unser Leben gehabt haben.

## 7.3.5 Nicht gewollt sein

In den letzten dreißig Jahren habe ich mit vielen Menschen gearbeitet und es hat lange gedauert, bis ich die Auswirkungen dieser sehr frühen Lebensereignisse wirklich verstanden habe. Die Vorstellung, dass meine Mutter mich – aus welchen Gründen auch immer – nicht gewollt hat, ist nur eine intellektuelle Idee. Wir mögen es instinktiv wissen, es in unserem Körper als wahr empfinden. Vielleicht hat unsere Mutter es sogar zugegeben oder uns erreicht irgendwann explosionsartig die Erkenntnis, dass wir nicht gewollt waren. Diese Erkenntnis ist jedoch nur ein Teilaspekt des Themas.

Die einzigartige, persönliche *Erfahrung*, zu einem so frühen Zeitpunkt in unserem Leben nicht gewollt zu sein, liegt tief in uns begraben: in einem Zustand vor dem bewussten Erinnern und in unserem Körper. Es geht um das traumatische Erlebnis, als der einzigartige Mensch, der ich bin, aus mir nicht bekannten Gründen nicht gewollt zu sein und um die Ablehnung meiner Existenz. Dies stellt den Beginn dessen, der ich wirklich bin, dar. Die Vorstellung nicht gewollt zu sein, ist die eine Sache. Das, was unbewusst in unserer Psyche und in unserem Körper einge-schlossen ist, zu erleben, ist etwas ganz anderes. Ungewollt zu sein wirft den zarten, sich entwickelnden Embryo, das Baby, das Kleinkind in ein Meer von Ungewissheit, das nur bewältigt werden kann, indem man die Person ist, die sich Mutter und Vater ausgedacht haben. Das ist aber nicht der Mensch, der man tatsächlich ist.

Viele Menschen wissen in ihrem tiefsten Inneren, dass sie nicht gewollt waren. Es ist notwendig, dass das Thema sich ihnen zeigt, damit sie es aussprechen, es annehmen und mit ihm arbeiten können. Doch es gibt auch viele Menschen, für die die Idee, dass sie nicht gewollt waren, befremdend und zutiefst schockierend ist. Sie protestieren: „Meine Mutter wollte immer Kinder." „Ich bin ein Wunschkind." Sich einzugestehen, dass man nicht gewollt war, widerspricht gänzlich unserer gesellschaftlichen Anerkennung der Unantastbarkeit von Mutterschaft. Jede Mutter will ihr Kind! Aber stimmt das? Stimmt es, dass sie mich wollte? Oder wollte sie ein Kind... und warum eigentlich?

*Eine persönliche Erfahrung*
Ich selbst wollte nie Kinder haben und ich weiß, dass dies zunächst nicht aus einer gesunden Psyche entsprang. Es war – aus vielerlei Gründen – eine Überlebensstrategie. Als ich älter wurde und die Wechseljahre näher rückten, dachte ich eine Zeitlang, dass ich mir dieses einzigartige Erlebnis von Schwangerschaft und Geburt eines Kindes, erlauben sollte. Schließlich bin ich eine Frau und habe diese Möglichkeit. Ich habe mich dagegen entschieden und ich bin froh, dass ich so gehandelt habe. Es war kein guter Grund, ein Kind zu bekommen: Es hatte nichts mit dem Kind selbst zu tun.

Nun bin ich älter und die Entscheidung, kein Kind zu bekommen, bedaure ich nicht. Aber das entspricht nicht der allgemeinen Vorstellung des Frauseins. Mein ganzes Leben lang bin ich immer wieder gefragt worden, warum ich keine Kinder habe – in der Annahme, dass es nicht meine Entscheidung gewesen sei. Man ging davon aus, dass es vielleicht eine medizinische Ursache gab oder dass ich mir meinen Kinderwunsch nicht eingestanden hatte.

Als ich einmal einen Workshop zum Thema Elternschaft begleitete, stellte ich den Teilnehmern die Frage, die niemals gestellt wird: Warum hast du dich dafür entschieden, Kinder zu haben?

Es war erstaunlich. Alle hatten einen Grund, aber bei keinem der Gründe ging es um das Kind. Es ging nicht darum, ein neues, einzigartiges Wesen zur Welt zu bringen, einen Menschen, den die Mutter, ohne Zwang von außen und ohne vorgefasste Ideen, zu dem Menschen werden lassen kann, der er tatsächlich ist.

Die Antworten lauteten: „Ich wollte immer Kinder haben." „Ich habe ein Kind bekommen, um die Beziehung zu meinem Partner zu retten." „Ich bin aus Versehen schwanger geworden." „Es wurde erwartet, dass ich Kinder bekomme." „Meine Mutter wollte Enkelkinder." „Ich habe nie darüber nachgedacht, ich habe es einfach gemacht." „Ich liebe Babys, deshalb habe ich fünf Kinder." „Mein Mann wollte Kinder." „Ich wollte jemanden, um den ich mich kümmern kann, und der sich um mich kümmert, wenn ich alt bin."

Nicht einer dieser Gründe hat irgendetwas mit dem Kind selbst zu tun. Das ist eine kaum begreifliche Tatsache, und wird oft umgewandelt in die Aussage, dass „meine Mutter mich, als ich geboren wurde, wirklich geliebt und gewollt hat." Welche Auswirkung hatten einige dieser Gründe wohl auf die Schwangerschaft und die sich entwickelnde Beziehung von Mutter und Kind?

## 7.3.6 Die Rolle des Vaters

Welche Rolle spielt nun der Vater? Ist der Vater nach der Zeugung überhaupt noch da? Fühlt er sich seinem Kind verpflichtet?

Es gibt wichtige Unterschiede zwischen Männern und Frauen, die mit ihren unterschiedlichen Rollen im Fortpflanzungsprozess zu tun haben. In seinem Buch *Liebe, Lust und Trauma* (Ruppert 2019), untersucht Franz Ruppert ausführlich die biologischen, chemischen, physischen und psychischen Unterschiede von Männern und Frauen. Er untersucht auch, ob und auf welche Weise diese deren Rollen und deren Verantwortungsgefühl als Eltern beeinflussen. Frauen beispielsweise haben zu Beginn ihrer Fortpflanzungsfähigkeit eine begrenzte Anzahl von Eizellen, wohingegen Männer jeden Tag Millionen von Spermien produzieren. Um ein Kind zu zeugen, sind nur ein Spermium und eine Eizelle nötig. Die Natur der männlichen Befruchtung ist also willkürlicher als die der weiblichen. Männer sind, biologisch und emotional, nicht in der gleichen Weise auf Bindung, Fürsorge und Ernährung des Nachwuchses vorbereitet wie Frauen. Körper und Emotionalität einer Frau sind für diese Aufgaben gemacht. Ihr Körper ist im allgemeinen weicher und dient so dem zarten, physischen Kontakt zu einem hilflosen Baby. Frauen scheinen außerdem leichter emotional zu werden als Männer, und Emotionen sind wichtig für die Bindungs- und Versorgungsaufgaben. Der männliche Körper ist prädestiniert für Stärke und Handlungsbereitschaft. Das heißt nicht, dass Männer keine Versorgungsaufgaben übernehmen können oder, dass sie nicht zu Gefühlen für das Kind fähig sind. Aber es wäre unvernünftig, die Unterschiede bezüglich der Aufgaben zu leugnen. Bei vielen anderen Spezies sind diese verschiedenen Reaktionen auf den Nachwuchs und die Unterschiede bei den natürlichen Aufgaben der jeweiligen Männchen und Weibchen zu beobachten. Tatsache ist, dass der Vater bei vielen

Spezies erst gar nicht bei der Mutter bleibt. Bei den meisten Großkatzen, z. B. (nicht bei Löwen) verschwindet der Vater und die Mutter ist diejenige, die sich kümmert und für das Fressen für die Jungen auf die Jagd geht. Es gibt auch einige Spezies, bei denen der Vater einen größeren Anteil der mütterlichen Aufgaben übernimmt, z. B. bei den Kaiserpinguinen, den Gorillas und den Seepferdchen. Hier ist es sogar so, dass der Vater trächtig wird und sich um den Nachwuchs kümmert.[17]

Bei einer Mutter, die abgelenkt oder am Kind nicht interessiert ist, kann ein Vater dem heranwachsenden Kind einen nützlichen Rückzugsort bieten. Dieser „Zufluchtsort" kann jedoch zu anderen Gefahren führen, wenn der Vater in seiner Psyche nicht klar ist. Hat ein Vater ebenfalls ein Trauma der Identität mit seiner Mutter erlebt, könnte er seine Tochter auf einer unbewussten Ebene benutzen, um die liebevolle mütterliche Verbindung, die ihm fehlt, zu erreichen. Hat er durch seine Eltern auch eine sexuelle Verwirrung erlitten, könnte die Liebe zu seiner Tochter unabsichtlich von einer Vater-Tochter-Verbindung zu einer sinnlichen oder sogar sexuellen Beziehung werden. Ein psychisch gesunder Vater kann jedoch für Stabilität und Sicherheit sorgen, wenn die Mutter dies nicht kann. Es gibt viele Menschen, in deren Leben es ohne ihren Vater weit weniger Sicherheit und Überlebenschancen gegeben hätte. Wir müssen aber auch darüber nachdenken, was die Eltern zunächst zusammengebracht hat und wie ihre individuelle Gesundheit oder nicht vorhandene Gesundheit ausgelebt wird. Es wäre z. B. seltsam, wenn sich eine Frau mit einer klaren Psyche für einen Mann entscheiden würde, der eine Tendenz zu Pädophilie hat, als würde sie diese Neigung in ihrem Partner nicht erkennen. Es wäre genauso merkwürdig, wenn sich ein Mann mit einer recht gut funktionierenden Psyche von einer Frau mit einer verletzbaren, gespaltenen und zerbrechlichen Psyche angezogen fühlen würde.

Wenn er aber selbst in seiner eigenen Psyche zutiefst mit seiner psychisch gespaltenen Mutter verstrickt ist und diese schützen und heilen will, wird er sich wahrscheinlich zu einer Partnerin hingezogen fühlen, auf die er seine emotional verstrickten Impulse übertragen und seine ursprüngliche Situation wiederherstellen kann.

---

[17] https://www.nationalgeographic.de/tiere/2020/10/wenn-papa-alles-gibt-vorbildliche-tiervaeter (Galerie)

### 7.3.7 Die Reaktion des Kindes

Das Trauma der Identität ist das Trauma des Kindes, wenn sein eigenes JA zum Leben, zu seiner Lebenskraft und seinem Drang zu existieren, sich zu entwickeln und zu wachsen, auf ein NEIN der Mutter stößt. Aufgrund der Abhängigkeit von seiner Mutter ist seine einzige Chance zu überleben, sein JA zu sich selbst, zu seiner Existenz und der Liebe zu sich selbst, abzuspalten und trotz des mütterlichen NEIN irgendwie eine Verbindung zu seiner Mutter herzustellen. So ist es dem Kind unmöglich, an sich selbst, seiner Identität, Individualität und Integrität festzuhalten.

Franz Ruppert hat die Verwirrung des Kindes in solch einer Situation zeichnerisch dargestellt.

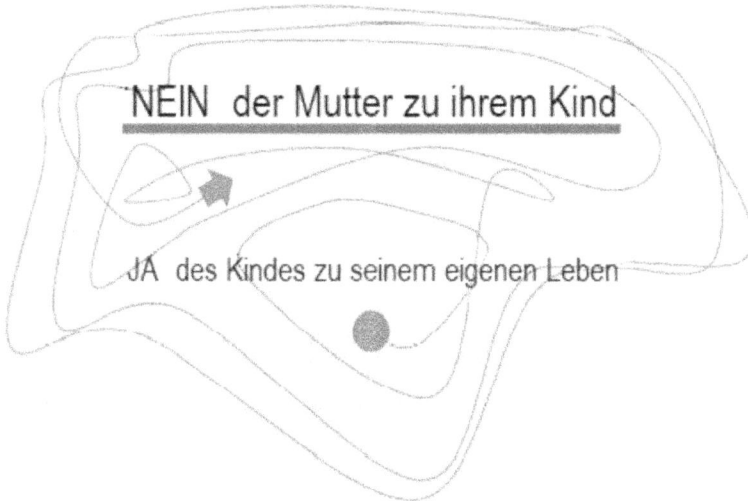

NEIN der Mutter zu ihrem Kind

JA des Kindes zu seinem eigenen Leben

Grafik 8: Ja-Nein (nach Ruppert, 2019)

Mit dieser Darstellung will Franz Ruppert aufzeigen, wie sich das Kind bemüht, mit seiner Mutter, trotz deren NEIN und der Verwirrung und Verstrickung, die daraus für das Kind entsteht, eine Verbindung herzustellen. Anstelle einer direkten Interaktion verstrickt sich das Kind in hilflosen Versuchen, Kontakt zu bekommen, mit der Psyche seiner Mutter und deren NEIN. Die schreckliche Realität von der einen Person, die das Kind braucht, nicht gewollt zu sein, muss irgendwie überlebt werden. Für das Kind führt kein Weg aus dieser Verwirrung heraus. Es muss in einer Verstrickung bleiben, die ihm sein eigenes JA! zu seinem Leben verweigert. Diese Verstrickung verbleibt bis ins Erwachsenenalter in der Psyche. Für einen solchen Menschen ist es unmöglich, zu sagen, wer er wirklich ist, weil alles, was in seiner Psyche erscheint, zu seiner Mutter führt. Er ist psychisch verwirrt und verstrickt mit ihrer Psyche. Seine Psyche gehört ihm nicht. Das Wesen seiner Mutter besetzt seine Psyche in jedem Augenblick seines Lebens.

## 7.3.8 Das Trauma der Identität überleben – Identifikation

Um das Trauma der Identität zu überleben, muss sich das Kind in sich selbst spalten und sich damit von seiner eigenen Lebenskraft abspalten. Es muss seine Identität und seinen Willen aufgeben und sich stattdessen der Identität und den Wünschen seiner Mutter anpassen. Das Kind kann keine eigene Identität haben: Es muss sich mit seiner Mutter identifizieren. Identifikation ist somit eine wesentliche Überlebensstrategie für das Trauma der Identität.

Es gibt weder Platz noch Raum für die Individualität und Subjektivität des Kindes. Es muss seine Identität und sein Ich an das Ich der Mutter abgeben, und das Ich der Mutter als sein eigenes annehmen. Die Mutter „besitzt" das Kind und das Kind kann außerhalb der Wünsche, Ideen und Zuschreibungen von seiner Mutter, also außerhalb deren Psyche, nicht existieren. Daher wird sich dieser Mensch sich selbst gegenüber so verhalten, wie die Mutter ihn als Kind behandelt hat. So entwickeln sich Selbstablehnung, Selbsthass und Selbstzerstörung. Damit wird die Überlebensstrategie der Identifikation zur Täterschaft an sich selbst.

Später führt dies zu einer tendenziell narzisstischen Lösung, bei der die Mutter kopiert wird. Das Kind ist dann derart mit ihr identifiziert, dass die Mutter das Kind nicht ablehnen kann, weil das Kind doch vollkommen ihr selbst entspricht. So wird die Symbiose dauerhaft und erstickend, so dass dieser Mensch keinerlei Gefühl dafür hat, wer er wirklich ist. In vielen Selbstbegegnungen sehen wir, dass Stellvertreter, die mit psychischen Anteilen des Klienten in Resonanz gehen, so mit der Psyche der Mutter verstrickt sind, dass niemand die beiden auseinanderhalten kann.

## Zuschreibungen

Im Kapitel über Identität haben wir das Thema Zuschreibungen bereits kurz angerissen. Zur Spaltung gehört, dass das Kind den Zuschreibungen seiner Eltern und deren Ideen über das Kind entsprechen muss. Die Eltern sehen nur das, was sie sehen wollen. Das Kind sehen sie nicht. Sie nötigen das Kind, sich mit diesen bewusst ausgesprochenen und unbewussten, also unausgesprochenen, Ideen zu identifizieren. Manche dieser Vorstellungen sind kulturell oder gesellschaftlich bedingt, andere haben direkt mit dem Kind zu tun. Hier sind einige Zuschreibungen, die Kindern oft widerfahren:

- **Der Name:** Besonders, wenn man nach einer anderen Person benannt wurde, kann das zur Verwirrung der Person und darüber, wer sie ist, beitragen.
- **Qualitäten:** „Du bist klug, dumm, hübsch, gewöhnlich, schlecht, gut". Das traumatisierte Kind wird weiter gezwungen, zu überleben und eine Identität anzunehmen, die mit ihm nichts zu tun hat.
- **Vergleiche:** „Du bist genau wie dein Vater/deine Mutter/Tante usw." Dies kann eine positive Herausforderung sein oder einen abwertenden Vergleich darstellen: „Immer machst du alles falsch, genau wie dein Vater."
- **Voraussagen:** „Du wirst Erfolg haben ... versagen ... mich stolz machen ... mich enttäuschen."
- **Nationalität:** „Du bist ...", oft verbunden mit der Aussage: „Und darauf solltest du stolz sein."
- **Religion:** „Wir sind Muslime, deshalb bist du ein Muslim", oder, was immer die Religion ist.
- **Beruf:** „Du wirst Arzt, Rechtsanwalt." „Du wirst in meine Fußstapfen treten."
- **Diagnosen:** „Du bist schizophren/bi-polar/Diabetiker" „Du bist dein Leiden/deine Behinderung/deine Krankheit."

Einige unbewusstere, unausgesprochene Zuschreibungen sind:

- „Du wirst mich aus meinem Trauma retten."
- „Du wirst eine Mutter für mich sein."
- „Du wirst mich vor deinem Vater beschützen."
- „Du gehörst mir. Ich kann ohne dich nicht leben. Du musst immer bei mir bleiben."

- „Du bist gefährlich für mich."
- „Du wirst mir mein verstorbenes Kind niemals ersetzen können."
- „Du wirst mein verstorbenes Kind ersetzen."
- „Du wirst alles für mich in Ordnung bringen."
- „Du wirst mir Sorgen machen und mich quälen."
- „Du wirst mir meinen emotionalen Schmerz abnehmen und mich retten."
- „Du wirst mein Tod sein." (oft direkt ausgesprochen)

Die unvermeidbare Identifikation mit diesen Zuschreibungen verwirrt das Kind noch mehr. So entwickelt es sich zu einem Menschen, der mit einem Mangel an Vertrauen aufwächst und keine Entscheidungen treffen kann. In dem, was er tut, folgt er immer anderen und sucht ständig im Außen nach Wertschätzung und Bestätigung seiner Existenz und Identität. Innere Autorität und Autonomie sind verloren, ursprünglich abgegeben an die Mutter und später an andere Personen. Zu einer Gruppe zu gehören und eine Rolle zu haben, bietet eine Kopiervorlage für eine Identität und ist die einzig mögliche Form von Identität. Diese Menschen schämen sich und fühlen sich schuldig, wenn sie den externen Vorstellungen anderer, darüber wie sie sein sollten, nicht gerecht werden. Daraus folgt ein ständig wachsender Verlust an Autonomie. Oft schämen sie sich auch dafür, dass sie die Bestätigung durch andere so sehr brauchen, um sich gut zu fühlen. Sie bleiben in ständiger Symbiose mit anderen und alle Unterschiede werden sofort unterdrückt, weil es zu beängstigend ist, diese ursprüngliche, wenn auch unzureichende, Verbindung zu ihrer Mutter zu verlieren.

## Eltern und Wahrheit

Eine Vielzahl an Zuschreibungen, die wir als Kind zu akzeptieren haben, sind die Geschichten, die unsere Eltern über uns erzählen, über unsere Geburt und unsere ersten Lebensjahre, also über den Zeitraum vor dem Beginn unseres eigenen kognitiven und bewussten Gedächtnisses im Alter von etwa zweieinhalb bis drei Jahren. Wir akzeptieren diese Geschichten oft, ohne nachzudenken. Es kann jedoch auch sein, dass wir Ereignisse ganz anders in Erinnerung haben als unsere Eltern sie erzählen. In der Regel werden wir dann die Erzählungen unserer Eltern übernehmen, denn die „Wahrheit" der Eltern ist stärker als die des Kindes.

Eltern erzählen aus vielerlei Gründen nicht immer die Wahrheit. Zum einen abstrahieren sie Ereignisse, die zum damaligen Zeitpunkt für sie emotional hoch aufgeladen waren und erzählen die Geschichte als Anekdote oder sogar als Witz. Zum anderen erzählen sie uns die Geschichten, die unsere Geschichten sein sollen: nämlich die, die sie emotional ertragen können, die ihr eigenes Trauma nicht triggern und es auf Abstand halten. Es sind die Geschichten, die sie glauben wollen. Eine solch fabrizierte Geschichte über das Leben des Kindes ist eine Fiktion, der das Kind zustimmen muss und nach der es leben muss.

Wir haben das Recht, die Wahrheit über das, was uns zugestoßen ist, zu erfahren, aber wir können uns nicht auf das verlassen, was unsere Eltern uns berichten. Für eine Mutter wäre es beispielsweise ungewöhnlich, wenn sie ihrem Kind erzählen würde, dass sie versucht hat, es abzutreiben, oder dass sie früher ein uneheliches Kind geboren hat, oder dass das Kind bei einer Vergewaltigung durch den Vater entstanden ist.

Es ist auch so, dass eine Mutter, aus Rache am Vater oder vielleicht sogar am Kind, dem Kind erzählt, dass der Vater sie geschlagen oder vergewaltigt habe. Familien verbergen viele Geheimnisse und Themen, über die nicht offen gesprochen werden kann. Je traumatisierter eine Familie ist, umso weniger Wahrheit ist erlaubt. Ich ermuntere deshalb meine Studenten und Klienten, in ihren Selbstbegegnungen mit der Anliegenmethode Fragen über sich selbst zu stellen und nicht einfach zu akzeptieren, was ihre Eltern ihnen erzählt haben.

Das Trauma der Identität zu heilen, ist wesentlich auf unserer Reise zu uns selbst, um die zu sein, die wir wirklich sind. Hier sind einige der Prinzipien für die Heilung dieses tiefen, frühen Traumas:

- Nimm dein eigenes Trauma ernst. Das ist immer der erste Schritt in Richtung Heilung und dies ist keineswegs einfach, wenn man als Kind niemals ernst genommen wurde.
- Mache dir deine Überlebensstrategien bewusst. Welches Verhalten schützt dich davor, das Trauma und die tiefen, schmerzhaften und verwirrenden Gefühle wieder zu erleben?
- Erkenne die „Mutter" in dir. Dein Überleben bedeutet, dass du dich mit ihr identifizieren, dich ihren Wünschen fügen, ihre Haltungen übernehmen musstest, und wahrscheinlich auch ihre Trauma-Überlebensstrategien.
- Gehe in Kontakt mit dir selbst und erkenne das Gesunde in dir. Arbeite daran, dein gesundes Ich zu stärken und zu stabilisieren.
- Sei das Subjekt/die Hauptperson deines eigenen Lebens, anstatt dich selbst zum Objekt zu machen.

- Fordere deinen eigenen Willen zurück und mache dir deine eigenen Wünsche zu eigen.
- Fühle die tiefliegenden, schmerzhaften Empfindungen, von deiner Mutter nicht gewollt zu sein.
- Gib die Vorstellung auf, dass deine Mutter dich wollen wird, dass sie sich ändern wird und für dich da sein wird, wie sie es zu Beginn deines Lebens hätte sein sollen.

## Der Opfer-Überlebensmodus

In diesem Überlebensmodus fordert das Opfergefühl der Mutter, welches aus ihrem Trauma und ihrer gespaltenen Psyche heraus entstanden ist, von jedem Menschen, sie zu retten, ihr zu dienen, sein Leben für sie aufzugeben. Für diese Art Mutter ist es unabdingbar, dass sich ihr Kind für ihre Sehnsüchte und Wünsche opfert. Die Mutter akzeptiert das Kind nur, wenn sie von seiner Hilflosigkeit und Unterwürfigkeit profitieren kann. Das Kind ist gewollt, nicht um seiner selbst willen, sondern um etwas für seine Mutter zu tun.

Die Anerkennung der bloßen Existenz des Kindes ist nur gestattet, wenn sich das Kind „unsichtbar" macht und zu einem hilflosen, willigen Opfer seiner Mutter wird. Die Mutter macht aus dem Kind ein Objekt, dessen einziger Zweck darin besteht, die Bedürfnisse der Mutter zu erfüllen. Die Mutter kann die Andersartigkeit des Kindes nicht ertragen oder tolerieren, und das Kind kann nicht anders als ein Opfer seiner Mutter und ein dienendes Objekt zu sein. Dies führt zu einem Leben in konstanter Opferhaltung mit Hilflosigkeit, Verletzbarkeit und ohne den Willen, die Situation zu ändern. Der Gebrauch des eigenen natürlichen Wollens, eine eigenständige Person zu sein, ist unbewusst verknüpft mit dem furchtbaren und lebensbedrohlich wirkenden Gedanken, den Kontakt zur Mutter zu verlieren. Dies überhaupt zu überleben, erscheint absolut unmöglich – außer in der Opferhaltung.

Wenn die Mutter über keinerlei Klarheit über sich selbst, ihr Leben und ihre Identität verfügt und ihr Kind als Lebensquelle, als Energieressource oder Identität benutzt, um irgendein Gefühl für ihre eigene Existenz zu haben, wird sie zum Parasiten ihres Kindes. Das ist die invasivste Form von Ausbeutung durch die Mutter.

Damit Heilung wirkt, braucht es Willen. Einem Menschen, dessen einzige Ressource es war, als Opfer der mächtigen Täterin-Mutter zu funktionieren und ohne eigenen Willen zu existieren, ist so ein persönlicher

Wille völlig unbekannt. Er wird als gefährlich und sogar als unmöglich erlebt. Im Heilungsprozess muss dieser Mensch damit kämpfen, den Willen aufzubringen, um weiterzumachen, da alle Versuche, zu heilen und er selbst zu werden als lebensbedrohlich erfahren werden. Die einzige Möglichkeit, die er sieht, ist die, von jemand anderem gerettet zu werden, da es für ihn unvorstellbar ist, selbst irgendetwas tun zu können. Diese Form der Rettung nutzt die Bereitwilligkeit des Menschen aus, der die Rettung übernehmen soll und die Rettung ist verbunden mit der sinnlosen Hoffnung, dass die Mutter den „Fluch" aufheben und ihr Kind doch noch retten und lieben wird. Denn das Kind fühlt sich nicht in der Lage, irgendetwas zu erreichen, das dem Willen seiner Mutter widerspricht.

### Der Kampf-Überlebensmodus

Im Unterschied dazu wird das Kind, das keinen möglichen Nutzen für die Mutter darstellt – nicht einmal als Sklave oder Diener – das Kind, dessen Existenz von Anfang an nicht gewollt war, und das von seiner Mutter ignoriert wird, wahrscheinlich eher seinen Willen nutzen, um für sein Leben zu kämpfen. Dieses Kind kennt deshalb seinen Willen und benutzt stille, innere Rebellion oder offenen Ungehorsam, Sturheit und ständigen Kampf, um einigermaßen zu existieren. Der Wunsch der Mutter, dass dieses Kind niemals hätte geboren werden sollen, dass es nicht existieren möge, erlaubt dem Kind paradoxerweise, um sein Überleben zu kämpfen. Es muss nicht zu einem hilflosen Opfer werden, um zu überleben. Das „Opfer-Überlebenskind" wird als nützlich angesehen, ihm wird eine Rolle zugeteilt, wohingegen das „Kampf-Überlebenskind" eher ignoriert und überhaupt nicht gesehen wird.

Es gibt verschiedene Möglichkeiten, wie dieses Kind funktioniert: mit ruhiger, stiller und unterschwelliger Rebellion, mit offenem, widerspenstigem Kampf oder mit einer Mischung von beiden. Das Kind hat so die Chance, seiner Mutter, die seine Existenz ablehnt, willentlich zu widersprechen. Das Überleben im Mutterleib gegen ein klares Nein! der Mutter ist schon eine Rebellion riesigen Ausmaßes, worauf die Mutter mit Hass und offener Grausamkeit oder mit konsequenter Nichtbeachtung und Vernachlässigung reagieren könnte. In seinem Kampf mag dieses Kind, nahezu unbemerkt von der Mutter, existieren. Es muss wahrscheinlich schon sehr früh für sich selbst, seine Existenz und sein Weiterkommen sorgen, z. B. sich selbst um sein Essen kümmern, sich warmhalten, allein zur Schule gehen usw.

Anders als beim Opfer-Überlebensmodus mit einem ständigen Gefühl von Hilflosigkeit und einem Bedürfnis nach Rettung, wird dieser Mensch im Heilungsprozess seine eigene echte Hilflosigkeit bekämpfen. Ständig wird er denken, dass er etwas tun muss, etwas in Ordnung bringen muss, mit sich selbst kämpfen muss, um zu überleben. Er sieht nicht, dass er überlebt hat und den Kampf jetzt aufgeben kann, dass er mit sich selbst in einen verletzlichen emotionalen Kontakt kommen kann und den echten Schmerz, über das, was ihm angetan wurde, fühlen kann. Für diesen Menschen, der sein Leben damit verbracht hat, seine reale Hilflosigkeit unter dem Deckmantel eines kontinuierlichen Kampfes zu verstecken, ist das Fühlen seiner Hilflosigkeit erschreckend, weil dies ursprünglich seinen Tod bedeutet hätte. Diese Person benutzt Täterstrategien, um den Kampf aufrechtzuerhalten. Sie erschöpft ihre Energie und wendet ihren Willen in einem ewigen Kampf gegen sich selbst.

Beiden Überlebensstrategien, dem Opfer-Überlebensmodus und dem Täter-Überlebensmodus, begegnen wir in der Praxis. Aber wenn es für den Klienten darum geht, einen großen Heilungsschritt zu machen, wird einer der beiden stärker zum Vorschein kommen.

## 7.3.9 Fazit

Das Trauma der Identität ist tief in unserer Psyche verwurzelt, weil es so früh geschieht, oft schon während der Schwangerschaft. Das macht es unmöglich, an unserer eigenen Identität festzuhalten. An dieses Trauma können wir uns in unserer bewussten Psyche nicht erinnern. Daher wachsen wir als gespaltener, traumatisierter Mensch auf, in dem Glauben, das seien wir. Wir setzen unsere Überlebensstrategien mit unserer Person gleich: Wir sind im Unrecht, falsch, dumm usw. Unsere Gesellschaft hat viele Vorschläge und Strategien, mit denen wir uns verbessern und glücklicher, gesünder, erfolgreicher, besser in Beziehungen werden können. Doch das Einzige, was all diese Techniken zur „Selbstentwicklung" tun, ist, unsere Überlebensstrategien zu stärken. Das führt dazu, dass wir uns weiter von uns selbst entfernen, weil die zugrundeliegende traumatische Realität nicht angesprochen wird.

Die Auswirkungen dieses Traumas sind weitreichend. Als Erwachsener weiß ich vielleicht nicht, was *ich* will, und stelle die Bedürfnisse anderer über meine eigenen und identifiziere mich mit deren Vorstellungen und Wünschen. So weiß ich nicht, wer ich bin oder was ich will. Ich glaube, die Person zu sein, die mit den Vorstellungen meiner Mutter übereinstimmt. Aber weil das nicht zutrifft, ist dieses Konstrukt von mir zerbrechlich und droht ständig zu scheitern. Es führt zu Missverständnissen, Enttäuschungen und weiteren Spaltungen. Das Bedürfnis, die mit den Wünschen anderer übereinstimmende Illusion zu sein, führt zu Selbstverurteilungen, Selbstverletzung und weiteren Spaltungen, weil ich – genau wie meine Mutter – von mir enttäuscht bin und mich vielleicht sogar dafür hasse, dass ich es nicht schaffe, den Vorstellungen meiner Eltern zu entsprechen. Die Wahrheit darüber, wer ich bin, verblasst immer weiter, verschwindet im Hintergrund und lässt mich verloren und führungslos in meinem Leben zurück. Dass ich die Zustimmung meiner Mutter erlange ist unmöglich, weil sie nur ihre Wünsche und Vorstellungen von mir sieht. Mich sieht sie nicht, mich will sie nicht, und ich kann mein ganzes Leben vergeblich damit verbringen, ihrer Zustimmung hinterherzujagen. Ich bin eine Wunschvorstellung und ich jage einer Selbsttäuschung nach. Der emotionale Schmerz aus dem Trauma der Identität ist die tiefste, qualvollste Erfahrung unseres Lebens. Es ist der Schmerz darüber, dass unser Leben von Beginn an eine Ablehnung erfährt, dass uns Lebensfreude und die Fähigkeit, unser Leben zu genießen fehlen. Und dass wir stattdessen gegen den Widerstand unserer Mutter, der wichtigsten Person in unserem Leben, überleben müssen.

## 7.4 Das Trauma der Liebe

> *„Daher versucht jedes Kind, … seiner Mutter Liebe zu geben*
> *und von ihr Liebe zu erhalten. Das ist wie ein kindlicher*
> *Urinstinkt, den kein Kind bewusst stoppen kann. "*
> (Ruppert, 2018)

### 7.4.1 Einleitung

Lautlos fragt das ungeborene Kind: Liebst du mich?

Liebe ist ganz einfach, rein und unkompliziert. Während unseres ganzen Lebens verschafft Liebe uns Bindung, emotionalen Kontakt und liebevolle Beziehungen. Wo es zwischen zwei Menschen echten Kontakt von „gesundem Ich" zu „gesundem Ich" gibt, entsteht durch diesen Kontakt das Potenzial von Liebe und Respekt. Anders kann es nicht sein. Für das Kind bedeutet Liebe alles. Sie vermittelt ihm lebenswichtigen

Kontakt zu seiner Mutter und seinem Vater. Es kann sich sicher, wichtig, geachtet und lebendig fühlen. Liebe bestätigt seine Existenz als wertvolles Mitglied der Familie und der menschlichen Spezies. Die Liebe der Mutter respektiert seine wachsende Autonomie und seinen angemessenen Platz in der Welt. Liebe bestätigt das Kind in seinem Getrenntsein, seiner Individualität und Integrität. Mütter und ihre Kinder haben Urinstinkte, die zu ihrer Bindung führen und eine erfolgreiche Schwangerschaft und Geburt und einen guten Start ins Leben sicherstellen. Die Bindung wird bei Mutter und Kind durch die Ausschüttung von Hormonen, die das Erleben von Liebe und Bindung fördern, ausgelöst.

Wenn das Kind diese liebevolle Beziehung und wechselseitige Verbindlichkeit mit seiner Mutter schon zu Beginn seines Lebens nicht erreichen kann, kann es die Erfahrung von Liebe nicht mit in sein Leben nehmen. Viele Erwachsene sagen, dass sie nicht wissen, was Liebe ist. Das ist ein direkter Hinweis auf diesen Augenblick der gescheiterten Verbindung von Mutter und Kind. Für das neu entstandene Kind ist Liebe natürlich. Sie ist seine Lebenskraft und ihr entspringt sein überwältigender Impuls, sich mit der ersten und wichtigsten Person in seinem Leben, seiner Mutter, zu verbinden. Daher stimmt es nicht, dass ein Mensch nicht weiß, was Liebe ist. Richtig ist, dass er das Erleben von Liebe schon sehr früh aufgeben musste. Diese natürliche Fähigkeit abspalten zu müssen, ist gleichzusetzen mit dem Abspalten von Lebenskraft. Das Kind ist damit gezwungen, sein Leben in einem gefühllosen, ungeliebten und lieblosen Zustand zu leben.

Echte Liebe wird dann ersetzt durch Liebesillusionen und eine ständige Sehnsucht nach der lebenswichtigen Bindung, die das Kind mit seiner Mutter nie erleben konnte. Der einzige Weg, diese Erfahrung von Lieblosigkeit zu bewältigen, ist Illusionen über Liebe zu erschaffen. Unsere Gesellschaft ist voll von solchen Täuschungen über Liebe. Es kommt selten vor, dass ein Buch oder ein Film davon berichtet, was nach dem „Happy End" passiert, nachdem Held und Heldin schließlich zusammengefunden haben. Es wird nur wenig über den Rest ihres Lebens erzählt, darüber, was passiert, wenn es schief geht, wenn ein Kind krank wird, wenn eine Karriere scheitert, wenn vielleicht die Liebe schwindet. Viele Geschichten lassen uns mit guten Gefühlen zurück: Ewige Liebe ist möglich und wenn sie einmal erreicht wurde, kann sie durch nichts zerstört werden. Das sind im wesentlichen Täuschungen, aber wir werden alle durch sie verführt. Unsere Werbung und die Medien benutzen unsere falschen Vorstellungen, um uns zu verführen. Unsere ganze Existenz ist unterschwellig bestimmt vom Streben nach Liebe und Glück. Mit diesem tiefen Bedürfnis aller Menschen wird enorm viel Geld verdient.

Als Erwachsene können wir selbstverständlich über Liebe sprechen, sie intellektuell begreifen, sie in uns fühlen und die Gefühle erkennen. Das Kind hat jedoch noch nicht den Intellekt eines Erwachsenen, mit dem es die Handlungen seiner Eltern verstehen könnte. Wenn ein kleines Kind von seiner Mutter oder seinem Vater bestraft oder geschlagen wird, kann es das nicht verstehen. Vielleicht ist der Elternteil sonst freundlich und liebevoll, daher wird das Kind seinen Eltern gegenüber vorsichtig, verwirrt, besorgt und ängstlich. Wenn der Elternteil dem Kind dann sagt, dass er es zu seinem eigenen Besten und aus Liebe bestraft, und z. B. auch noch sagt, dass es dem Elternteil mehr Schmerzen bereitet als dem Kind, ist das Kind, was das Thema Liebe angeht, komplett verwirrt.

Bis in sein spätes Teenageralter kann das Kind sein Zuhause nicht verlassen und muss mit der Verwirrtheit und den verwirrenden Handlungen seiner Eltern zurechtkommen. Es gewöhnt sich so an die paradoxe Erscheinungsform von „Liebe" in seiner Familie. Vielleicht hat es noch Zugang zu seinen eigenen Liebesempfindungen, aber es kann sie nicht zeigen. Meistens unterdrückt es sie und ersetzt sie im Täter-Überlebensmodus durch Wut und ins Außen gerichtete Aggressionen und im Opfermodus durch feine unterschwellige, passive Aggressionen. Seine eigene echte Liebesfähigkeit kann das Kind in der Tat ängstigen. Die Mutter, die von ihrem Kind fordert: „Wenn du mich liebst, tust du das für mich." missbraucht die Vorstellung von Liebe als eine Waffe der Ausbeutung genauso wie ein Elternteil, der zu einem Kind sagt: „Ich verletzte/bestrafe dich, weil ich dich liebe." So entsteht aus einem Trauma der Liebe eine Verwirrung, die endlos weiter besteht, wenn wir erwachsen werden und uns in hoffentlich liebevolle Beziehungen mit anderen Menschen und mit unseren eigenen Kindern begeben.

## 7.4.2 Die Chemie der Liebe

Das sogenannte Liebeshormon Oxytocin wird während der Wehen und im Geburtsprozess in großen Mengen in Mutter und Kind ausgeschüttet, danach auch beim Stillen durch die Stimulation der mütterlichen Brustwarzen. Studien von Oxytocin haben jetzt gezeigt, dass dieses Hormon in vielen Lebenssituationen ausgeschüttet wird: wenn Liebe zwischen Erwachsenen körperlich ausgedrückt wird (Umarmen, Küssen), bei sexuellen Handlungen, Geschlechtsverkehr und Orgasmus.[18] Zu Beginn des Lebens besteht seine Funktion jedoch darin, die enge Bindung zwischen Kind und Eltern zu fördern und aufrechtzuhalten, insbesondere zunächst die Bindung zur Mutter.

Es ist außerdem klar geworden, dass traumatische Ereignisse die Ausschüttung vieler Hormone – einschließlich des Oxytocins – unterbrechen und sogar beenden. Aus der Perspektive der IoPT erscheint uns das logisch.

Für das Herunterfahren der Emotionen einer traumatisierten Person ist es erforderlich, die Ausschüttung eines jeglichen Hormons, das dazu bestimmt ist, emotionale Erfahrung und Ausdruck zu fördern, zu verhindern. Beispielsweise muss eine traumatisierte Mutter diese starken Gefühle unbedingt vermeiden. Ihr Trauma könnte sonst getriggert werden. Auch das Kind muss, wenn es durch ein Trauma der Identität traumatisiert wurde und nicht mehr in der Lage ist, einen guten, liebevollen Kontakt zu seiner Mutter herzustellen, sein emotionales Leben herunterfahren. Das verringert die Ausschüttung von Oxytocin in seinem System.

### 7.4.3 Das Trauma der Identität und das Trauma der Liebe

Das Trauma der Identität und das Trauma der Liebe gehören zusammen: Wo das eine ist, ist auch das andere. Ein Kind wird nur geliebt, wenn es gewollt ist. Und wenn es nicht gewollt ist und ein Trauma der Identität erleidet, wird es unweigerlich ein Trauma der Liebe erleiden. Eine Mutter, die ihr Kind nicht will oder nicht weiß, was sie will und ihr Kind nicht wirklich sehen kann, kann dieses Kind nicht lieben. Ihre durch Trauma gespaltene Psyche bestimmt ihr Verhalten. Das bedeutet, dass sie das Kind nicht aus ganzem Herzen willkommen heißen und lieben kann. Weil die Psyche der Mutter gespalten ist, ist ihr Herz ebenfalls gespalten.

Nach Auffassung von Franz Ruppert ist das Trauma der Liebe effektiv eine Ablenkung, ein Zufluchtsort, um das Trauma der Identität zu überleben. Die Tatsache, nicht gewollt zu sein, ist eine Katastrophe für das Kind. Wohin führt eine solch grundlegende Realität, außer dahin, nicht geliebt zu sein? Für das Trauma der Liebe hat das Kind potenzielle Lösungen. Wenn es von seiner Mutter nicht geliebt wird, muss etwas mit ihm nicht stimmen und wenn das so ist, kann es etwas tun, um dies zu ändern. Die Illusionen, die das Nicht-geliebt-sein begleiten, drehen sich im

---

[18] https://www.ncbi.nlm.nih.gov/pmc/articles/PMC3183515/

Prinzip um das Nicht-liebenswert-sein des Kindes. Sie führen das Kind auf eine niemals endende Reise, sich als liebenswert zu erweisen und das zu korrigieren, was die Liebe seiner Mutter blockiert. Die Verwirrung, die diese Täuschung anrichtet, ist als endloser Faden in die Lebensstruktur dieses Menschen eingewebt. Eine sklavische Aufmerksamkeit für die Mutter bis zu deren Tod, und sogar darüber hinaus, kann die Folge sein. Diese Aufmerksamkeit kann sich als unterschwelliger Hass, als ein mit Frustration aufgeladener Hass, als Scheitern und Enttäuschung manifestieren. Jeder Versuch von Beziehung, Freundschaft, Elternschaft und sozialer Interaktion wird durch die Verwirrung untergraben und hält den Menschen in einem immerwährenden Zyklus von Hoffnung, Enttäuschung und Verzweiflung fest. Und weil Verzweiflung so nahe an die unerträgliche Wahrheit des Nicht-gewollt-seins herankommt, führt sie, um von der Wahrheit abzulenken, zu erneuter Hoffnung. Die grausame Realität ist, dass das Trauma der Liebe akzeptabler ist als das darunter verborgene Nicht-gewollt-sein. Durch die Tatsache, dass die Mutter das Kind nicht liebt, ist das Trauma der Liebe einerseits unvermeidbar, andererseits lenkt es den Betroffenen zumindest von der erschütternden und unlösbaren Realität des Gar-nicht-gewollt-seins ab.

## 7.4.4 Auswirkungen des Traumas der Liebe

Hier sind einige der späteren Folgen und Überlebensstrategien des Traumas der Liebe:

- Die Person weiß nicht, was Liebe ist. Liebe ist ein vergessenes und sogar abgelehntes Phänomen, weil die Mutter die Liebe des Kindes nicht will und ihm nicht erlaubt, sie zu geben. Also muss das Potenzial, Liebe zu empfinden, abgespalten werden.
- Die Person entwickelt viele Illusionen über die Liebe: „Liebe heilt alles." „Wenn meine Kleidung, mein Gewicht, Aussehen, Gehalt stimmt, bekomme ich Liebe." „Wenn ich diesem Mann erlaube, mit mir Sex zu haben, wird er mich lieben." „Liebe macht immer glücklich."
- Gleichzeitig hält der Mensch an der Hoffnung fest, dass die Liebe eines Tages kommen wird, dass Mutter ihn lieben wird und dass sie bereit sein wird, seine Liebe zu empfangen. Dann ist alles gut.
- Diese ewige Hoffnung hält die Person am Leben. Aber sie produziert immer Enttäuschung und Verzweiflung. Weil Verzweiflung derart

unerträglich ist, muss die Hoffnung erneuert werden. Dieser Kreislauf von Hoffnung, Enttäuschung und Verzweiflung, die zu neuer Hoffnung führt, bestimmt das Leben dieses Menschen. So unrealistisch es auch ist: Die Hoffnung muss lebendig bleiben, andernfalls ist das Nicht-geliebt-werden Realität.

- Die Person entwickelt die Vorstellung, dass mit ihr etwas nicht in Ordnung ist, dass sie etwas ändern muss. Dann wird ihre Mutter sie lieben. Das Kind ist schuld, denn wenn es keine Schuld hat, ist es hilflos und das ist unerträglich.
- Die Person muss ihren Körper gegen die unerträglichen Traumagefühle von Mangel an Liebe und Beziehung betäuben. So spaltet sie ihren Körper ab, alle lebendigen, emotionalen und körperlichen Empfindungen erstarren, alles Lebendige muss unterdrückt werden.
- Gleichzeitig ist diese Abstumpfung schwer zu ertragen. Daher könnte es passieren, dass die Person Drogen, Alkohol, Sexsucht usw. dazu nutzt, irgendwelche angenehmen Körpergefühle zu erleben.
- Die Person kann keine Beziehung aufrechterhalten, denn niemand wird jemals ihre abweisende Mutter ersetzen können. Viele Beziehungen sind zu Beginn eine Quelle der Hoffnung, dann folgt die Enttäuschung und schließlich die Ablehnung der eigenen Person, denn dieser Mensch lebt das Scheitern der liebevollen Verbindung in all seinen Beziehungen aus.
- Eine Auswirkung des Traumas der Liebe ist dann, dass jemand, der Heilung sucht, vollkommen davon überzeugt ist, dass das Trauma der Liebe das Hauptthema ist. So vermeidet er das zugrundeliegende Thema des Nicht-gewollt-seins.

Hoffnung lebt ewig. Der abgespaltene kindliche Anteil in uns allen hofft immer noch. Rational gesehen ist das nicht logisch. Emotional betrachtet folgt es der Logik von Trauma und Emotionen. Dieser Anteil von uns ist sehr jung. Er verbleibt in dem Alter, in dem die Lebenskraft blockiert und unsere Liebe unterbunden wurde. In so vielen Menschen gibt es ein Kind, das sich nach Liebe sehnt und einfach daran glauben muss, dass es möglich ist: „Wenn ich nur den Schlüssel finden kann, bekomme ich die Liebe meiner Mutter und alles wird gut. Dann kann ich mein Leben wirklich leben."

### 7.4.5 Verbindung und Kontakt

Es gibt einen Unterschied zwischen Verbindung und Kontakt. Verbindung gibt uns Orientierung in der Welt, ist aber nicht gleichzusetzen mit echtem Kontakt, denn echter Kontakt beinhaltet Emotionen, vor allem Liebe. Verbindung bedeutet, dass ein Kind weiß, dass seine Mutter seine Mutter und sein Zuhause sein Zuhause ist. Das hilft ihm dabei, sich zu orientieren, selbst wenn die Umgebung unsicher und bedrohlich ist. Ein Kind, das sich in einem Einkaufszentrum verläuft, wird, ganz egal wie die Beziehung zu seiner Mutter ist, seine Mutter erkennen, wenn sie es holt. In diesem Augenblick ist seine Welt vielleicht weniger bedrohlich und als eine Welt wahrnehmbar, in der das Kind zumindest ein wenig Verbindung und Orientierung erlebt.

Am Beginn seines Lebens braucht das Kind für sein Überleben eine Verbindung zu seiner Mutter. Darum besteht die Verbindung in dem, was gerade zur Verfügung steht. Wenn es Hass ist, ist es Hass. Dann muss sich das Kind mit dem ihm von der Mutter entgegengebrachten Hass identifizieren und sich selbst hassen. Wenn es um Gleichgültigkeit geht, wird das Kind sich selbst und seinem Leben gegenüber gleichgültig. Wut, Angst, Grauen und sogar Ekel, die in der Mutter aufkommen, wenn sie mit ihrem Kind zusammen ist, werden, obwohl sie tatsächlich Emotionen der Distanzierung sind, für das Kind stattdessen zu verbindenden Emotionen. Es muss das annehmen, was da ist, auch wenn diese Verbindung bedrückend ist. Das Paradoxon ist hier, dass diese Emotionen für das Kind zu Emotionen der Verbindung mit seiner Mutter werden, und später, wenn es erwachsen wird, auch mit anderen Menschen. Das Kind verliert jegliche lebendige, lebensbejahende Verbindung zu sich selbst. Gefangen im Identifikationsprozess aus dem Trauma der Identität, welches es dazu zwingt, sich mit einer externen Autorität zu identifizieren, sucht es ständig im Außen nach einer Lebensquelle, nach irgendeiner Art liebevoller Mutter.

### 7.4.6 Fazit

Wie bereits gesehen, gibt es einen Zusammenhang zwischen dem Trauma der Identität und dem Trauma der Liebe: das eine ruft das andere hervor, das zweite ist die Auswirkung des ersten. Außerdem ist klar geworden, dass das Trauma der Liebe eine Ablenkung vom Trauma der Identität darstellt. Es scheint demnach nützlich zu sein, auf den Unterschied zwischen den beiden Traumata zu schauen und die unterschiedlichen Folgen daraus zu verstehen.

Im Trauma der Identität wird die Realität der natürlichen Abhängigkeit des Kindes von seiner Mutter in Bezug auf Fürsorge, Ernährung und Schutz damit überlagert, dass das Ich des Kindes auf ewig abhängig wird und sich mit dem Ich seiner Mutter verstricken muss. Das Ich des Kindes muss sich, um nicht abgelehnt zu werden und um zu Beginn seines Lebens überhaupt existieren zu können, mit dem Ich der Mutter identifizieren, es kopieren, sich verstellen und als das Ich seiner Mutter verkleiden. „ICH" = „DU": Das Kind kann sein eigenes Ich nicht haben und muss seinen Willen aufgeben und sich den Wünschen der Mutter unterwerfen. Die einzige Möglichkeit besteht darin, sich mit der Mutter und deren Wünschen zu identifizieren und psychisch und emotional mit ihr verstrickt zu sein.

Im Trauma der Liebe distanziert sich die Mutter von ihrem Kind, das seinerseits andauernd nach einer liebevollen Beziehung mit ihr sucht. Im Gegensatz zum Trauma der Identität fühlt das Kind hier die schmerzvolle Trennung von seiner Mutter und ihrer Liebe. Es fühlt ihre Zurückweisung und seine Isolation und Einsamkeit. Weil es seine Mutter will und auf sie hofft, fühlt es seine Verzweiflung. Das Kind ist von seiner Mutter getrennt. Die Trennung ist unfassbar schmerzhaft, weil die Abgrenzung auf einen Mangel an Liebe und emotionaler Verbindung zurückzuführen ist. Der von seinen Wünschen getrennte Wille des Kindes konzentriert sich völlig auf die Suche nach der liebevollen Verbindung, die es nicht hat. Dieser unglückliche, kindliche Anteil des Erwachsenen wird zukünftig jede Person, der er begegnet, als potenzielle Quelle der Liebe, die er von seiner Mutter niemals bekommen hat, betrachten. Gleichzeitig aber auch als die Quelle seines Schmerzes, seiner Verstrickung und seines Leidens. Aus dieser kindlichen Sehnsucht entwickelt dieser Mensch viele Illusionen über Liebe, darüber, wie man sie bekommt und darüber, wie man liebt.

Das Trauma der Identität zwingt das Kind, sich mit der Psyche seiner Mutter zu verstricken und sich mit anderen in einer „Ersatz-Identität" zu identifizieren. Das Kind befindet sich dann in einem Zustand, in dem es mit anderen verschmolzen ist. Autonomie und Abgrenzung kann es nicht erreichen. Das Trauma der Liebe betont seine Distanz, sein Getrenntsein und seine Einsamkeit. Deshalb ist das Kind gleichzeitig verstrickt und einsam: Verstrickung gestattet kein Getrenntsein. Einsamkeit braucht echten Kontakt. Und Kontakt erfordert gesunde Abgrenzung.

Dieser Widerspruch liegt den intimen Beziehungen vieler Menschen zugrunde. Die einzige Option ist Verwirrung und das Verschmelzen mit dem anderen durch Identifikation, der Überlebensstrategie aus dem

Trauma der Identität. Und es gibt eine verzweifelte Einsamkeit und einen Mangel an Liebe aufgrund des Traumas der Liebe. Sie sind verbunden mit einer ständigen Sehnsucht nach nicht erreichbarer Liebe und Intimität. Verschmelzung und Identifikation auf der einen Seite und Zurückweisung, Isolation und Einsamkeit auf der anderen Seite existieren parallel zueinander.

Die Lösung für das Trauma der Liebe bedeutet, sich selbst lieben lernen. Selbstliebe ist jedoch kein intellektuelles Konzept. Sie ist eine körperliche Erfahrung, die wir nicht vortäuschen können und die wir nicht einmal in Worte fassen oder jemandem sagen müssen. Sie ist einfach da. Der Weg zur Selbstliebe kann jedoch nicht abgeschlossen werden, wenn nicht das darunterliegende Trauma der Identität angeschaut und bearbeitet wird. Das können wir nur, wenn wir bereit sind, den unfassbaren Schmerz darüber, dass unsere Mutter uns nicht gewollt hat, anzuschauen und zu fühlen. Dann können wir unser Ich in unser Herz nehmen, ohne dass irgendjemand anderes dies bestätigen oder uns zustimmen muss.

## 7.5 Das Trauma der Sexualität

> *„Sexualität ist höchste Lebenslust und Schaffenskraft.*
> *Sie kann ebenso zum größten Zerstörungspotenzial*
> *eines Menschen ausarten. "*
> (Ruppert, 2019)

### 7.5.1 Einleitung

Lautlos fragt das Kind seine Mutter: Werde ich geschützt?

Sexuelles Trauma kommt bei Menschen viel häufiger vor als wir gemeinhin annehmen wollen. Und sexuelles Trauma erzeugt sexuelles Trauma. Eine Mutter, die sexuell traumatisiert worden ist, erlebt sexuelle Aktivität, ihren Körper, Schwangerschaft und Geburt mit all ihren ungelösten Traumagefühlen und ist ständig der Gefahr einer Retraumatisierung ausgesetzt. Die Frau bringt ihr Kind mit denselben körperlichen Strukturen zur Welt, die möglicherweise sexuelle Gewalt erfahren haben: mit ihrem Gebärmutterhals und ihrer Vagina. Das sind höchst sensible Bereiche des Köpers. Die Beziehung zu ihrem Kind und ihre Einstellung zum Geschlecht des Kindes sind durch ihre eigene Erfahrung mit beiden Geschlechtern vor dem Beginn ihrer

Schwangerschaft beeinflusst, vielleicht sogar durch Erfahrungen aus ihrer Kindheit. Ein Mann, der als Kind sexuelle Gewalt erlebt hat, kann diese Erfahrungen nicht aus seiner Psyche und aus seinem Körper verbannen, wenn er als Erwachsener sexuell erregt wird. Ohne Erforschen der eigenen Psyche ist nicht klar, ob die eigenen sexuellen Vorlieben, Gefühle, Empfindungen, Vorurteile, Schwierigkeiten und Ängste die Auswirkung einer sexuellen Traumatisierung sind oder nicht. Als Grund für das aktuelle Interesse an Gender Diversität und unterschiedlichen sexuellen Präferenzen muss meines Erachtens auch ein sexuelles Trauma in Erwägung gezogen werden. Das gilt auch für jede andere persönliche Sorge, Angst oder Beschwerde im Bereich der eigenen Sexualität.

Man stelle sich z.B. eine Mutter vor, die als Kind missbraucht oder als Teenager vergewaltigt oder auch sexuell belästigt wurde, als sie jung war. Oder eine Mutter, deren Vater ihr und ihrer Mutter gegenüber sexuell gewalttätig war. Wie fühlt sie sich, wenn sie erkennt, dass sie einen Jungen zur Welt bringen wird? Sieht sie diesen Jungen als einen zukünftigen Täter oder vielleicht als ihren Retter? Ekelt sie sich vor der Männlichkeit des Babys, vor seinem Körper und erinnert sie dies an ihre unangenehmen sexuellen Erlebnisse? Oder missbraucht sie vielleicht ihren Sohn sexuell, aufgrund ihrer eigenen sexuellen Traumatisierung und der daraus entstandenen sexuellen Verwirrung? Hat sie Angst vor seiner männlichen Existenz? Wenn das Kind nun ein Mädchen ist: Erinnert sie das an ihre eigene Verletzbarkeit als Kind? Sieht sie ihre Tochter als potenzielle Leidensgenossin und sorgt sie für ausreichenden Schutz des verletzlichen Kindes? Ebenso wichtig ist die Frage nach der Einstellung, den Ängsten und Verwirrungen des Vaters gegenüber seinem Kind. Zeigt er sich seinem Sohn gegenüber als Sexualtäter, quasi als Vorbild einer männlichen Existenz? Kann er die Sinnlichkeit und Sexualität seines heranwachsenden Sohnes oder seiner heranwachsenden Tochter sehen, ohne sie auszunutzen?

Jedes Detail unseres Sexuallebens als Erwachsene hat seine Wurzeln in der frühen Kindheit und ist eng verbunden mit den Traumata der Identität und der Liebe. Wenn das Kind nicht gewollt ist, wird es nicht geliebt. Und wenn es von seiner Mutter nicht geliebt wird, ist es dann bei ihr und bei seinem Vater sicher?

## 7.5.2 Sexualität als gesunder Teil des Lebens

Sexualität in ihrer gesunden Form ist eine Aktivität, die körperlich und emotional höchst genussvoll ist, vielleicht die körperlich angenehmste und lebendigste Erfahrung, die wir machen können. Sexualität ist auch ein Weg, Liebe und Verbindung auszudrücken und kann eine wunderbare Quelle von Kreativität sein. Der sexuelle Akt ist möglicherweise die intimste Art der Verbindung, da er eine körperliche Grenzüberschreitung darstellt. Außerdem dient er den Menschen und vielen anderen Spezies als Weg der Fortpflanzung.

Sexualität kann jedoch auch als Ausdruck von Macht, Manipulation, Erniedrigung, Hass und Rache – als ein Mittel für Übergriffe und Objektifizierung – benutzt werden.

Im ersten Kapitel seines Buches Liebe, Lust und Trauma beschreibt und erläutert Franz Ruppert detailliert die Entwicklung sexueller Aktivität als Mittel der Fortpflanzung. Sexualität bedeutet Fortpflanzung „durch zwei Geschlechter. Durch den Austausch von Genmaterial zwischen den Eltern entstehen Kinder, die diesen zwar ähnlich, aber nicht mit ihnen identisch sind." (Ruppert, 2019). Die Vorteile sexueller Reproduktion und von Nachkommen, die „ähnlich, aber nicht identisch sind" (im Gegensatz zu Zellteilung oder Klonen) liegen in der Verschiedenheit und Einzigartigkeit eines jeden Kindes. Dies sorgt für ein gestärktes Immunsystem. Eine höhere genetische Variabilität innerhalb einer Art verbessert die Fähigkeit, sich veränderten Umweltbedingungen anzupassen und wirkt sich so positiv auf Entwicklung und Überlebenschancen aus. Ohne sexuelle Fortpflanzung hätten wir nicht zu hoch intelligenten und kreativen Geschöpfen werden können. Menschen – und viele andere Spezies – haben sich aufgrund dieser Art der Fortpflanzung so gut entwickelt.

Bei den meisten Spezies ist der Drang zu sexueller Aktivität zwanghaft – der Sexualtrieb gilt als der stärkste Trieb überhaupt – und vollkommen frei von der Wahrnehmung, dass Sex natürliche Reproduktion beinhaltet. Der Drang und die Impulse sind körperlich, lustvoll und instinktiv.

Ruppert sagt dazu:

„Die Vorstellung, dass Lebewesen, die sich sexuell vermehren, den Zweck verfolgen, ihre Gene weiterzugeben, halte ich für wenig überzeugend. Denn weder haben die Pflanzen und Tiere nur den Hauch einer Vorstellung davon, was Gene sind. Noch würde das Verlangen nach Paarung so übermächtig sein, wenn nicht unwiderstehliche Lockstoffe (Pheromone), belohnende Hormone (Dopamin, Oxytocin), sexuelle Schlüsselreize und die lustvolle Erregtheit der Geschlechtsorgane den gesamten Organismus in einen rauschhaft-geilen Zustand brächten, der nur im Sexualakt wieder zur Ruhe kommen kann." (Ruppert, 2019)

Es ist der primitive Erregungszustand, der von Chemikalien und Hormonen getriggerte Drang, der Sexualität erzwingt, nicht die Vorstellung von Evolution und Weiterexistenz der Spezies, auch wenn dies ein häufiges Resultat ist. Die menschliche Sexualität hat zwei Aspekte, die getrennt voneinander zu betrachten sind: Einerseits kann sie eine außergewöhnliche Quelle emotionaler und körperlicher Lust und Befreiung sein, andererseits dient sie der Fortpflanzung. In unserer modernen Zeit, in der Empfängnisverhütung sowohl für Frauen als auch für Männer problemlos möglich ist, denken wir meistens nicht an Fortpflanzung, wenn wir unser sexuelles Leben genießen. Empfängnisverhütung ist für viele Menschen eine tägliche Routine und gibt uns die Freiheit sexuell aktiv zu sein, ohne eine Schwangerschaft befürchten zu müssen.

Wir sind nicht die einzige Spezies, die – auch ohne Fortpflanzung – Lust an Sex hat. In der matriarchalisch geprägten Gemeinschaft der Bonobos (Menschenaffen) z. B. scheinen sexuelle Spiele für soziale Zwecke, wie das Bilden von Hierarchien und Lösen von sozialen Spannungen, benutzt zu werden. Die populäre Vorstellung jedoch, dass Bonobos Sex benutzen, um alle Konflikte zu lösen und dass sie deshalb nicht aggressiv seien, entspricht nicht der Wahrheit. In Konfliktsituationen können sie durchaus aggressiv werden, aber sie bevorzugen sexuelle Spiele, um soziale Themen zu lösen. Kürzlich habe ich eine Tiersendung gesehen, in der es um Paarung bei Fischen ging. Der weibliche Fisch öffnete sein Maul weit und schloss die Augen, was mich diese Situation als einen Augenblick von ekstatischer Lust für sie und das Männchen interpretieren ließ. Diese Interpretation ist natürlich von meiner menschlichen Wahrnehmung geprägt. Aber es erscheint mir rational nachvollziehbar, dass die Evolution einen perfekten Weg für die fortdauernde Existenz von Lebewesen entwickelt hat, indem der Fortpflanzungsakt sie eine Ekstase erleben lässt, die keine andere Aktivität mit sich bringt.

Sexualität ist zutiefst verbunden mit dem Gefühl lebendig zu sein. Lebendig zu sein bedeutet, sich sexuell und in allen anderen körperlichen und emotionalen Empfindungen, die uns als gesunde Lebewesen zur

Verfügung stehen, wahrzunehmen. Unsere Sexualität und die Fähigkeit sexuell erregt zu werden, sind von Anfang an in uns. Sexuelle Neugier und Lust fühlen zu können, ist bei Kindern vollkommen natürlich. Es sind elterliche und gesellschaftliche Ängste, Vorurteile und Verhaltensweisen, die die natürliche Sexualität des Kindes verändern. Scham über Sex und Sexualität müssen von außen kommen. Kein anderes Tier schämt sich seiner Sexualität. Für sie ist es ein natürlicher Bestandteil des Lebens.

Sexuelle Handlungen können jedoch leicht als übergriffig und als unzumutbare Grenzverletzung erlebt werden. Alle zwischenmenschlichen, sexuellen Handlungen gehen mit dem Überschreiten von Grenzen einher und können, wenn dies ohne gegenseitiges Einverständnis geschieht, als „massive Grenzüberschreitung" (ibid.) erfahren werden. Im elementaren Akt des Geschlechtsverkehrs dringt der männliche Penis in die Frau ein und hierzu bedarf es der klaren Zustimmung der Frau, „damit sie dieses Eindringen in ihren Körper nicht als einen Gewaltakt erlebt." (ibid.). Es gibt noch andere Formen der Grenzüberschreitung. Ein „Zungenkuss" ist eine Grenzüberschreitung und muss in gegenseitigem Einverständnis stattfinden, um lustvoll zu sein. Oraler und analer Sex sind weitere Arten der Grenzüberschreitung und brauchen Zustimmung, um nicht als Gewaltakte erlebt zu werden. Was auch immer die Sexualität der Beteiligten ist, ob es ein Mann und eine Frau sind oder eine gleichgeschlechtliche Begegnung, Gegenseitigkeit und Zustimmung sind für gesunde sexuelle Aktivitäten wesentlich. Obwohl Vergewaltigungen für gewöhnlich von Männern begangen werden, gibt es auch Vergewaltigung durch Frauen, insbesondere, wenn es um verletzliche Kinder geht. Eine Situation, in der es keine Zustimmung gibt, ist Nötigung und damit ähnlich einzuordnen wie Vergewaltigung oder Überfall.

### 7.5.3 Biologisches Geschlecht und Gender

Der Begriff Geschlecht bezieht sich auf die biologisch binäre männliche/weibliche körperliche Entwicklung. Das neugeborene Kind ist bei seiner Geburt geschlechtlich durch seine oder ihre Genitalien bestimmt. Wenn die Genitalien klar erkennbar sind, kann das Kind eindeutig einem Geschlecht zugeordnet werden. Es gibt jedoch auch Kinder, bei denen dies nicht möglich ist. Früher wurde dieses Phänomen als Hermaphroditismus (Zwittertum, Zwittrigkeit) bezeichnet, heute spricht man von Intersexualität. Der Grund dafür liegt u. a. darin, dass Hermaphrodit ein Geschöpf bezeichnet, das körperlich beide Geschlechter vereint und sich entsprechend fortpflanzt. Im Tierreich kommt dies häufiger vor, beim Menschen jedoch nicht. Insofern ist der Begriff „Hermaphroditismus" hier irreführend. Da er außerdem negativ besetzt war, wurde er durch Intersexualität ersetzt.

Im Begriff Gender sind Geschlechtsaspekte zusammengefasst, die – in Abgrenzung zu ihrem rein biologischen Geschlecht – eine Person mit ihren Erfahrungen und Identifikationen in Gesellschaft und Kultur beschreiben. Nicht berücksichtigt werden hier die in der Regel eindeutig erkennbaren körperlichen Geschlechtsmerkmale. Die inneren Geschlechtsorgane sowie Knochenbau, Muskulatur und Gehirn sind ebenfalls einem Geschlecht zuzuordnen, passen jedoch anscheinend nicht notwendigerweise zusammen, was die körperliche Erfahrung betrifft. Faktoren wie der Karyotyp (Chromosomen Konfiguration, typisch XX=weiblich; XY=männlich, schließen jedoch andere wie XXY, XYY, X0, XXXY ein) werden bei der Geburt selten getestet, außer wenn eine sichtbare Anomalität der Genitalien vorhanden ist.[19] Im allgemeinen wird angenommen, dass ein offensichtlich weiblicher Säugling, bestimmt durch die körperlichen Sexualorgane, sich als Mädchen erkennen wird und umgekehrt, doch wie wir wissen, ist das nicht immer der Fall.[20]

## Gender Identifikation

Gender Diversität, Gender Verschiedenheit und Gender Nichtkonformität sind allgemeine Bezeichnungen für Menschen, die sich außerhalb der typischen, kulturellen, binären Geschlechterauffassung bewegen und identifizieren.

> „Das Konzept eines binären sozialen Konstrukts, welches nur Männer oder Frauen anerkennt, scheitert daran, dass „der Ausdruck von Geschlechtsmerkmalen, die nicht stereotypisch mit dem bei der Geburt zugeordneten Geschlecht verbunden sind, ein gewöhnliches und kulturell diverses, menschliches Phänomen ist, das nicht als pathologisch oder negativ beurteilt werden sollte"".[21]

---

[19] Ungefähr 1,7% der Menschen sind intersexuell, manchmal aufgrund von Variationen der Geschlechtschromosomen.

[20] Aus Gender Identity Research & Education Society, https://www.gires.org.uk/resources/terminology/

[21] World Professional Association of Transgender Health (2011) Good Practice Guidelines for the assessment and treatment of gender dysphoria in adults http://www.rcpsych.ac.uk

Dies schreibt die *World Professional Association of Transgender Health*. Wenn man das Thema „sexuelle Traumatisierung" aus Sicht der IoPT betrachtet, könnte man – ohne solche Phänomene jemals „pathologisieren" zu wollen – zu dem Schluss kommen, dass bei einer sexuellen Verwirrung oder Unzufriedenheit in Bezug auf irgendeinen Aspekt der eigenen Sexualität möglicherweise ein unerkanntes sexuelles Trauma die Ursache ist. Sollten Sorgen in dieser Richtung bestehen, würde ich eine persönliche Erforschung empfehlen, um etwaige tiefliegende Themen besser verstehen zu können.

## 7.5.4 Reproduktion

Was unser sexuelles Leben und unsere Aktivitäten betrifft, haben wir Menschen eine Vielfalt an Möglichkeiten in Hinsicht auf sexuelle Praktiken und Partner. Sofern es um Reproduktion geht, ist momentan jedoch unbestritten, dass es einer Eizelle einer Frau und eines Spermiums eines Mannes bedarf. Die einzige andere, wissenschaftlich mögliche Art der Reproduktion ist das Klonen, was derzeit nicht in Erwägung gezogen wird. Vor dem Hintergrund der zuvor beschriebenen evolutionären Vorteile sexueller Reproduktion würde das Klonen uns in Bezug auf Individualität, Immunität und evolutionäre, kreative Anpassungsfähigkeit nicht dienlich sein. Die häufigste menschliche Reproduktion geschieht durch Geschlechtsverkehr zwischen einem Mann und einer Frau. Andere Formen der menschlichen Reproduktion, die zurzeit verfügbar sind, sind unter dem Begriff „assistierte Reproduktion" zusammengefasst und beinhalten In-vitro-Fertilisation (IVF) und Leihmutterschaft. Der Bezug zwischen diesen Reproduktionsmethoden und sexuellem Trauma beim Kind ist unklar. Vielleicht hängen die Probleme, die bei der Reproduktion ohne Sexualakt auftreten, eher mit dem Trauma der Identität und dem Trauma der Liebe zusammen.

## 7.5.5 Masturbation

Historisch betrachtet hat Masturbation oder sexuelle Selbstbefriedigung über einen langen Zeitraum hinweg tiefe Furcht hervorgerufen und wurde durch religiöse Organisationen, Gesundheitsorganisationen und die Gesellschaft verurteilt und verboten. Woran mag das gelegen haben? Warum ist der simple Akt der Selbstberührung und des Stimulierens der eigenen empfindsamen Körperzonen so beunruhigend? Dass Säuglinge ihren Körper berühren, ist ganz natürlich. Sie spielen mit ihren Fingern und Zehen und tun das schon im Mutterleib, wenn sie beginnen, ihre Existenz und ihre Körperlichkeit wahrzunehmen. Zu existieren bedeutet einen Körper zu haben und wenn wir einen Körper haben, erscheint es vollkommen natürlich, ihn zu erforschen. Dabei festzustellen, dass manche Körperbereiche uns besondere Lust und Befriedigung verschaffen, erscheint mir genauso zu sein, wie es sein sollte. Viele Tiere masturbieren. Die Ablehnung von Selbstbefriedigung empfinde ich als unnatürlich.

Historisch ist das Wickeln oder Verpacken von Babys in feste Bandagen empfohlen worden. Für das Baby ist dies eine völlig unnatürliche Quälerei. Kein Tier tut so etwas und daraus ergibt sich die Frage, warum Menschen das tun. Sogar heute noch werden im Internet die Vorteile des Wickelns diskutiert und es wird behauptet, es helfe Babys zur Ruhe zu kommen und einzuschlafen. Selbstverständlich tut es das, denn wenn der Säugling sich nicht auf natürliche Weise bewegen und seinen Körper erforschen kann, bewirkt dies beim Kind Trauma, Unterwerfung und Resignation[22]. Und ich frage mich, wie oft tatsächlich gewickelt wurde, um das Kind davon abzuhalten, seine Genitalien zu berühren.

Sexuelle Traumatisierung und Verwirrung der Eltern und der Gesellschaft im allgemeinen, was zu einem Verbot von sexueller Aktivität und von Selbstbefriedigung insbesondere führt, ist dann die einzige, sinnvolle Antwort auf die Frage nach dem gesellschaftlichen Verbot von Selbstbefriedigung. Das Bedürfnis, das Kind zu kontrollieren, kann meines Erachtens nur von der Angst der Eltern vor den natürlichen Instinkten des Kindes herrühren.

Natürlich sollen die Eltern das Kind vor Gefahren schützen und Grenzen setzen, die das Kind schützen und ihm gleichzeitig den Raum geben, neugierig zu sein und zu erforschen. Es ist aber noch nie bewiesen worden, dass Masturbation gefährlich ist.

Manchmal wird die Befürchtung geäußert, dass Masturbation dem Sex mit einem anderen Menschen vorgezogen werden könnte. Ich halte die Angst vor emotionaler Intimität, ein Trauma der Identität und ein Trauma der Liebe als Grund für wahrscheinlicher als die Masturbation. Wenn ein Mensch sich vor Intimität fürchtet und doch natürlicherweise sexuelle Bedürfnisse hat, könnte Selbstbefriedigung zu einer Überlebensstrategie werden, um nicht mit jemandem intim sein zu müssen. Dann wird das

---

[22] https://www.babycentre.co.uk/a125/swaddling-what-are-the-risks-and-benefits

Masturbieren zu einer alltäglichen Aktivität, die als Überlebensstrategie fungieren kann, wie Essen und Schlafen.

Dass Menschen sich für Masturbation schuldig fühlen und schämen, liegt an den Auswirkungen einer Traumatisierung der natürlichen sexuellen Instinkte des Kindes, verursacht durch die sexuelle Verwirrtheit der Eltern. Das Trauma der Sexualität des Kindes hat genauso mit den sexuellen Ängsten, Hemmungen und Verwirrungen der Eltern zu tun wie mit direkter Übergriffigkeit durch sexuelle Ausbeutung und Missbrauch.

Übrigens weist Franz Ruppert in seinem Buch über Sexualität darauf hin, dass der Gebrauch des Wortes „Missbrauch" absolut falsch ist. Es kann keinen gesunden Gebrauch eines anderen Menschen geben, weil das Benutzen einer anderen Person diese zu einem Objekt statt zu einem Subjekt seines Lebens macht. Objektifizierung einer Person durch eine andere ist eine Form von Übergriff, die sogar ein Trauma hervorrufen kann. Jeder, der einen anderen Menschen benutzt, objektifiziert in diesem Moment diese Person. Somit ist bereits die Vorstellung, dass jemand überhaupt auf irgendeine Weise benutzbar ist, traumatisierend.

## 7.5.6 Sexuelles Trauma

> *„Ein sexuelles Psychotrauma erleidet ein Mensch, dessen*
> *Körper zum Objekt der sexuellen Bedürfnisbefriedigung*
> *einer anderen Person gemacht wird."*
> (Ruppert, 2019)

Mit sexuellem Trauma ist jede Situation gemeint, in der ein Täter den Körper eines anderen Menschen in objektifizierender Weise und nicht im beiderseitigen Einverständnis benutzt, um seine sexuellen Bedürfnisse zu befriedigen. Sexuelles Trauma kann sehr subtil sein und es kann ganz offensichtlich sein.

Das Trauma der Sexualität eines Kindes beginnt mit dem sexuellen, psychischen und emotionalen Zustand und den Einstellungen seiner Eltern. Sexualität ist natürlich und – in einem gesunden Umfeld – Teil des Lebens. Es gibt keinen Grund zur Beunruhigung oder für Zensur. Jede Vorstellung von Sorge oder Furcht, Ekel, Scham und Schuld beim Thema Sexualität ist ein Anzeichen für sexuelles Trauma und kommt ursprünglich von außen. Aus den Einstellungen und persönlichen Störungen und der Verwirrtheit anderer Personen – vor allem der Eltern – beim Thema Sexualität.

Bei sexueller Traumatisierung denken wir meistens an die extremeren Vorkommnisse wie den sexuellen Missbrauch von Kindern, Vergewaltigungen und rituelle sexuelle Ausbeutung. Dies sind offensichtlich schwere Verbrechen, die für die Opfer immer hoch traumatisierend sind. Um solche furchtbaren Geschehnisse und sexuelles Trauma in seiner Ganzheit verstehen zu können, müssen wir die Traumabiografie und die Geschichte der beteiligten Sexualtäter berücksichtigen und erkennen, dass deren ursprüngliche Erfahrung von Sexualität nicht natürlich und gesund war, sondern gekennzeichnet von Ausbeutung und Missbrauch.

Wie schon mehrfach erwähnt beginnen die Probleme eines Kindes mit dem psychischen und emotionalen Zustand seiner Eltern. Da dies auch für Sexualität und sexuelles Trauma gilt, werden wir uns zunächst mit den Eltern, deren psychischem Zustand und eventueller sexueller Traumatisierung befassen. Des Weiteren müssen wir die gesellschaftlichen und kulturellen Rahmenbedingungen und die kollektiven Trauma-Überlebensstrategien in Bezug auf sexuelles Trauma mit berücksichtigen. Beim genaueren Betrachten dieses Themas wird klar erkennbar, dass sexuelles Trauma in unserer Gesellschaft endemisch ist. Die Beweise dafür sind unsere Einstellungen zur Sexualität, die Ausbreitung sexuell ausbeuterischer und objektifizierender Praktiken (Erwachsenenpornografie, Kinderpornografie, Pädophilen-Ringe, ritueller Missbrauch, Sodomie, Kinder- und Erwachsenenprostitution). Außerdem werden in unserem Rechtssystem im Umgang mit traumatisierten Opfern viele Fehler gemacht. Unsere politischen Institutionen lehnen es ab, diese Themen in den Mittelpunkt der politischen Überlegungen zu stellen. Wir selbst reagieren hilflos auf sexuelles Trauma und ignorieren oft unsere eigene sexuelle Traumatisierung.

## 7.5.7 Sexuelle Verwirrung und sexuelles Trauma

Meines Erachtens gibt es zwei Wege zu sexueller Verwirrung und sexuellem Trauma. Sexuelle Verwirrung beginnt mit sexuellem Trauma. Ohne dieses Trauma ist es unwahrscheinlich, dass sexuelle Verwirrung entsteht. Die Frage lautet dann: „Was ist oder war das sexuelle Trauma?"

Die Traumabiografie zeigt, dass das Trauma der Identität ein Trauma der Liebe verursacht und das wiederum hat zur Folge, dass das Kind wahrscheinlich nicht geschützt wird. Dies mag nicht notwendigerweise zu offener sexueller Ausbeutung führen, aber es ist dennoch sehr wahrscheinlich, dass das nicht gewollte und nicht geliebte Kind in seinem frühen Leben ohne Halt und ohne sichere Grenzen ist. Die Täterschaft der Mutter ist vielleicht nicht sexueller Art, aber ihre Aufmerksamkeit in Bezug auf die Sicherheit des Kindes, die sexuellen Schutz mit einschließt, ist wahrscheinlich nicht so ausgeprägt wie bei einer Mutter, die ihr Kind mit Bestimmtheit will und liebt. Die grundlegende Einstellung einer Mutter zu ihrem Kind bildet demnach die erste Ebene des Mangels an Schutz und Aufmerksamkeit der Mutter: Ist das Kind überhaupt gewollt und geliebt, und ist es bei der Mutter in Sicherheit?

Wenn die Mutter sexuell traumatisiert ist, ist dies die zweite Ebene des Nicht-geschützt-seins. Wenn sie ebenfalls ein Trauma der Identität und ein Trauma der Liebe erlitten hat, kann sie auch mit einem Mangel an Grenzen und Sicherheit aufgewachsen und als Kind Opfer sexueller Ausbeutung geworden sein. Hierbei ist es wichtig, zu verstehen, dass jegliche Form von Ausbeutung des Kindes bei einem ungewollten und ungeliebten Kind von seiner Mutter wahrscheinlich nicht bemerkt wird. Selbst wenn es bemerkt wird, würde es dennoch ignoriert werden und die sexuell traumatisierte Mutter könnte sogar einverstanden sein. Darüber hinaus ist es dem Kind einer solchen Mutter viel weniger möglich, ihr von irgendetwas, das ihm passiert ist und es beunruhigt, zu erzählen. Für das ungewollte und ungeliebte Kind sind Aufmerksamkeit, Vertrauen und Verlässlichkeit nur sehr eingeschränkt oder auch gar nicht vorhanden.

Bei einer sexuellen Traumatisierung in der Kindheit wird die natürliche Fähigkeit einer Frau sich abzugrenzen ignoriert, verletzt, angegriffen und vielleicht sogar ganz zerstört. Damit ist auch ihre Fähigkeit, sich selbst zu schützen, stark beeinträchtigt. Wenn eine Mutter zugelassen hat, dass ihrem Kind etwas geschieht, ist es für das Kind kaum noch möglich zwischen „richtig" und „falsch" zu unterscheiden. Kinder vertrauen ihren Eltern und deren Entscheidungen. Dies nicht zu tun, würde die Welt des Kindes unerträglich machen. Also vertraut es darauf, dass das, was seine Eltern entscheiden, richtig ist. Vielleicht ist diese Frau mit der Wahrnehmung aufgewachsen (und Mutter geworden), dass sexuelle Ausbeutung falsch ist. Aber wenn sie diese Ausbeutung am eigenen Körper selbst erfahren hat – vielleicht auch noch durch eine nahestehende Person, die ihr „Liebe" und Aufmerksamkeit, die sie von ihrer Mutter nicht bekommen hat, gezeigt hat – wird sie meinen, dass ihr Körper sie betrügt. Die Genitalien von Jungen und Mädchen sind Organe vollkommener Lust. Das ist gesund. Aber bei sexuell ausgebeuteten Kindern ist diese Lust mit Gefühlen von Ekel, Scham und Schuld durchdrungen und das Kind kennt den Grund dafür nicht.

Das Kind könnte sich die tieferen Schuld- und Schamgefühle des Täters „eingefangen" haben und/oder auf irgendeine Weise an seinem eigenen Instinkt, dass etwas nicht stimmt, festgehalten haben. Und der potenziell angenehme Aspekt dessen, was vielleicht passiert ist, könnte auch zur Verwirrung und Spaltung des Kindes beitragen. Die Verwirrung des sexuell traumatisierten Kindes und späteren Erwachsenen wird durch die Spaltung zwischen dem Ekel vor sexueller Ausbeutung und den körperlichen Erfahrungen und Bedürfnissen des Körpers verschlimmert.

Ein Beispiel: In einer Familie wird ein Mädchen geboren. Die Mutter ist traumatisiert und psychisch verwirrt, das Kind erleidet infolgedessen ein Trauma der Identität und ein Trauma der Liebe. Wenn die Mutter ihre Tochter nicht liebt und der Liebesimpuls des Kindes von der Mutter zurückgewiesen wird, könnte das Kind Trost beim Vater finden. Vielleicht kann er dem Kind etwas von der Liebe und dem Kontakt geben, den seine Tochter von ihrer Mutter nicht bekommen kann. Dabei ist zu bedenken, dass der Vater auf Grund seiner eigenen ungelösten Traumata mit seiner Mutter möglicherweise einen sehr jungen abgespaltenen Anteil in sich hat, der sich nach der Liebe seiner Mutter sehnt. Das kann sich in der Beziehung zu seiner Tochter dahingehend auswirken, dass die Beziehung sehr eng und vertraut wird und sexuelle Grenzen überschritten werden. Des Vaters eigene Liebes- und sexuelle Verwirrung macht ihn anfällig dafür, die Liebe für seine Tochter und deren kindliche Liebe zu ihm, auszunutzen. Alle Kinder sehnen sich nach Beziehung und werden in Beziehung gehen, wenn es ihnen angeboten wird, selbst wenn sie in der Beziehung sexuell missbraucht werden. Das Kind weiß nicht, dass diese Art Beziehung falsch ist, ihm kann auch nicht vorgeworfen werden, dass es das nicht weiß. Aussagen von Sexualtätern, die dem Kind die Schuld geben, wie z. B. es habe den Erwachsenen verführt, sind Verteidigungsstrategien. Sie sind lächerlich und unlogisch und stellen für das Kind einen weiteren Übergriff dar. Das verletzliche, zum Opfer gemachte Kind zum Täter am „unschuldigen" Erwachsenen zu erklären, hat eine sehr lange und zerstörerische Geschichte, die sich bis heute fortsetzt. (Broughton, 2013).

Ein anderes Beispiel: Eine Mutter, die als Kind von einem Mann (oder sogar von mehreren Männern) sexuell missbraucht wurde, hat wahrscheinlich eine tiefsitzende Angst vor Männern, die mit ihren eigenen körperlichen Empfindungen aus dem, was ihr angetan wurde, durcheinander gerät. Was empfindet dann diese Mutter, wenn sie erfährt, dass sie einen Jungen bekommen wird? Sieht sie in diesem Kind unbewusst einen weiteren potenziellen Täter oder sieht sie aufgrund ihrer verwirrten Psyche in ihm eine Quelle körperlicher Lust, der sie gewachsen ist, weil er jung und verletzlich und nicht stark und erwachsen ist? Ist er für sie vielleicht der Retter vor ihrem Täter-Ehemann und entwickelt sich deswegen eine verwirrende, höchst sinnliche Beziehung, die nicht sexuell wird, obwohl es auch dazu kommen könnte? Es sind nicht nur Väter, die ihre Kinder sexuell missbrauchen können. Mütter tun das auch.

Die sexuelle Ausbeutung von Kindern spielt sich normalerweise im Dunkeln und im Privaten ab. Extreme Missbrauchstäter haben bereits sämtliche Schuld- und Schamgefühle abgespalten und können in ihrem privaten Zuhause und in einer Gesellschaft, die bestrebt ist, das Thema auszuklammern, oft unbemerkt agieren.

Das Kind ist in einem chaotischen Sumpf gefangen, in dem seine Eltern alle Macht haben. Weil Erwachsene fähig sind, zu lügen und zu verschleiern, wird ihnen wahrscheinlich eher geglaubt als dem Kind. Das Kind kann nichts tun und versucht stattdessen, das Trauma in seiner Psyche zu begraben, um weiter funktionieren zu können. Die sexuelle Verwirrung, die der Missbrauch von Kindern anrichtet, ist unerbittlich und unüberschaubar. Weil der Missbrauch heimlich und im Privaten geschieht, wird er selten bemerkt, aufgedeckt und angesprochen, und so von Generation zu Generation weiter geführt. Sexuell verwirrte Eltern verursachen sexuelle Verwirrung bei ihren Kindern, auch wenn die Eltern ihre Kinder nicht selbst missbrauchen. Solange diese Themen in unserer Gesellschaft nicht offen besprochen werden können, wird sich daran nichts ändern.

## 7.5.8 Sexualität und die Eltern

Für das eben geborene Kind gehört das Sexualleben seiner Eltern zu seinem Kontext und ist getrennt von der Situation der Zeugung zu betrachten. Ob der sexuelle Kontakt zwischen den Eltern liebevoll oder übergriffig ist, ob er offen diskutiert und erforscht werden kann oder ob es sich um eine Gewohnheit handelt, die ertragen und nicht thematisiert wird, stellt einen großen Einfluss auf das Kind dar. Genauso wie die Liebe zwischen seinen Eltern oder der Mangel an Liebe. Ohne Worte spüren Kinder die Art der Beziehung zwischen ihren Eltern und passen sich unbewusst an, gehen Kompromisse ein oder versuchen sogar, einen Ausgleich zu schaffen. Was auch immer Eltern glauben: Ihre Kinder fühlen und wissen von ihrem Liebes- und Sexleben, vielleicht vor allem, ob die Eltern in ihrer Beziehung glücklich sind oder nicht. Dies schließt das Sexualleben mit ein. Ein mögliches Trauma der Sexualität bei den Eltern wird – vielleicht unterschwellig – vor dem Kind ausgelebt.

Sexuell traumatisierte Erwachsene fühlen sich zu ähnlich traumatisierten Erwachsenen hingezogen, besonders wenn es um Langzeitbeziehungen geht. Vielleicht liegt darin eine Sicherheit, ein Wiedererkennen, eine Gemeinsamkeit an nicht bearbeiteten, unausgesprochenen oder auch ausgesprochenen emotionalen Erfahrungen und gegenseitigem Verständnis. Das nicht bearbeitete Trauma der Sexualität ist dann ständig präsent, selbst in der möglicherweise gesunden Entschiedenheit der Eltern, ihr Trauma nicht an ihre Kinder weiterzugeben. Das System ist sexualisiert worden, und Sexualität kann dann jederzeit, mehr oder weniger unbemerkt, durchscheinen.

## 7.5.9 Die sexuell verwirrte Mutter

Eine sexuell verwirrte und traumatisierte Mutter geht möglicherweise allein schon durch ihre Art der Berührung und der Pflege des Kindes auf übermäßig sinnliche und sogar sexuelle Weise mit ihrem Kind um. Sie hat vielleicht wegen ihrer eigenen sexuellen Traumatisierung starke Vorbehalte bezüglich seines Geschlechts. Diese werden bewusst und unbewusst jedes Zusammensein mit ihrem Kind beeinflussen.

Vielleicht ermöglicht sie dem Vater sogar aktiv, das Kind sexuell zu missbrauchen. Gründe dafür können sein, dass sie seinen Annäherungen nicht mehr ausgesetzt sein möchte, dass sie ihm das Kind zum Geschenk macht oder vielleicht die Möglichkeit sieht, sexuelle Vorlieben zu teilen. Vielleicht macht sie sogar mit. Auf einer weniger aktiven Ebene mag sie die sexuelle Ausbeutung „übersehen" und stimmt vielleicht unterschwellig aus vielen Gründen dem Geschehen zu. Sie hat vielleicht zu viel Angst vor dem Vater, um etwas zu tun. Für sie ist vielleicht alles normal. Sie kann darüber erleichtert sein, dass sie keinen Sex mit dem Vater haben muss. Wie kann die sexuell traumatisierte Mutter den Schutz ihres Kindes sicherstellen? Ist sie vielleicht übervorsichtig und überträgt so ihre eigene Angst und sexuelle Verwirrung auf ihr Kind?

Ihre sexuelle Verwirrung kann sogar dazu führen, dass sie zu einer aktiven Sexualtäterin an ihrem Kind wird. Manchmal geschieht dies bereits sehr früh. Über dieses Thema wird relativ selten gesprochen. Den Vater oder ein anderes männliches Familienmitglied der Sexualtäterschaft zu verdächtigen, ist viel weiter verbreitet. Unsere Gesellschaft ist derart von der Heiligkeit der Mutterschaft überzeugt, dass die Vorstellung einer Mutter als Täterin, geschweige denn als Sexualtäterin, unvorstellbar abscheulich ist und strikt vermieden wird. Wenn wir uns jedoch dieser Tatsache nicht stellen, bekommt Trauma nicht den richtigen Platz in unseren Überlegungen über uns selbst und unsere Gesellschaft.

## 7.5.10 Der sexuell verwirrte Vater

Jungen werden weitaus häufiger sexuell missbraucht als angenommen. Das hat Folgen, wenn der Junge erwachsen wird. Die Frage, ob ein sexuell missbrauchter Junge unweigerlich zu einem aktiven Sexualtäter werden wird und kleine Kinder seine Opfer sein werden, ist nicht eindeutig zu beantworten. Es muss unterschieden werden, ob es sich um einen Sexualtäter handelt – selbst innerhalb von scheinbar sicheren Beziehungen, werden Täter-Opfer-Dynamiken häufig auf den Schauplätzen der Sexualität ausgelebt – oder um einen pädophilen Sexualtäter, der sich aktiv an kleinen Kindern vergreift.

Alle Sexualtäter – unabhängig davon, ob pädophil oder nicht – sind traumatisiert. Dass sie alle ein Trauma der Identität und ein Trauma der Liebe und dazu noch ein Trauma der Sexualität erlitten haben, erscheint trotz fehlender Studien in dieser Richtung offensichtlich. Grund kann sexueller Missbrauch sein oder die Tatsache, dass sie in einer sexuell verwirrten und verwirrenden elterlichen Umgebung leben mussten.

Im Sex sucht der Sexualtäter vor allem nach einer Bestätigung seiner Existenz. Aufgrund seiner lieblosen Kindheit sucht er nach Liebe und als Überlebensstrategie für die Erfahrung der Machtlosigkeit sucht er nach Macht. Diese Themen, entstanden aus den erlittenen Identitätstraumata, liegen jeder sexuellen Ausbeutung zugrunde. Sexuelle Übergriffe umfassen diese Punkte: Bestätigung der eigenen Existenz und die Suche nach Liebe und Macht.

Ein Mann, der als Kind sexuell missbraucht wurde, kann sich den Themen Liebe, Sex und Intimität nicht annähern, ohne von seinen tiefliegenden Traumata beeinflusst zu werden. Ein Vater kann den Entschluss fassen, seinen Kindern nicht das anzutun, was ihm angetan wurde, aber das Thema ist trotzdem nicht ausgelöscht. Um sicher zu gehen, dass der Kontakt mit seinen Kindern gesund ist, muss er seine eigenen Traumata anschauen und bearbeiten.

## 7.5.11 Das traumatisierte Familiensystem

Wie bereits in Kapitel 7.2.1 dargelegt, ziehen sexuell traumatisierte Menschen sich gegenseitig an. Eine sexuell traumatisierte Frau wird sich oft in einer Beziehung mit einem ähnlich traumatisierten Mann wiederfinden. Vielleicht sprechen sie niemals darüber, aber auf einer tieferen Ebene erkennen sie einander, angezogen durch das Bekannte und Vertraute und durch die Möglichkeit der Flucht und der Rettung. Beide Partner leben ihre Verwirrtheit und ihr Trauma-Überleben miteinander aus.

In diesem traumatisierten System sind offene Diskussionen der tieferliegenden Themen nicht erlaubt. Niemand im System darf aussprechen, dass das, was passiert, falsch ist. Was moralisch ganz klar falsch ist, wird in diesem System als normal betrachtet. Die Wahrheit wird verneint oder ausgeblendet und das Kind hat keine Möglichkeit, dem zu entkommen: Es ist dieser ständig traumatisierenden Täter-Opfer-Welt ausgeliefert und wird von ihr verschluckt. Mit jemandem außerhalb des Systems zu sprechen, übersteigt seine Kräfte. Die Angst davor ist überwältigend, da dies den Verlust jeglicher Verbindung zu den Eltern bedeuten würde. Die einzig mögliche Beziehung besteht in der Verbindung durch Missbrauch, Perversion, Lügen und Fantasien. Die Realität wird ausge-blendet und die Traumatisierung ist abgeschlossen.

## 7.5.12 Sexuell traumatisierte und traumatisierende Gemeinschaften

Die Diskussion zum Trauma der Sexualität kann nicht beendet werden, ohne seine extremen Formen der Ausbeutung von Kindern wie z. B. Pädophilen-Ringe und rituell-religiös ausgerichtete Missbrauchskulturen und -gemeinschaften zu erwähnen. Die extreme Art der sexuellen Objektifizierung des Kindes ist ein Baby, das einzig zum Zweck des sexuellen Missbrauchs, der sogar am Säugling kurz nach der Geburt stattfindet, gezeugt und geboren wird. Eltern und Kinder leben in einer größeren Gemeinschaft, die ihre eigenen Regeln und Bestimmungen aufstellt, die aus extremem Trauma entstanden sind. Diese Gemeinschaft hat feste und kontrollierte Grenzen. Jeder außerhalb der Gemeinschaft ist verdächtig, weil die Gemeinschaft weiß, dass sie nach gesellschaftlich nicht anerkannten Normen lebt, und dass dies nicht publik werden darf. Das aus dem Trauma der Identität entstandene Bedürfnis der Mitglieder nach Identifikation und deren aus dem Trauma der Liebe entstandene ständige Suche nach Liebe und Beziehung werden zum Schutz der

Gemeinschaft ausgenutzt und bieten den traumatisierten Mitgliedern eine Umgebung, in der diese ihre verzerrten sexuellen Bedürfnisse ausleben können.

Die dissoziative Identitätsstörung (DIS) ist eine anerkannte Diagnose. Diese Störung wird vor allem durch extreme sexuelle und gewalttätige körperliche Ausbeutung verursacht:

> Die dissoziative Identitätsstörung entsteht, wenn die psychische Entwicklung eines Kindes durch wiederholte frühe Traumatisierungen, die die normalen Prozesse der Festigung eines Sinnes für Identität verhindern, unterbrochen wird. In (nachgewiesenen) Berichten über Menschen mit dissoziativer Identitätsstörung, die in ihrer Kindheit traumatisiert wurden, ist die Rede von Verbrennungen, Verstümmelung und Ausbeutung. Neben emotionalem Missbrauch und emotionaler Vernachlässigung wird auch von sexuellem Missbrauch berichtet.[23]

DIS ist eine derart extreme Form von Spaltung, dass dem betroffenen Menschen, wenn er sich in einem Teil seiner Psyche befindet, die Existenz anderer Teile seiner Psyche nicht bewusst ist. Häufig bekommen verschiedene Anteile der Person einen Namen und entwickeln bestimmte Charaktereigenschaften und Persönlichkeiten. Bei der Erforschung weisen sie unterschiedliche Überlebensreaktionen zum Halten und Bewältigen der Traumatisierung auf. Es gibt eine massive Verwirrung der Identität und häufig sind in einigen psychischen Anteilen dieses Menschen eindeutig die Eltern und/oder andere Missbrauchstäter zu erkennen, obwohl die betroffene Person selbst eine solche Unterscheidung nicht machen kann. Ich habe mit mehreren Menschen gearbeitet, die diese Form der Dissoziation haben. So ist mir klar geworden, dass es im Interesse der Täter ist, dass ihre Opfer völlig verwirrt sind. Die Täter fördern die Verwirrung mit voller Absicht, um sie dann für ihre Zwecke auszunutzen. Das führt dazu, dass es bei Aussagen und Berichten der Opfer schwierig ist, zwischen Realität und Fiktion zu unterscheiden.

Das Opfer ist völlig verwirrt und die Täter haben so sichergestellt, dass niemand dem Opfer glauben wird, wenn es über das System spricht.

---

[23] https://theconversation.com/dissociative-identity-disorder-exists-and-isthe-result-of-childhood-trauma-85076#:~:text=Reports%20of%20childhood%20trauma%20in,alongside%20emotional%20abuse%20and%20neglect

## *Ein DIS – Fall:*

Ich habe einmal mit einer Frau Anfang vierzig gearbeitet, die in einer pädophilen „Familie" allein zum Zwecke des Missbrauchs gezeugt und geboren wurde. Sie wuchs mit mehreren anderen Personen in einem Haus auf, in dem ein ständiges Kommen und Gehen herrschte. Sie wusste nicht, wer ihre Eltern waren. Einmal sagte sie, ihre „Tante" sei ihre Mutter und bei einer anderen Sitzung war es jemand ganz anderes. Es war offensichtlich, dass diese angebliche Familie eine Gruppe von Leuten war, in der niemand wusste, in welcher Beziehung sie tatsächlich untereinander standen. Anscheinend hatten alle genauso begonnen wie die Klientin und der einzige Zweck dieser Gruppe bestand darin, Kinder für Pädophilen-Ringe bereitzuhalten.

Die Klientin berichtete, dass die „Familie" von einer Frau „regiert" wurde, die abwechselnd sagte, sie sei die Mutter der Klientin und dann wieder, sie sei es nicht. In einer Sitzung sagte mir die Klientin, sie sei zur Polizei gegangen. Ihr Bericht über das, was ihr passiert war, war jedoch scheinbar so verwirrt, unzusammen-hängend und unglaubwürdig, dass die Polizei ihr keinen Glauben schenkte. Was sie mir berichtete, war ebenfalls verwirrt und ohne Zusammenhang, außerdem oft gepfeffert mit den Namen bekannter Personen, auch aus Adel und Politik. Es hat mich nicht überrascht, dass die Polizei ihr nicht geglaubt hat. Auch ich war mir häufig unsicher, was ich glauben konnte. Die Täter hatten dafür gesorgt, dass niemand sie ernst nehmen würde. So sorgte dieser „Ring" für seine Sicherheit und die Frau hatte keine Chance zu entkommen. Sie war absolut verwirrt, was jede Form von Therapie praktisch unmöglich machte. Manchmal sah ich ein gesundes Ich, aber diese Momente waren kurz. Die Klientin konnte sie nicht erkennen und flüchtete sofort wieder in ihre Überlebensstrategien. Schließlich erschien sie nicht mehr. Ihre Realität klar zu sehen, war einfach zu viel für sie.

## 7.5.13 Das Trauma der Sexualität als Überlebensstrategie

Im Kapitel über das Trauma der Liebe habe ich bereits erläutert, dass jedes Trauma, das auf das ursprüngliche Trauma des Nicht-gewollt-seins folgt, faktisch einen Versuch des Kindes darstellt, das grundlegende Trauma zu lösen. Das Trauma der Liebe, so schmerzhaft es auch ist, bietet eine Möglichkeit, den emotionalen Schmerz aus dem Trauma der Identität zu vermeiden. Beim Trauma der Sexualität ist die Lage ähnlich. Es bietet dem Kind einen Ausweg aus der durch einen Mangel an Bindung, Liebe und Wertschätzung gekennzeichneten Situation mit seiner Mutter.

Sexuelle Ausbeutung durch die Mutter bietet dem Kind, so pervers dies auch klingen mag, eine – wenn auch lieblose – Verbindung zu ihr. Sexueller Kontakt wird zu einem Ersatz für Liebe. Solcher Missbrauch durch die Mutter ist für das Kind natürlich sehr traumatisierend und kann zu einem stark verzerrten Verständnis und Erleben von Liebe führen.

Für das Kind, das von seiner traumatisierten und nicht liebenden Mutter zurückgewiesen und abgelehnt wird, kann die sexuelle Ausbeutung durch den Vater ebenfalls eine verzerrte Art von Liebe und Beziehung bieten. Manchmal kann der Vater für das Kind ein halbwegs gesunder Zufluchtsort sein. Aber wenn der Vater selbst nicht psychisch klar ist, könnte auch er sexuellen Kontakt mit dem Kind aufnehmen. So können wir erkennen, dass sogar traumatische Erfahrungen als Überlebensstrategien und Ablenkungen von tieferliegendem Schmerz fungieren können.

## 7.5.14 Fazit

Sexualität ist ein elementarer Teil des Lebens. Zu existieren ist sexuell und das ist gesund. Weil wir alle dieses grundlegende Bedürfnis haben, ist Sexualität jedoch auch eine der Hauptquellen der Traumatisierung. Sexualität bestimmt wesentlich unser Leben. Sie ist ein Aspekt des Lebensimpulses unserer Existenz, der häufig dazu führt, dass sich ein suizidaler Mensch doch für das Leben entscheidet. Wenn wir jung sind, scheint Sexualität unser Leben zu regieren. Die häufigen sexuellen Bedürfnisse scheinen so überwältigend, dass wir uns oft von unserer Sexualität leiten lassen und den Bezug zu unserer Vernunft verlieren. Eine frühe Verwirrung unserer Sexualität ist aber die Folge des großen Mangels, den wir vermutlich aufgrund der ersten beiden erlittenen Identitätstraumata fühlen. Unser Bedürfnis nach Sexualität wird mit dem Bedürfnis nach Bestätigung unserer Existenz durch eine andere Person und unserem Bedürfnis geliebt zu werden, verwechselt. Damit bietet Sexualität, sogar ohne schwere sexuelle Traumatisierung, einen Anstoß und ein trügerisches Mittel, Identität und Liebe zu bekommen. Wegen der Verletzbarkeit unseres natürlichen Dranges zu existieren und unsere sexuellen Impulse auszuleben, kann Sexualität als Waffe zur Machtausübung und für Übergriffe benutzt werden.

Wie Franz Ruppert im Zitat zu Beginn dieses Kapitels sagt: „Sexualität ist höchste Lebenslust und Schaffenskraft. Sie kann ebenso zum größten Zerstörungspotenzial eines Menschen ausarten."

## 7.6 Das Trauma der eigenen Täterschaft

*„Die Trauma-Triade, nicht gewollt, nicht geliebt, nicht geschützt worden zu sein, erzeugt Trauma-Opfer mit Überlebensstrategien, die aus einem Trauma-Opfer auf die eine oder andere Weise einen Trauma-Täter werden lassen."*
(Ruppert, 2018)

Der letzte Teil der Traumabiografie ist das Trauma der eigenen Täterschaft. Trauma-Überleben erzeugt Täter. Für Opfer besteht ein Teil ihres Überlebensprozesses darin, dass sie zum Täter an sich selbst werden müssen und dass sie zum Täter an anderen werden können. Weil die Mutter das Kind ursprünglich nicht gewollt und nicht geliebt hat, musste es zugunsten seiner Mutter auf das eigene gesunde Ich und auf den eigenen gesunden Willen verzichten. Das Kind hatte keine Wahl. Sein Überleben hing von der Verbindung mit der Mutter ab und erzwang den Verzicht. Diese Aufspaltung führt zu einer Trennung von sich selbst, zu einem Verrat an der eigenen Person. Die sich daraus ergebende Existenz des Überlebens-Ichs bedeutet, dass sich dieser Mensch einschränkt und seinen Umgang mit sich selbst und seiner Welt kontrolliert.

*„Weil wir das eigene Opfersein verdrängen und nicht wahrhaben wollen, reinszenieren wir es, indem wir andere Menschen zum Opfer unseres eigenen Handelns machen."* (Ruppert, 2018)

Für ein Trauma-Opfer ist die Entwicklung von Überlebensstrategien notwendig, um sich zu kontrollieren, um Gefühle zu unterdrücken und um mit der elterlichen Umgebung zurecht zu kommen. Dies wird zum festen Bestandteil der Misshandlung von sich selbst. Strategien, die allgemein diskutiert werden, wie das Üben von Selbstkritik, Selbstverurteilung, die Annahme, dass man etwas falsch macht, scheitert oder verliert, oder sogar physische Selbstverletzungen, sind Täterhandlungen an sich selbst. Während wir aufwachsen, gehen wir im allgemeinen davon aus, dass diese zersetzenden und verurteilenden Aspekte Teil unseres Selbst sind, weil wir einfach nicht gut genug sind. Trauma-Überleben verlangt, dass der Mensch dauerhaft zum Täter an sich selbst wird.

Zum Täter an einem anderen Menschen zu werden, ist ein Trauma für den Täter. Wenn jemand einen anderen Menschen verletzt und sich nicht mit dem Vorfall auseinandersetzt, muss er seine Gefühle von Schuld, Scham und Reue abspalten. Diese Emotionen fordern den Menschen dazu auf, die Situation auf gesunde Weise zu bereinigen. Wenn sie ignoriert werden, müssen sie abgespalten werden. Der Täter muss sich im Recht fühlen, um seine Taten zu rechtfertigen. Deshalb muss er alle Gefühle, die damit in Konflikt stehen, leugnen. Das ist das Trauma der eigenen Täterschaft. Jede Tat, mit der nicht angemessen umgegangen wird, erfordert weitere Spaltungen, um die Traumagefühle zu umgehen. Und je größer die Notwendigkeit des Abspaltens wird, umso schwerwiegender wird wahrscheinlich die nächste Tat sein.

Die Auswirkungen zu fühlen, die das Verletzen eines anderen Menschen auf den Täter haben, ist unerträglich. Diese Gefühle müssen abgespalten werden und die Fähigkeit des Körpers, Gefühle zu empfinden, muss weiter betäubt werden. Diese kontinuierliche Reduzierung der Empfindungsfähigkeit kann nur durch die Erregung aus weiteren Taten kompensiert werden. Ein Suchtverhalten entsteht: Das Gefühl von Machtlosigkeit kann nur durch immer mehr Machtausübung, weitere Taten und noch mehr Abspaltungen der dazugehörigen Gefühle ausgelöscht werden. Die Vorstellung des eigenen wahrhaftigen Opferseins und der damit verbundene emotionale Schmerz müssen immer tiefer in der Psyche vergraben werden. Mit jeder Tat entfernt sich der Täter weiter von sich selbst. Die Taten eskalieren, so dass der Täter die zunehmend verstörenden, tiefliegenden Gefühle nicht spüren muss und jede Eskalation führt zu weiteren Spaltungen und Betäubung der Gefühle. Es ist ein Teufelskreis, aus dem es keinen Ausweg gibt. Es sei denn, der Täter wird sich dessen, was er tut, bewusst und setzt sich mit seinen eigenen inneren Traumata, seinen Schmerzen und seinem Selbsthass auseinander.

# 8.  Der Heilungsprozess

*„So sehr wir auch Trauma-Opfer sein mögen, so sind wir doch*
*auch unsere eigenen Retter und die Helden unseres Lebens.*
*Wir selbst sind unser Ritter in schimmernder Rüstung, der mit*
*seinen eigenen Drachen um die eigenen verlorenen*
*und eingekerkerten Anteile kämpft."*
(Broughton, 2013)

Was Heilung tatsächlich ist, muss in einer guten Theorie aufgezeigt werden. Generell bedeutet der Begriff „heilen", etwas wieder ganz zu machen und das geschieht bei der Traumaheilung. Wir arbeiten an uns, um unsere verlorenen Anteile zurückzugewinnen, um unsere abgespaltenen Anteile zu integrieren, so dass wir uns besser kennen lernen und erkennen können, wer wir wirklich sind. Dann kann dies alles in unser Wissen über uns selbst und in unsere Erfahrung einfließen. So finden wir uns schließlich selbst.

Uns muss jedoch bewusst sein, dass wir das Trauma nicht aus unserer Psyche löschen können. Es ist passiert, daran können wir nichts mehr ändern. Aber an den Auswirkungen, die Trauma auf unser tägliches Leben hat, können wir etwas tun. Wenn wir verstehen, dass das, was im Augenblick der Traumatisierung abgespalten wurde, ein Anteil von uns ist, der auf der Altersstufe des traumatischen Ereignisses stehen geblieben ist, können wir erkennen, dass wir uns mit diesen sehr viel jüngeren, eigenen Anteilen wieder verbinden müssen. Wir müssen mit dem, was wir verneint, vergessen oder niemals bewusst gewusst haben in Kontakt kommen. Das bedeutet, dass wir mit den Traumagefühlen in Kontakt kommen müssen, mit dem emotionalen Schmerz, der unterdrückt und in unserem psychosomatischen System festgehalten wird.

Uns auf uns selbst zu fokussieren, ist ein weiterer Aspekt der Heilung. Wir müssen die Täuschungen und Illusionen, die unser Leben bestimmen, erkennen und damit aufhören, im Außen nach Heilung, nach Bestätigung unserer Existenz und nach Liebe zu suchen. Es ist besser, echte Liebe für sich selbst zu fühlen, als sein Leben damit zu verbringen, sich nach der

Liebe einer Mutter zu sehen, die nicht für uns da war und es auch jetzt nicht ist.

Nach den Antworten, die wir wollen, müssen wir in uns selbst suchen. Nur dort werden wir sie finden. Die aus dem Trauma der Identität entstandene Überlebensstrategie zwingt uns dazu, uns mit dem Außen zu identifizieren – vor allem mit unserer Mutter – damit wir überhaupt irgendein Gefühl für uns selbst haben. Dadurch können wir unser Inneres vermeiden. Wir befinden uns jedoch immer innerhalb unserer eigenen Grenzen und wenn wir wirklich wissen wollen, wer wir sind, müssen wir nach innen schauen. Das ist die Herausforderung, die wir annehmen müssen, denn die Antworten auf die Frage *Wer bin ich?* finden wir nur in uns.

Damit wir das tun können, müssen wir uns selbst ernst nehmen. Das ist nicht immer ganz einfach, weil die Menschen, die uns früher ernst nehmen sollten, dies nicht getan haben. Wir müssen uns selbst an die erste Stelle setzen, die Tatsache unserer Traumatisierung ernst nehmen und uns unserer Heilung verpflichten, damit unser Heilungsprozess gelingen kann.

Hier sind einige grundlegende Voraussetzungen für die Traumaheilung:

- sich selbst und das eigene Trauma ernst nehmen.
- erkennen, dass niemand das Trauma eines anderen heilen kann (nicht das der Mutter/des Vaters/der Kinder/der Geliebten/des Partners).
- die eigenen Trauma-Überlebensstrategien erkennen. Nicht um sie zu eliminieren, sondern um zu verstehen, wie sehr man tagtäglich mit diesen Strategien funktioniert. Der Versuch sie zu eliminieren, bringt nur weitere innere Konflikte und man vermeidet so, den Grund dafür zu verstehen.
- das gesunde Ich durch therapeutische Arbeit stärken (siehe Teil 2).
- ein immer gesünderes und stabileres Ich etablieren, dem eine schrittweise Kontaktaufnahme mit dem Trauma gelingen kann, was das Ich weiter stärkt und zu mehr Klarheit führt.
- den Prozess der Selbsterkenntnis zu einem lebenslangen Projekt machen, um ein gutes und zufriedenstellendes Leben zu leben.

In Teil 2 werden wir uns den Heilungsprozess genauer anschauen.

# 9. Elternschaft

Eltern machen sich beim Lesen dieses Buches vielleicht irgendwann einmal Sorgen um ihre Kinder. Das ist ganz natürlich. Während meiner Arbeit passiert es immer wieder, dass sich ein Elternteil fragt, welche Auswirkungen sein Trauma und seine gespaltene Psyche auf seine Kinder gehabt haben. Es ist wahrscheinlich, dass auch ihr Kind ein Trauma erlitten hat. Diese Tatsache lässt sich nicht leugnen.

Das Beste, was Eltern in solch einem Fall tun können, ist es, ihr eigenes Trauma ernst zu nehmen und daran zu arbeiten. So sind sie auf einem guten Weg, sich von den eigenen Überlebensimpulsen zu befreien und ein zunehmend gesundes und stabiles Ich aufzubauen. Es nützt nichts, in Gefühlen von Schuld und Scham zu versinken. Genauso wenig hilft es, sich nur des Kindes wegen auf den Weg der Heilung zu begeben. Das führt wahrscheinlich eher dazu, den Stress des Kindes zu erhöhen. Das Kind darf nicht der Grund sein, dass Eltern sich zur Aufarbeitung ihrer Traumata entschließen. Eltern müssen dies für sich selbst tun und das Kind und sein aktuelles Befinden akzeptieren.

Wenn Eltern ihre eigenen traumatischen Themen aufarbeiten, werden ihre psychischen Funktionen klarer. Das bewirkt, dass die Kommunikation zwischen Eltern und Kindern klarer und die Umgebung des Kindes gesünder wird. Je mehr ein Elternteil sich um sich selbst kümmert und je klarer die elterliche Psyche wird, desto mehr profitiert das Kind.

Die Symptome der Kinder sind Symptome der elterlichen Psyche. Das Verhalten und die Probleme der Kinder sind nicht ihre eigenen, sondern es sind Auswirkungen der unbearbeiteten Traumata ihrer Eltern. Es ist sinnlos, ein Kind eine Therapie beginnen zu lassen, wenn seine Eltern ihr eigenes Trauma nicht wahrnehmen. Dann benutzen Eltern ihr Kind als Überlebensstrategie, um sich von ihren eigenen Themen abzulenken.

Wenn Eltern sich entscheiden, an ihrem Trauma zu arbeiten und ihre eigene Psyche zu klären, wird sich dies auf das Kind auswirken. Die Fähigkeit der Eltern mehr in einem gesunden Ich zu leben, befreit das Kind davon, Symptom der elterlichen Traumata sein zu müssen. Auch das Kind wird sich verändern und sich freier fühlen. Seine Eltern sind gesünder und dies erlaubt dem Kind, sich zu entspannen. Es ist dann sogar wahrscheinlich, dass es, wenn es erwachsen ist, dem Beispiel seiner Eltern folgt und sich irgendwann dafür entscheidet, an seinem Trauma zu arbeiten. Mit ihrer Traumaarbeit tun Eltern also das Beste, was sie für ihr bereits traumatisiertes Kind tun können.

# 10. Fazit

Hiermit ist der theoretische Teil dieses Buches abgeschlossen. In Teil 2 geht es um die Praxis der IoPT-Arbeit, die Anliegenmethode.

Im IoPT-Denken ist das Thema Trauma – insbesondere frühes und sogar vorgeburtliches Trauma – elementar, denn nur so können wir verstehen, was es bedeutet, ein Mensch zu sein. Diese Sichtweise stellt Trauma in den Mittelpunkt des psychotherapeutischen Denkens, denn Trauma ist ein Thema, das weitaus häufiger vorkommt, als wir bisher angenommen haben.

Bei einer Posttraumatischen Belastungsstörung – kurz PTBS – denkt man im allgemeinen an Ereignisse, die später im Leben stattfinden und bei denen es sich anscheinend um Traumata handelt. Es kommt jedoch häufig vor, dass bei Menschen eine PTBS diagnostiziert wird, ohne dass ein dazugehöriges Trauma zu erkennen ist. Die Symptome sind da, aber der zugrundeliegende Auslöser ist nicht eindeutig zu bestimmen. Die Sichtweise der IoPT macht es möglich, dieses Phänomen zu erklären, weil sie Traumata, die sehr früh im Leben stattfinden, miteinbezieht. In der gängigen Psychotherapie wird eine PTBS bei einem Erwachsenen, der in seiner Kindheit sexuell missbraucht wurde, erkannt, weil er die entsprechenden Symptome aufweist. Was fehlt ist jedoch die Erkenntnis, dass dieser Mensch in einem traumatisierten System aufgewachsen ist und bereits vorher ein Trauma der Identität und ein Trauma der Liebe erlitten haben muss.

Der wesentliche Punkt hierbei ist: Wenn wir diese sehr frühen Traumata nicht verstehen und sie nicht in unsere Überlegungen miteinbeziehen, können wir keine geeignete Therapie anbieten. Jede Behandlung oder therapeutische Arbeit, die diese Faktoren außer Acht lässt, wird nur für weitere Überlebensstrategien sorgen und die darunter liegenden Traumata weiter zurückdrängen. Jede spätere Erfahrung, die wir als Trauma beschreiben könnten, triggert die früheren Traumata. Und sie wird traumatisierend, wenn sie die bestehenden Überlebensstrategien, die die frühen Traumata aus dem Bewusstsein heraushalten, außer Kraft setzt und die Psyche mit den ungelösten frühen Traumata überflutet. Wenn die frühen Traumata nicht in die therapeutische Arbeit miteinbezogen werden, können die späteren Traumata nicht vollständig gelöst werden. Stattdessen werden weitere Überlebensstrategien entwickelt, um den tiefliegenden emotionalen Schmerz bewältigen zu können.

Wenn wir uns selbst ernst nehmen wollen, müssen wir das Gesamtbild erfassen und alle Symptome oder Probleme, die wir haben, ernst nehmen. Wir müssen an den Anfang unserer Traumatisierung gehen, so schmerzhaft und schockierend dies auch sein mag. Alles andere sind Versuche, das Trauma in Schach zu halten und führt zu weiteren Überlebensstrategien.

# Teil 2
# **Praxis**

# 11. Einleitung

*„Für den Begleiter ... ist es eine Reise des Selbst; sie ist eine Herausforderung und braucht vor allem Selbst-Verpflichtung."*
(Broughton, 2013)

*„Ich kann niemandem etwas beibringen. Ich kann ihn nur zum Nachdenken anregen."*
(Robert Icke, Theaterregisseur, 2017)

Dieser Teil des Buches beschreibt, wie die in Teil 1 beschriebene Theorie in die Praxis umgesetzt werden kann. Dementsprechend richtet sich dieser Teil vor allem an diejenigen, die als IoPT-Begleiter arbeiten wollen. Aber auch für Menschen, die nicht praktisch mit IoPT arbeiten, kann dieser Teil informativ sein. Um gute Arbeit leisten zu können, benötigen wir klar formulierte theoretische Konzepte. Die Qualität unserer Arbeit hängt jedoch nicht nur von der Verfügbarkeit dieser Konzepte ab, sondern auch davon, dass die Begleiter diese kennen und sie in vollem Umfang verstehen. Jeder, der IoPT-Begleiter werden will, muss die Theorie so intensiv studieren, dass sie zu einem Teil seines Alltags wird. Das braucht Zeit.

Die unten gezeigte Abbildung, die repräsentativ für die IoPT-Theorie steht, mag simpel erscheinen. Doch sie stellt tiefes und vielschichtiges Verstehen dar. Wenn nur aus einem oberflächlichen Verständnis heraus praktiziert und gearbeitet wird, sind Probleme vorprogrammiert. Außerdem ist ein solches Vorgehen den Klienten gegenüber unverantwortlich und unfair. Das Studium der theoretischen Konzepte darf niemals aufhören. Meines Erachtens sind mindestens vier Jahre der Auseinandersetzung – d.h. Lesen, Studieren und Selbstbegegnungen mit der Anliegenmethode – mit den Konzepten der IoPT notwendig, um ein für die praktische Arbeit ausreichendes Verständnis der Theorie zu erlangen. Weniger als das halte ich für ein eher zweifelhaftes Unternehmen, das dem Begleiter Probleme machen wird. Wahrscheinlich wird er weniger Zulauf haben, weil potenzielle Klienten darüber entscheiden können, mit wem sie arbeiten wollen. Wem die Arbeit als Begleiter etwas bedeutet, muss sein Studium und sich selbst ernst nehmen.

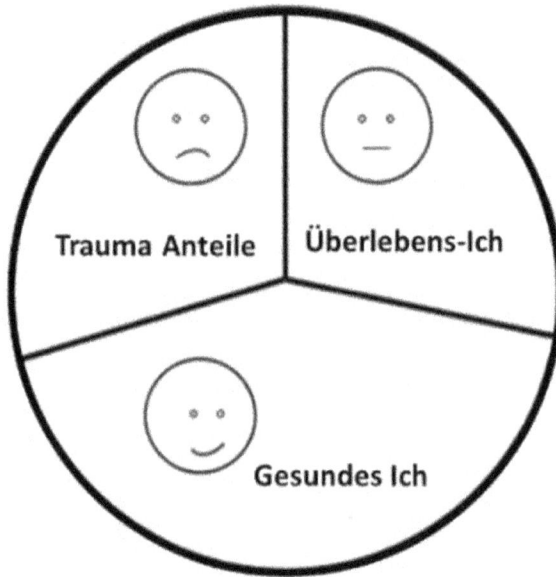

*„Es führt zu nichts, einfach das Konzept eines anderen zu übernehmen, ohne intensives und ständiges Infragestellen..."*
(Broughton, 2013)

Es ist natürlich hilfreich und wichtig, dem theoretischen Denken von jemandem zu folgen, der sich – wie Professor Ruppert – auf achtsame und wohlüberlegte Weise der Entwicklung einer nutzbringenden Theorie widmet. Alle potenziellen Begleiter müssen sich aber auch eine eigene Theorie erarbeiten und so selbst zu Forschern in Sachen Trauma, Identität und Menschlichkeit werden. Zur Erinnerung: Die Überlebensstrategie des Traumas der Identität ist Identifikation. Und auch wenn sich der IoPT-Begleiter mit Prof. Rupperts IoPT-Theorie und seinem Denken identifiziert, muss der Zeitpunkt kommen, an dem er seine eigene Wahrnehmung, eigene Ideen und ein eigenes Denken entwickelt. Hier spielen zwei Aspekte eine Rolle: Zum einen sollten neue Ideen oder Theorien, die jemand einbringt, nicht ohne genaueste, eigene Überprüfung bezüglich ihrer Gültigkeit übernommen werden. Außerdem besteht die Möglichkeit, dass auch jeder andere, der sich mit der IoPT auseinandersetzt, Phänomene sehen könnte, die für ihn neu sind, und mit denen er zum weiteren Verständnis des jeweiligen Themas beitragen könnte.

Ich hatte eine solche Erkenntnis und es war einer der wichtigsten Momente meiner IoPT-Arbeit, als ich zum ersten Mal etwas aus der Arbeit mit einem Klienten verstand, das ich noch nicht von Franz Ruppert gehört hatte. Obwohl ich immer an Franz Rupperts Weiterentwicklung seiner Ideen interessiert bin und sie der notwendigen Betrachtung unterziehe, habe ich erkannt, dass auch ich die Fähigkeit habe, durch meine eigenen Überlegungen einen Beitrag zu dem niemals endenden Projekt „Trauma verstehen" zu leisten.

Ich glaube, dass das für alle Begleiter gilt. Mein Aufruf an alle potenziellen Begleiter lautet daher: Sei nicht nur ein Follower, sondern werde ein echter Begleiter. Beachte dein eigenes Denken und deine eigenen Wahrnehmungen, besonders wenn sie aus deinen persönlichen Selbsterforschungen und aus der professionellen Arbeit mit anderen stammen. Rede und diskutiere mit deinen Kollegen. Teile anderen deine Gedanken und Ideen mit. Richte kritische Fragen an die, von deren Wissen und Erfahrung du lernen kannst. Beteilige dich an der wachsenden globalen Gemeinschaft von Menschen, die sich der IoPT-Arbeit widmen. Nimm teil an der Arbeit anderer Begleiter und begegne dir selbst in vielen persönlichen Anliegen bei verschiedenen Begleitern. Tritt einer Peer Group bei oder gründe selbst eine. Nimm an Supervisions-Veranstaltungen bei erfahrenen Begleitern teil, um von ihnen zu lernen. Gestalte deinen eigenen Lernweg. Es reicht nicht, Bücher zu lesen und ein Trainingsprogramm zu absolvieren und dann zu meinen, du seist dadurch kompetent genug, um zu praktizieren. Du schuldest dir selbst mehr als das. Und ganz sicher schuldest du deinen potenziellen Klienten mehr als das.

## 11.1 Traumaheilung

Wie bei allen in diesem Buch behandelten Themen, müssen wir aus einer realistischen Sichtweise verstehen, was Traumaheilung ist. Zunächst ist es wichtig festzustellen, dass es so etwas wie absolute Gesundheit nicht gibt. Vom Augenblick unserer Entstehung als Organismus befinden wir uns, wie alle anderen Organismen auch, in einem Prozess. Das heißt, dass unser gesamtes System sich ständig verändert, dass es wächst, sich zurückbildet, aufblüht und stirbt. Nichts bleibt jemals gleich. Die Haut deiner Hände ist nicht die, die du vor einem Jahr hattest. Die Natur läuft in Prozessen ab, nichts ist absolut. Evolution ist ein Prozess der Prozesse und weil Gegebenheiten sich ändern, finden Veränderungen statt.

Eine angemessene Definition von Gesundheit könnte demnach lauten, dass unsere Körpersysteme – dazu gehören u. a. unser Verdauungssystem, das kardio-vaskuläre System, das Lymphsystem, das Immunsystem, das Hormonsystem, das Atmungssystem genauso wie das psychologisch-emotionale System – so arbeiten wie sie sollen; alles funktioniert ordnungsgemäß und ohne Störungen. Es kann Phasen geben, in denen einige Systeme weniger gut funktionieren. Dann laufen jedoch verschiedene autonome Prozesse ab, um durch Selbstregulation eine Besserung zu erreichen. Für unsere Gesundheit sind alle Systeme von Bedeutung. Man muss sich um alle kümmern und dabei berücksichtigen, dass die verschiedenen Systeme interagieren. Was ein System betrifft und Symptome hervorruft, hat auch einen Einfluss auf die anderen Systeme. Dementsprechend hat „psychisches und emotionales" Trauma Auswirkungen auf alle anderen Systeme im Organismus. Daher können wir körperliche Symptome mit hoher Wahrscheinlichkeit als Spiegelung emotionaler Traumata verstehen.

Wenn wir uns mit einem Virus infizieren (z. B. mit dem Coronavirus) setzt dies Reaktionen aller Systeme in Gang – in Relation zu der für den Gesamtorganismus wahrgenommenen Bedrohung. Bei allen Symptomen, die sich im Körper zeigen, handelt es sich um eine Reaktion des gesamten Organismus, der sich mit dem eingedrungenen Virus auseinandersetzt. Mit den Symptomen bekämpft der Körper die Krankheit. Daher sollten sie uns willkommen sein und unterstützt statt unterdrückt werden, damit sie auch funktionieren können. Fieber und Entzündungen sind für den Körper wichtige Werkzeuge, um mit einer Infektion fertig zu werden.

Etwa fünfzehn Jahre lang habe ich Akupunktur praktiziert. Ich war fasziniert von der Tatsache, dass man im Osten versucht, Fieber zu unterstützen und zu verschlimmern, weil es als ein Instrument betrachtet wird, mit dem der Körper das vorhandene Problem bekämpft. Wir im Westen versuchen dagegen, das Fieber zu senken. Einen gesunden Körper und eine gesunde Psyche zu haben, stellt für den Menschen die beste Art der Heilung dar.

Darum betrachten wir IoPT als ganzheitlich und auf den Körper bezogen, auch wenn unser Hauptaugenmerk auf die Funktionsweise des psychischen Systems gerichtet ist. Wenn etwas die Psyche beeinflusst, spiegelt sich dies im Körper und wirkt sich auf all seine Funktionssysteme aus. Umgekehrt gilt dies natürlich auch. Wenn wir beim Thema Heilung nun Trauma, Trauma-Überleben und das psychische System betrachten, ergibt sich folgende Feststellung: Eine gesunde Psyche nimmt die Umwelt so wahr, wie sie ist (Realitätsebene 1 – Realitätsebene 2, siehe Kapitel 3.4). Sinne und Emotionen funktionieren der aktuellen Situation angemessen und ohne größere Störungen aus Trauma-Überlebensstrategien. Das ist ein stabiles gesundes Ich. Alle Systeme des Organismus sind ebenso gesund. Ein gesundes Ich wird nicht von körperlichen Schmerzen geplagt, weil das gesunde Ich solche Symptome nicht nur als Schmerz betrachtet, sondern als etwas, das es zu beachten gilt und das zum Handeln aufruft. Ein gesundes Ich trifft Entscheidungen zum Wohl seiner Gesundheit aus ganzheitlicher Sicht. Es neigt nicht zu übermäßigem Essen, zu Drogen- oder Alkoholsucht. Ein gesundes Ich ist für sich selbst da und für seine Gesundheit im allgemeinen. Das bedeutet nicht, das man nicht mal ein Glas oder gelegentlich auch zu viele Gläser Wein trinken darf. Das ist keine ständige Ablenkung von Trauma. Tut man das ab und zu, kann man sich die Zeit und den Raum gönnen, die überstrapazierten Systeme wieder auszugleichen.

Weil sich die Psyche, aus der Perspektive von Trauma betrachtet, spalten musste, um das Weiterexistieren des traumatisierten Opfers zu ermöglichen, könnten wir zu dem Schluss kommen, dass Traumaheilung die Re-Integration dieser Abspaltungen und das Streben nach einer Rückkehr zur Ganzheit bedeutet.

Aber genau wie eine körperliche Narbe zurückbleibt, wenn sich unsere Haut regeneriert, bedeutet Traumaheilung, dass wir nicht zu einem Zustand zurückkehren können, in dem es kein Trauma gegeben hat. Auch hier bleiben Narben zurück. Doch genauso wie körperliche Narben normalerweise das gesunde Funktionieren des Organismus nicht stören, stellen die Narben aus einer Traumatisierung keine Störung unseres Allgemeinbefindens dar, wenn das Trauma angeschaut wurde. Das Trauma ist geschehen und das können wir nicht ändern. Wir können jedoch zu einem psychisch gesund funktionierenden Menschen werden, indem wir das Trauma in der Therapie bearbeiten. Wenn es sich um ein Trauma der Identität handelt, ist es Realität, dass wir zu Beginn unseres Lebens nicht gewollt und nicht geliebt wurden. Mit dieser Realität müssen wir leben. Wir können aber den bleibenden Effekt, den diese Tatsache auf unser Leben hat, verändern und das wirkt heilsam. Solange wir diese Traumata nicht bearbeiten und weiter in unseren Überlebensstrategien steckenbleiben, kann diese Wunde nicht heilen. Und wie jede andere körperliche Wunde, die nicht heilen kann, wird die traumatisierte Psyche eine offene, eiternde Wunde. Das ist nicht gesund.

Heilung ist möglich. Doch was genau ist Traumaheilung?

## 11.2 Ein gutes Leben leben

Franz Ruppert hat Traumaheilung definiert als die Fähigkeit, ein gutes Leben leben zu können.

Schon der altgriechische Philosoph Sokrates hat es ähnlich ausgedrückt. Auch für ihn besteht das Ziel des Lebens darin, ein gutes Leben zu leben, was nur erreicht werden kann, indem man sich darum bemüht. Es erfordert außerdem, dass wir nichts tun, was unserer Seele (Psyche) schadet. In der IoPT würden wir es folgendermaßen ausdrücken: Das notwendige „Bemühen" bedeutet, dass wir uns dazu verpflichten, unser Trauma anzuschauen. Tun wir dies nicht, ist das eine Verletzung unserer Psyche, unseres Lebens und unserer Existenz. Des Weiteren könnten wir sagen, dass jedes Handeln, das nicht aus einem gesunden, integrierten Ich kommt, eine Selbstverletzung darstellt. Aus einer Überlebenshaltung heraus zu leben ist verletzend. Zum Täter an anderen zu werden ist genauso eine Selbstverletzung wie sich selbst gegenüber zum Täter zu werden.

Entsprechend der IoPT-Theorie bedeutet dies: Wir können nur ein gutes Leben leben, wenn wir weitestgehend aus unserem gesunden Ich heraus leben, einem Ich, das vergleichsweise stabil ist und nicht so schnell durch unverarbeitetes Trauma wieder getriggert werden kann. Dies ist nur möglich, wenn wir uns und die Tatsache, dass wir traumatisiert sind, ernst nehmen und uns bemühen, herauszufinden, wer wir – unter dem Konstrukt unserer Überlebensstrategien – wirklich sind. Ein stabiles Ich verfällt nicht so leicht in eine Überlebensstrategie. Es bemerkt, wenn irgendetwas passiert, was sein Wohlbefinden stört und zur Aktivierung von Überlebensstrategien führt. Es vermeidet, sich in Täter-Opfer-Dynamiken zu verstricken. Ein stabiles Ich lebt in gutem Kontakt mit Realitätsebene 1, mit nur wenigen Verzerrungen in Realitätsebene 2. Es konzentriert sich auf die Dinge, die für die eigenen aktuellen Bedürfnisse und gesunden Wünsche eine Rolle spielen.

Zu den grundlegenden Qualitäten eines stabilen und gesunden Ichs gehören:

- *Präsenz:* Die Fähigkeit präsent, aber nicht dominant zu sein. Dieser Mensch lebt im Hier und Jetzt und kann mit anderen Menschen in Kontakt treten, ohne das Bedürfnis, zu bestimmen, zu gewinnen oder mächtiger zu sein. Er will alle Menschen gleich wertschätzen.

- *Der eigene Wille:* Zugang zum eigenen Willen zu haben und ihn auf gesunde Weise zu benutzen, um ein gutes Leben zu leben. Dies bedeutet, den eigenen Willen zu nutzen, um an gesunden und realistischen Zielen festzuhalten und sie zu verwirklichen.
- *Aufgeschlossen sein:* In Situationen offen und empfänglich zu bleiben, anstatt zu reagieren. Wer aufgeschlossen ist, erkennt die Realität, wie sie ist und geht entsprechend mit ihr um. Man sieht andere Menschen klar, auch mit ihren Überlebensimpulsen. Man reagiert auf das Gesunde im anderen und nicht auf seine Überlebensstrategien. Reines Reagieren geschieht unmittelbar und unbedacht. Dann wurde das eigene Trauma getriggert und hat eine Überlebensstrategie hervorgerufen.
- *Flexibilität:* In allen Situationen ist dieser Mensch flexibel, insbesondere bei der Problemlösung. Er verfällt nicht in die durch Überlebensstrategien festgelegten Reaktionsmuster.
- *Realistisch bleiben:* Die Realität sehen, wie sie ist. Anliegen werden auf der Grundlage von Realität formuliert, nicht basierend auf Hoffnungen und Täuschungen.
- *Die eigene Trauma Realität kennen:* Dieser Mensch hat den größten Teil seiner Traumata so weit bearbeitet, dass er die Realität seines frühen Lebens kennt und keine Angst davor hat, seinen eigenen emotionalen Schmerz zu fühlen.
- *Die Fähigkeit, ruhig zu bleiben, wenn traumatische Erfahrungen getriggert werden:* Das Auftauchen unbearbeiteter Traumata und die damit verbundenen Überlebensstrategien werden selbstverständlich immer seltener auftreten, je mehr man sich mit der eigenen Traumatisierung auseinandersetzt.

## 11.3 Unterschiede im Gebrauch des IoPT-Icon

Das IoPT-Icon stellt das allgemeine theoretische Konzept von Trauma dar. Es kann jedoch auch dazu verwendet werden, um erstens das Gesamtbild des psychischen Gesundheitszustandes eines Menschen und zweitens seinen psychischen Verarbeitungsprozess darzustellen.

## Darstellung des Gesamtbildes des psychischen Gesundheitszustandes eines Menschen:

Wir könnten z. B. davon ausgehen, dass die Psyche eines Menschen zu Beginn der Traumaarbeit in etwa so aussehen könnte:

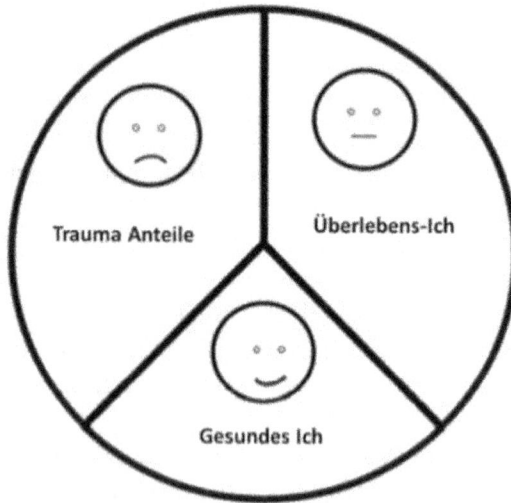

Grafik 9: Hypothetischer psychischer Zustand zu Beginn der Traumaarbeit

In dieser Grafik ist das gesunde Ich recht klein und wird beherrscht von einem großen Anteil an ungelöstem Trauma und einer entsprechenden Vorherrschaft der Überlebensstrategien. In seiner lebendigen Existenz hat solch ein Mensch nicht viel Verbindung mit einem gesunden Ich und wird, weil seine vielen ungelösten Traumata sehr schnell getriggert werden können, leicht in einen Zustand geraten, in dem er hauptsächlich aus seinem Überlebens-Ich agiert. Diese Person würde wahrscheinlich ziemlich alles, was aus ihrem Überlebens-Ich kommt, als etwas betrachten, das von ihr selbst kommt, weil die Verbindung zum gesunden Ich gering ist. Wahrscheinlich ist dieser Mensch völlig abhängig von äußeren Umständen, die er nicht kontrollieren kann. In solch einem psychischen Konstrukt befindet sich dieser Mensch meistens in einem inneren Konflikt zwischen den andauernden Impulsen der traumatisierten Anteile – die gehört und gesehen werden wollen, und die die Erlaubnis brauchen, sich auszudrücken und zur Lösung zu kommen – und dem

Bedürfnis des Überlebens-Ichs, diese Impulse zu verdrängen. In diesem Zustand muss das Überlebens-Ich seine Vorstellung von Gesundsein durchsetzen. Wenn dem gesunden Impuls erlaubt würde, mit dem Trauma in Kontakt zu treten, würde dies eine Situation schaffen, die das Überlebens-Ich nicht zulassen kann. So entsteht eine völlige Verwirrung darüber, was gesund ist und was nicht. Das Überlebens-Ich muss die Oberhand behalten und als gesundes Ich betrachtet werden. Andernfalls ist das Trauma Realität und kann nicht geleugnet werden. Daher muss das Überlebens-Ich alles, was vom gesunden Ich kommt, kontrollieren und sogar vernichten.

Dies ist eine hypothetische Anwendung des IoPT-Icons in Bezug auf jemanden, der gerade mit seiner Traumaarbeit beginnt. Hier sind die Überlebensstrategien schon recht stark ausgeprägt und selbstein-schränkend. Weil zu wenig stabiles, gesundes Ich vorhanden ist, ist die Wahrscheinlichkeit, ein gutes Leben leben zu können, minimal.

Wenn dieser Mensch seine Traumaarbeit fortsetzt, ist es möglich, den Fortschritt zu einem gesünderen und stabileren Ich zu sehen. Die folgende Abbildung stellt einen Menschen nach recht umfangreicher Traumaarbeit dar.

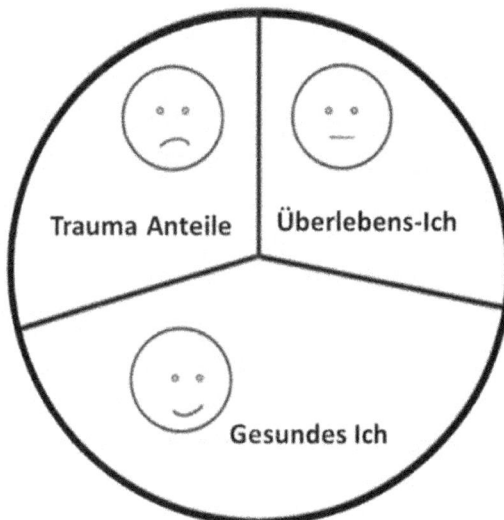

Grafik 10: Nach einigen Selbstbegegnungen

Das gesunde Ich ist insgesamt stärker geworden, es ist damit auch beständiger und besser verfügbar. Es gibt weniger traumatisierte Anteile, weil einige von ihnen durch die Traumaarbeit erlöst werden konnten. Infolgedessen besteht weniger Bedarf an Überlebensstrategien. Sie verschwinden, wenn sie nicht mehr gebraucht werden.

### Darstellung des psychischen Verarbeitungsprozesses eines Menschen:

Auch wenn das oben gezeigte, hypothetische Bild ein feststehendes Konstrukt ist und sich erst verändert, wenn der Mensch seine Traumaarbeit beginnt, trifft es ebenso zu, dass wir uns immer im Prozess befinden. Auch dieses Phänomen kann mit dem IoPT-Icon veranschaulicht werden.

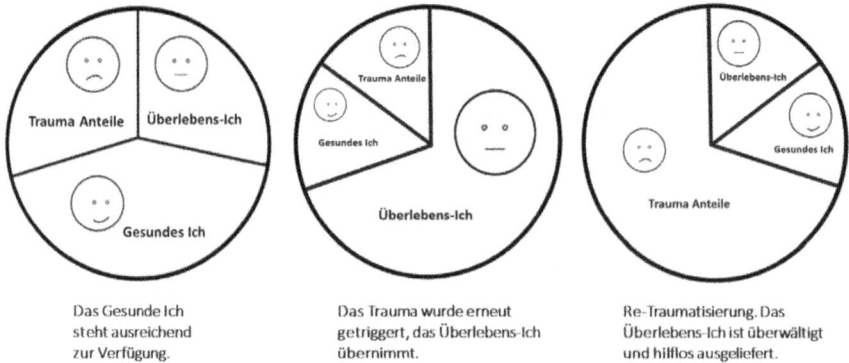

| Das Gesunde Ich steht ausreichend zur Verfügung. | Das Trauma wurde erneut getriggert, das Überlebens-Ich übernimmt. | Re-Traumatisierung. Das Überlebens-Ich ist überwältigt und hilflos ausgeliefert. |

Grafik 11: Psychische Verarbeitungsprozesse

Im ersten Bild wird eine Situation dargestellt, in der ein Mensch sich sicher fühlt. Das gesunde Ich nimmt etwas mehr als ein Drittel der Fläche ein. Die betreffende Person ist in einem guten Kontakt mit ihren gesunden, vernünftigen Anteilen. Das Trauma ist zwar da, wird jedoch gerade nicht getriggert. Das Überlebens-Ich ist nicht oder nur wenig aktiv.

Das zweite Bild zeigt eine Situation, in der das persönliche Trauma getriggert wurde. Das Überlebens-Ich nimmt den größten Teil des Bildes ein, das gesunde Ich ist klein. Hier funktioniert der Mensch aus seinem Überlebens-Ich heraus und hat nur wenig Zugang zu seinen gesunden Anteilen.

Das dritte Bild stellt eine Situation überwältigender Retraumatisierung dar, in der die ungelösten Traumata vorherrschen. Die Überlebensstrategien, die dieser Mensch entwickelt hat, reichen nicht aus, um die Situation zu bewältigen. Es kann zu weiteren Spaltungen und zur Entwicklung noch strikterer Überlebensstrategien kommen. Gesunde Fähigkeiten sind kaum vorhanden.

Hier wird deutlich, dass die Größe und der Einfluss der verschiedenen Anteile ständig variieren. Sie reagieren unterschiedlich auf die veränderte äußere Realität und die innere Wahrnehmung dieser Realität, je nachdem, ob Überlebensstrategien hervorgerufen werden oder eine gesunde Reaktion erlaubt ist.

Zur Erinnerung: Wenn ein Trauma erneut getriggert wird, befindet sich diese Person in einem psychischen und emotionalen Zustand, als ob das Trauma gerade stattfindet. In diesem Moment geht es nur darum, zu überleben.

Ein gutes Leben zu leben und ein gesundes und stabiles Ich zu haben, bedeutet, dass der Mensch nicht ständigen Turbulenzen und Unruhen ausgesetzt ist. Das Leben ist leichter, ruhiger und beständiger. Die alltäglichen Probleme des Lebens können bewältigt werden, ohne in durch getriggertes Trauma hervorgerufene Überlebensstrategien zu verfallen. Sorgen haben nur wenig Raum und die Herausforderungen des Lebens werden mit Gelassenheit und wohlüberlegten Handlungen gemeistert. Ruhe, Freude und ein von Zufriedenheit geprägtes Glücksgefühl bestimmen das Leben. Schwierigkeiten werden als alltägliche Realität des Lebens in dieser Welt aufgefasst. Die Täterhandlungen anderer werden als solche erkannt. Um sich nicht in diesen zu verfangen, werden Fähigkeiten entwickelt, um solchen Einladungen auszuweichen und nicht in die Täterdynamiken hineingezogen zu werden.

Ein gutes Leben zu leben bedeutet, dass wir anderen weniger auf die Nerven gehen und dass wir andere weniger nervig finden. Wir sind in der Lage, uns ein Netzwerk ähnlich denkender Menschen aufzubauen. Das deutlichste Zeichen dieser Entwicklung hin zu einem guten Leben ist die allmählich entstehende Erkenntnis, dass wir unsere Überlebensstrategien weniger benötigen. Sie lösen sich auf, weil sie nicht mehr gebraucht werden. Uns unsere Überlebensstrategien (die offensichtlichen und auch die subtileren) bewusst zu machen, ist ein guter erster Schritt.

## 11.4 Aus Täter-Opfer (T-O) Dynamiken aussteigen

*„Die, die kämpfen, hören nicht zu, und die, die zuhören, kämpfen nicht."* (Fritz Perls)

Zur Heilungsreise gehört, das eigene Potenzial, zum Täter an sich selbst und an anderen zu werden, zu erkennen und die Fähigkeit zu entwickeln, sich – weder innerlich noch im Außen mit anderen – in Täter-Opfer-Dynamiken zu verstricken. Unsere eigene Übergriffigkeit als eine Überlebensstrategie zu erkennen, hilft uns dabei, Verstrickung zu vermeiden und versetzt uns in die Lage, Wege zu finden, um aus den Dynamiken auszusteigen.

Die Voraussetzung für das Aussteigen aus Täter-Opfer-Dynamiken ist die Fähigkeit, wahrnehmen zu können, was passiert. Wir müssen die Realität des Täterimpulses im anderen und in uns selbst erkennen, um dann die Chance ergreifen zu können, aus diesen Dynamiken auszusteigen. Das ist schwierig, weil wir uns bei einem Angriff sofort verteidigen wollen. Wir wollen zurückschlagen, aber dadurch verstricken wir uns. In vielen engen persönlichen Beziehungen laufen solche Täter-Opfer-Dynamiken ab (Überlebens-Ich gegen Überlebens-Ich) und die Chance auf gesunde Lösung ist minimal.

### Täter erkennen

Dass viele unter uns Täter-Eltern hatten, lässt das Erkennen von Täter-Opfer-Dynamiken schwierig werden, da hierdurch unsere Fähigkeit, Täter und Taten zu erkennen, verwirrt ist. In der konventionellen Therapie mit Klienten, die als Kinder furchtbar unter ihren Eltern gelitten haben, ist es ein allgemein anerkanntes Phänomen, dass der Therapeut bei seiner Aufgabe zu helfen, scheitern wird, wenn er sich, gemeinsam mit dem Klienten, zu sehr gegen die Täter wendet. Tatsächlich beteiligt sich der Therapeut dann an den Täter-Opfer-Dynamiken gegen die Täter-Eltern und zwingt damit den Klienten dazu, seine Eltern zu verteidigen. So misslingt die Therapie. Die IoPT-Methode bietet hier einen Vorteil gegenüber der konventionellen Therapie, weil der IoPT-Begleiter eher der Begleiter eines Prozesses ist, in dem der Klient mit der Unterstützung von Resonanzgebern seine Psyche erforscht. Der Therapeut ist dabei nicht involviert. In Kapitel 13 Der IoPT-Begleiter wird dies näher erläutert.

Weil sich so viele Menschen (sogar als Erwachsene) noch immer nach der fehlenden Liebe ihrer Mutter und ihres Vaters sehnen, ist es ihnen nicht möglich, ihre Eltern als Täter zu sehen. Sie werden sie immer und überall verteidigen. Die Taten der eigenen Mutter zu sehen und sie sich einzugestehen, zwingt den Menschen dazu, seine Träume, ihre Liebe zu bekommen, aufzugeben. Das ist für viele überwältigend schmerzhaft und unerträglich. Und dennoch ist es unser einziger Weg, die Verstrickung in T-O-Dynamiken zu vermeiden. Wir müssen die Täterhandlungen und die Personen, die in ihren Täterenergien handeln, sehen und als das erkennen, was sie tatsächlich sind (Realitätsebene 1). Meines Erachtens liegt hierin eine der Hauptursachen dafür, dass wir das Thema Traumatisierung so lange Zeit gemieden haben: Wenn wir Trauma wirklich genau anschauen, stoßen wir unweigerlich auf die erste Beziehung unseres Lebens und die frühen Identitätstraumata. Dann müssen wir erkennen, dass Mütter auch Täterinnen sein können und uns von dem großen gesellschaftlichen Tabu der heiligen Mutterliebe verabschieden. Wenn wir unsere frühen Traumata heilen wollen, müssen wir meines Erachtens bereit sein, unsere Mutter als Täterin zu sehen. So können wir leichter erkennen, wenn andere Personen in Täterenergien feststecken. Der wichtigste Schritt, um zu vermeiden in T-O-Dynamiken hineingezogen zu werden, ist das Akzeptieren der Tatsache, dass die ursprünglichen Täter-Handlungen an uns von unserer Mutter und unserem Vater begangen wurden.

## Täterschaft an sich selbst

Auch wir neigen dazu, zum Täter zu werden. Tatsächlich führen die Traumata der Identität und der Liebe unvermeidbar zu einem inneren Konflikt: Wenn wir unser Ich und unseren Willen aufgeben und uns den Wünschen unserer Mutter anpassen müssen, ist dies bereits ein Akt der Täterschaft an uns selbst. Wir werden uns sehr wahrscheinlich selbst so behandeln, wie unsere Mutter uns behandelt hat. Mit einem Mangel an Liebe und Rücksichtnahme. Mit wachsender Selbstkritik und Verurteilung. Mit einer permanenten objektifizierenden Spaltung: Ich (Subjekt) verurteile mich selbst (Objekt). Zu Beginn unseres Lebens haben wir jedoch keine andere Möglichkeit, als der uns aufgezwungenen Täterschaft an uns selbst zu gehorchen. Die Stimmen unserer Eltern klingen so laut in unserer unbewussten Psyche, dass wir sie für unsere eigene Stimme halten.

## Wie man T-O Dynamiken erkennt

Hier sind einige Hinweise, die dabei helfen können zu erkennen, ob du dich in T-O-Dynamiken verstrickst:

- immer, wenn du Energie in dir aufsteigen fühlst, wenn du in Stress gerätst
- wenn du Wut oder wutähnliche Gefühle empfindest (Gereiztheit, Ärger, Frustration)
- wenn du dich angegriffen fühlst
- wenn du feststellst, dass all deine Sätze mit: „Ja, aber...“ beginnen
- wenn du dich ungesehen, nicht gehört und nicht anerkannt fühlst
- wenn du laut wirst oder das Bedürfnis verspürst, Gewalt anzuwenden

Je weiter die Eskalation fortgeschritten ist, umso schwieriger wird es auszusteigen. Das ist ein guter Grund, den Täter in dir kennenzulernen, damit du die Anzeichen einer beginnenden T-O-Dynamik so früh wie möglich wahrnehmen kannst. Ganz egal, wie schlecht behandelt du dich fühlst: Deine Verteidigungshandlungen und deine Versuche, verstanden zu werden, kommen bei der anderen Person als Täterhandlungen an. Dann bist du gefangen. Beide Beteiligte fühlen sich vom anderen zum Opfer gemacht und verstricken sich in eskalierende Täterhandlungen. Diese Dynamik kommt sehr häufig in engen Beziehungen vor, weil wir in unseren engsten Beziehungen die unerträgliche Realität, nicht gesehen, nicht geliebt und nicht geachtet zu werden, erleben (oder wiedererleben). Hier steht viel auf dem Spiel.

Wege, aus den T-O Dynamiken auszusteigen:

- Erkenne, was passiert.
- Erkenne, dass es sich um eine lose-lose Situation handelt. Es kann keine Gewinner geben, nur weitere Verletzungen für beide.
- Hole tief Luft.
- Versuche, Zugang zu deinem gesunden Ich zu bekommen. (Sich in T-O-Dynamiken zu verstricken, bedeutet, dass du aus deinem Überlebens-Ich heraus funktionierst und den Kontakt mit deinem gesunden Ich verloren hast.)
- Um Zugang zu deinem gesunden Ich zu bekommen, kann es sein, dass du dich von der anderen Person entfernen musst, um Raum für deine Erholung zu haben.

- Weigere dich, das Gespräch weiterzuführen.
- Erkenne, dass sich die andere Person in ihrem Überlebensmodus befindet (allein durch die Verstrickung in die T-O-Situation). Das bedeutet, dass auch ihr Trauma getriggert wurde.
- Erkenne, das viele der gesellschaftlichen Interaktionen auf T-O-Dynamiken basieren und finde Interaktionswege, die dir ermöglichen, nicht in die Kämpfe hineingezogen zu werden.
- Vermeide Situationen, die bekanntermaßen Täter-Opfer-Dynamiken hervorrufen und zu deren Ausagieren führen.

Wir alle sind empfänglich für T-O-Dynamiken aus dem einfachen Grund, dass sich so viele von uns zutiefst und immer missverstanden, ungesehen und nicht wertgeschätzt fühlen. Hierbei handelt es sich natürlich um die Symptome der Traumata der Identität und der Liebe. Diese Gefühle der Hilflosigkeit sind die Fallen, in die wir geraten. Je mehr wir unsere Psyche von unseren Trauma-Überlebensbedürfnissen befreien, desto weniger werden uns diese Gefühle triggern.

## 11.5 IoPT-Therapie und konventionelle Psychotherapie

Können wir uns selbst durch die Beziehung zu einem anderen Menschen finden? Das Grundprinzip der konventionellen Psychotherapie besagt, dass Heilung in einem erkundenden Austausch zwischen Klient und Therapeut stattfindet und dass wir uns während der Therapie in einer solchen Beziehung mit einem anderen Menschen befinden. Dies spiegelt anfänglich sicherlich, dass das abhängige Baby Bindung und Kontakt zu seiner Mutter braucht.[24] Diese erste Beziehung (Mutter und Kind) bildet die Basis für unser anschließendes Leben. Aber heißt das dann, dass wir uns – unsere wahre Identität – nur in einer parallelen, hoffentlich wieder-gutmachenden, Beziehung zu einem anderen Menschen in einem therapeutischen Kontext finden können? Brauchen wir den anderen, um zu erkennen, wer wir wirklich sind?

---

[24] Diese Themen finden sich in den psychotherapeutischen Konzepten von Übertragung und Gegenübertragung, selbstverständlich immer Themen in der Beziehung zwischen Klienten und Therapeut, einer Projektion aus dem Inneren des einen auf den anderen, wodurch die echte Beziehung zu sich selbst und zum eigenen Trauma erfolgreich vermieden wird.

Die IoPT sieht das anders: Die wahrhaftige Antwort auf die Frage, wer wir wirklich sind, liegt tief in uns selbst. Niemand anderes kann Auskunft darüber geben, wer wir sind. Wir sind die einzige Person, die fähig ist, zu erkennen, wer wir sind: durch die hingebungsvolle Erforschung unserer eigenen Psyche, unserer eigenen Vergangenheit, unseres eigenen Unbewussten und unserer eigenen Traumata. Was äußerlich ist, kann mir bestenfalls etwas widerspiegeln. Ich jedoch bin die Person, die nach Erforschung und mit zunehmender psychischer Klarheit sagen kann, was von dem, was irgendjemand über mich sagt, wirklich wahr ist. Das betrifft insbesondere Aussagen meiner Eltern.

Die meisten Menschen verbringen ihre Zeit damit, anderen zu erzählen, wer sie sind. Gleichzeitig wollen sie dafür eine Rückmeldung erhalten, die ihre Wahrnehmung, ihre Erfahrungen und ihre Existenz bestätigt. Der Drang, Erfahrungen zu teilen, weil Erfahrungen unzureichend erscheinen, wenn sie nicht geteilt werden, scheint allgegenwärtig und zeigt unser Bedürfnis nach sozialem Miteinander. Wir könnten dies aber auch als unsere ständigen Versuche sehen, unsere Existenz von anderen bestätigen zu lassen, z. B. durch die geteilten Erlebnisse. Dieses Gefühl von Unzulänglichkeit, von Nicht-gesehen-werden und keine Anerkennung von außen zu bekommen, löst so viele unserer Handlungen aus. Alle kreativen Werke z. B. könnten als Versuche betrachtet werden, anderen das innere Erleben des Schaffenden zu vermitteln. Sie drücken aus, wer er ist und wie er die Welt aus seiner Psyche heraus wahrnimmt. So will er externe Wertschätzung gewinnen. Ein auffälliges Beispiel hierfür ist der Bereich der bildenden Kunst, in dem der Preis die Selbstbestätigung ausmacht. Der „Wert" eines Künstlers drückt sich in dem Preis aus, den seine Werke erzielen. Oder sogar dadurch, ob er verkauft oder nicht. Künstlerisch tätig zu sein führt dann zu Sichtbarkeit, sogar zu Berühmtheit, zu finanzieller Wertschätzung und zur Bestätigung durch andere. Dies ist so sehr zu einem Teil unserer Gesellschaft geworden, dass wir es nicht mehr hinterfragen.

Selbst die Vorstellung, dass die Mutter zu Beginn das Kind „spiegelt" und so dem Kind ein Gefühl für seine Existenz gibt, ist meines Erachtens fraglich. Das Kind existiert vom Moment seiner Zeugung an, in der Verbindung von Spermium und Eizelle. Das geschieht völlig unabhängig von der Mutter. Ist das Kind einmal entstanden, existiert es – egal ob die Mutter von seiner Existenz weiß oder nicht. In diesem Sinne ist die Existenz des Kindes nicht von der Mutter abhängig, obwohl sie über große Macht verfügt, sobald sie von seiner Existenz erfährt.

Durch sein eigenes körperliches Erleben im Mutterleib weiß das Kind, dass es existiert. Doch während seiner Entwicklung im Mutterleib will das Kind auch Kontakt, Beziehung und den Austausch von Liebe, und das vor allem mit seiner Mutter. Im Körper seiner Mutter bekommt es Verbindung und Kontakt mit ihrem Körper und emotionalen Kontakt mit ihrer Psyche, schon bevor sie von der Existenz des Kindes weiß. Es ist anfangs körperlich und psychisch von ihr abhängig. Daher scheint es so, als sei es auf seine Mutter angewiesen, wenn es um sein Selbstgefühl geht. Aber das trifft nur zu, wenn das Kind die Traumata des Nicht-gewollt-seins und des Nicht-geliebt-werdens erfährt. Dann wird das Gefühl für seine Existenz von seiner Mutter bestimmt. Das Kind muss das eigene, ursprüngliche Gefühl seiner Existenz aufgeben und ist gezwungen, ohne dieses Gefühl zu leben.

Eine gesunde Interaktion zwischen dem gesunden Ich einer Mutter und dem sich entwickelnden Ich des Babys bestätigt dem Kind seine Existenz als ein geachtetes und wertvolles Geschöpf. Mit dieser Erfahrung kann sich das Kind vertrauensvoll entwickeln – ohne Bewertung von außen. In dieser ersten, gesunden Verbindung mit seiner Mutter geht es meines Erachtens nicht um Bestätigung, sondern um den Austausch von Liebe. Keine andere Spezies scheint eine Bestätigung ihrer Existenz zu benötigen. Sie brauchen lediglich die Möglichkeit, ihre Lebenslust ausleben zu können. Der Austausch von Liebe zwischen einer Mutter und ihrem Kind ist die gegenseitige Einigung über Leben, Individualität und Einzigartigkeit. In diesem Sinne hilft es vielleicht, Liebe aus einer rein biologischen Perspektive zu betrachten (siehe Kapitel 7.4.2): als notwendig für die anfängliche Sicherheit und Pflege des Nachwuchses und als den Bindungsprozess, der durch Oxytocin und andere bindungsfördernde Hormone ausgelöst wird.

In den meisten Studien, auf die die konventionelle Therapie ihr Denken und ihre Methoden stützt, ging es um Kinder nach der Geburt[25], meistens ab dem Alter von 18 Monaten. Aus der IoPT-Sicht ist die Situation zu diesem Zeitpunkt jedoch bereits festgelegt. Das Kind ist wahrscheinlich schon traumatisiert und sein Gefühl für die eigene Existenz musste es der Autorität seiner Mutter unterordnen. Meines Erachtens missdeutet das konventionelle therapeutische Prinzip des „Beziehungs-"Ansatzes den

---

[25] Die bekannteste Forschung zur Entwicklung des Kindes war der von Mary Ainsworth eingeführte Fremde-Situations-Test. https://de.wikipedia.org/wiki/Fremde-Situations-Test

Beginn des kindlichen Gefühls für die eigene Existenz. Die Sichtweise, dass das Existenzgefühl des Kindes mit dem seiner Mutter übereinstimmt und komplett abhängig von der Beziehung zu ihr ist, wird als natürlich betrachtet. Logischerweise führt das zu der Annahme, dass ein Mensch nur in der Beziehung zur Außenwelt (zum Therapeuten/zur „Mutter") ein echtes Gefühl für sich selbst erreichen kann. Schon um wahrzunehmen, dass ich überhaupt existiere, bin ich dann auf eine Verbindung mit anderen angewiesen. Das trifft zu, wenn es Trauma gegeben hat, doch nur weil durch die Traumatisierung die Überlebensstrategie der Identifikation eingesetzt hat. Wenn therapeutische Disziplinen eine gültige Theorie über frühes Trauma, auch vorgeburtliches Trauma, nicht in ihre Betrachtung miteinschließen, steht ihre Auffassung, dass Heilung nur in der Beziehung mit dem Therapeuten stattfindet, als Handlungsprinzip fest. Es ist nachvollziehbar, dass diese Perspektive eingenommen wurde, weil das Leben des Babys im Mutterleib und die Möglichkeit einer frühen Traumatisierung bisher nicht in Betracht gezogen wurde.

Diese grundlegende Einstellung der konventionellen Psychotherapie scheint mir die Überlebensstrategie der Identifikation zu unterstützen. Anstatt Autonomie zuzulassen, wird das Selbst weiterhin in der Außenwelt verortet. Wann kann der Klient dem Therapeuten widersprechen und seine eigene Autorität annehmen? Wann kann er sich den spiegelnden Interventionen eines Therapeuten verweigern? Für viele Menschen ist das nicht einfach, weil der instinktive Impuls aus der grundlegenden Opfererfahrung einer traumatisierten Person darin besteht, Autorität, Erfahrung, Wissen, Weisheit und Macht an das Außen (den Therapeuten/ die Eltern) abzugeben.

Wenn wir uns selbst kennenlernen, leben wir mit der Realität der existenziellen Lücke. Manchmal erlebe ich sie als einen Abgrund zwischen mir und anderen. Das ist die Wahrheit. Diese Lücke ist immer da, sogar wenn wir versuchen, sie zu überbrücken, indem wir uns ständig mit dem Außen beschäftigen, um uns vor dieser Realität zu schützen. Wir müssen mit der Tatsache leben, dass uns niemand so kennen kann, wie wir uns selbst kennen können. Man könnte daraus den Schluss ziehen, dass dies zu einer schrecklichen existenziellen Einsamkeit führt. Aber wenn wir uns selbst wahrhaftig kennen, brauchen wir die Zustimmung anderer nicht, um uns gut zu fühlen. So entsteht die Möglichkeit eines neuen, andersartigen Kontaktes mit anderen. Wenn ich ich sein kann, bin ich für andere präsenter und ich kann jemanden der Mensch sein lassen, der er wirklich ist – ohne meine Kritik oder Zustimmung. So können wir beide

Momente von tiefem Kontakt und von Anerkennung genießen, die uns mit Freude erfüllen. Es gibt dann eine Gemeinsamkeit in unserer Existenz, die uns, wenn wir sie erkennen, eine klare Gegenseitigkeit erlaubt.

Wegen der Kontakt- und Reisebeschränkungen der letzten Jahre habe ich begonnen, online zu arbeiten. Dabei habe ich die Erfahrung gemacht, dass sich hier eine überraschende Chance bietet: Menschen aus vielen verschiedenen Ländern und Kulturen nehmen an meinen Workshops teil. Wir kommen ohne die vielen, künstlich geschaffenen nationalen Grenzen aus (und ohne Vorschriften der Regierung und Auflagen bezüglich Reisen, Visa, etc.). Bei der Arbeit stellen wir fest, dass die grundlegenden Themen, mit denen wir uns alle auseinandersetzen, übereinstimmen: frühes Trauma, nicht gewollt zu sein und nicht geliebt zu werden. Bei der Erforschung der individuellen Psyche, ihrem Schmerz und ihrer Qual, treffen wir auf ein gemeinsames, gegenseitiges Verständnis. Franz Ruppert hat gesagt, dass das, was wir „Kultur" und „Gesellschaft" nennen, im Endeffekt die kollektiven Trauma-Überlebensstrategien sind, die über Jahrhunderte entwickelt wurden, um gesellschaftliches Trauma zu bewältigen – und um es zu verbergen. Wenn wir genau hinschauen, tauchen kulturübergreifend dieselben Themen auf und kulturelle und ethnische Unterschiede verschwinden. Wir alle verstehen das Trauma des kleinen Kindes, das stundenlang draußen in der Kälte stehen muss, weil es ausgesperrt wurde. Es spielt keine Rolle, ob das Kind Engländer oder Chinese ist. Aus der IoPT-Perspektive erkennen wir das Trauma des Nicht-gewollt, Nicht-geachtet und Nicht-geliebt-seins und verstehen, wie vernichtend dies für das Kind ist.

All das hat eine wichtige Bedeutung für den angehenden IoPT-Begleiter und daher fungiert der IoPT-Begleiter nicht wie ein konventioneller Therapeut. Es geht nicht um die Beziehung des Klienten zum Begleiter. Im Fokus der Arbeit steht die Beziehung eines Menschen zu sich selbst, wie sie sich im Verlauf einer Anliegenarbeit zeigt. Hierin besteht der wesentliche Unterschied zwischen der IoPT-Therapie und der konventionellen Psychotherapie.

# 12 Die Anliegenmethode

## 12.1 Einleitung

> *„Keine therapeutische Methode kann etwas bewirken, wenn ein Mensch weder seine Probleme anschauen noch etwas an sich verändern möchte. Daher ist es ... ein zentrales Kriterium, ob ein Klient willens ist, ein eigenes Anliegen zu formulieren. Wer kein eigenes Anliegen hat, dem kann meines Erachtens nicht wirklich weitergeholfen werden. "*
> (Ruppert, 2017)

Während der Entwicklung der Identitätsorientierten Psychotrauma-therapie hat Franz Ruppert kontinuierlich Vorgehensweisen erforscht, die für die Arbeit im Rahmen der Theorie hilfreich sein können. Dabei hat er bedacht, dass die Methode es ermöglichen muss, Neues, Unvorhergesehenes und Unerwartetes miteinzubeziehen. Professor Ruppert hat die Arbeit mit Resonanz – das ist die Technik der Anliegenmethode – über Jahre als Werkzeug genutzt, um Trauma zu erforschen und zu verstehen. Entwickelt hat er die IoPT-Theorie auf Basis seiner Beobachtungen von Resonanzprozessen und seiner Überlegungen, über das, was sich in all den Tausenden von Arbeiten, die er begleitet hat, zeigte. Diese Form der Feedback-Forschung besteht darin, Anliegenarbeiten mit minimalem Eingreifen zu beobachten. Aus diesen Beobachtungen werden Schlussfolgerungen  gezogen und in Bezug zum bereits vorhandenen Wissen reflektiert. Die Theorie wird um die neuen Erkenntnisse erweitert und auf die nächste Anliegenarbeit angewendet. Dieses Vorgehen hat zu einer Verfeinerung der Methode geführt und sie damit effizienter gemacht. Auf diese Weise entwickelt sich die Theorie weiter, weil wir immer mehr lernen und die Methode wird um neue theoretische Konzepte erweitert.

Als Hinweis darauf, dass eine Person ein Anliegen formuliert, um mit ihren unterschiedlichen, abgespaltenen und unbekannten Anteilen in Kontakt zu kommen – um ihnen zu begegnen – wird die Anliegenmethode auch als Selbstbegegnung bezeichnet. In der Selbstbegegnung haben wir die Chance, unsere Psyche bezüglich eines bestimmten Themas, das wir im Anliegen benennen, zu erforschen.

## 12.2 Die Anliegenmethode und das Konzept der Identität

Wie in Kapitel 4 beschrieben, wird Identität in der IoPT-Arbeit definiert als die Gesamtheit aller Erfahrungen eines Menschen vom Zeitpunkt seiner Zeugung an: bekannte oder unbekannte, erinnerte oder vergessene oder abgespaltene aufgrund von Traumatisierung. Alle Informationen werden in den neuronalen Strukturen des Körpers gesammelt und gespeichert. Sie tragen dazu bei, dass wir wissen, wer wir sind. Die Anliegenmethode ist das Mittel, mit dem wir Zugang zu den Informationen bekommen. Es gibt zwei Gründe, sich dafür zu entscheiden, ein Anliegen zu formulieren:

- um ein Problem zu lösen,
- um mehr über sich selbst herauszufinden.

Diese beiden Themen gehören natürlich zusammen. Wenn jemand ein bestimmtes Problem erforscht, z. B.: Warum kann ich keine guten Beziehungen haben? oder: Ich will meine Arbeit besser machen, wird der Prozess Informationen hervorbringen, die zeigen, wer die Person ist. Denn dass das Problem da ist, bedeutet, dass im Wissen über sich selbst und in der Selbsterfahrung etwas fehlt. Genauso wird eine Person, die ein Anliegen formuliert, um herauszufinden, was ihr im Mutterleib passiert ist, oder warum sie sich so unsicher fühlt, ihre Kenntnisse über sich selbst durch die Erfahrungen aus diesem Prozess wahrscheinlich erweitern. Das wird diesen Menschen in die Lage versetzen, Alltagsprobleme zu lösen, weil sein gesundes Ich gestärkt wird und er dadurch ausgeglichener und stabiler wird.

## 12.3 Das Anliegen

Ausgangspunkt eines Forschungsprozesses ist immer ein Anliegen bzw. eine Intention. Keine Anliegenarbeit beginnt ohne ein Anliegen. Dieses Anliegen kann eine Aussage sein, oftmals in der Formulierung: „Ich will …". Es kann eine Frage sein, eine Sammlung von Worten, die eine Bedeutung für den Klienten haben, oder auch eine Zeichnung. Das formulierte Anliegen wird nicht mehr verändert und bietet den Rahmen und die Richtungsvorgabe für die Sitzung. Der Prozess startet mit einem vom Klienten selbst formulierten Anliegen, das repräsentiert, was der Klient mit dieser Arbeit erreichen will. So hat der Prozess von Beginn an einen klaren Fokus, den der Klient selbst bestimmt hat.

Nachdem die Intention klar ist, wählt der Klient im Gruppensetting Personen, die die Elemente seines Anliegens repräsentieren. (Im Einzelsetting wählt er Bodenanker, siehe Kapitel 15.) Bei einem Anliegen wie beispielsweise: „ICH WILL MICH SELBST FINDEN", stellt jedes Wort ein Element dar und könnte von einem Mitglied der Gruppe repräsentiert werden. In diesem Fall wäre es möglich, dass jemand das „ICH", jemand anderes das „WILL", eine weitere Person das „MICH" usw. repräsentiert. So könnte es bei diesem Anliegen fünf Repräsentanten für die fünf Worte geben. Aktuell jedoch begrenzen die meisten IoPT-Begleiter zu Beginn eines Prozesses die Anzahl der Repräsentanten (auch Resonanzgeber genannt) auf drei. Dafür gibt es gute Gründe:

1. Trauma ist eine Situation, die schnell überwältigend werden kann. Da (in der Gruppe) jedes Element im Satz von einer Person repräsentiert wird, kann es für den Klienten schnell überwältigend werden, viele Resonanzgeber zu haben, die alle Informationen beisteuern. Manchmal überwältigt dies auch die Resonanzgeber und sogar den Begleiter.
2. Je mehr Resonanzgeber da sind, umso mehr bekommen ablenkende Überlebensstrategien Zeit und Raum. In einer Umgebung, in der Überlebensstrategien minimiert sind, lässt sich effektiver arbeiten. Das Gesunde kann leichter gesehen und gehört werden.

Die Begrenzung ermutigt den Klienten von vornherein ein kurzes und fokussiertes Anliegen zu formulieren und bietet ihm eine interessante und kreative Herausforderung bei den Überlegungen zu seiner Intention. Lange und umständliche Intentionen sorgen für Ablenkungen, wohingegen das knappe, fokussierte Anliegen ein klareres und bestimmteres Resultat hervorbringt.

Wenn mit drei Elementen gearbeitet wird, könnte das oben genannte Anliegen in individuellen Worten und/oder durch zwei oder mehr zusammengefasste Worte in einer Resonanz repräsentiert werden. Hier sind einige Beispiele:

Beispiel 1 (mit einzelnen Wörtern):

1. ICH
2. WILL
3. MICH

Beispiel 2 (mit verbundenen Wörtern):

1. ICH WILL
2. MICH SELBST
3. FINDEN

Beispiel 3 (Mischung):

1. ICH
2. WILL FINDEN
3. MICH SELBST

Beispiel 4 (nicht alle Wörter sind ausgewählt)

1. ICH WILL
2. MICH
3. FINDEN

Wie das Anliegen repräsentiert wird, liegt ganz beim Klienten. Der Begleiter mischt sich nicht ein.

Wenn die Resonanzgeber gewählt wurden und der Resonanz zugestimmt haben, kann der Prozess beginnen. Den Beginn bestimmt der Klient und zeigt dadurch, dass er für seine Forschungsarbeit zuständig ist.

Die Repräsentanten gehen nun in *Resonanz* mit den Worten, für die sie gewählt wurden. Sobald der Prozess begonnen hat, konzentriert sich jeder Resonanzgeber auf sein Erleben und beschreibt dem Klienten auf dessen Nachfrage seine aktuelle Erfahrung. Dazu zählen Emotionen, Gefühle, körperliche Empfindungen, Gedanken, vielleicht sogar Bilder. Es wird nicht unterschieden, welche Informationen „zum Klienten gehören könnten" und welche „Teil des Prozesses" sind. Dies führt uns zu zwei wesentlichen Annahmen:

1. Wenn die Arbeit einmal begonnen hat, wird *alles*, was die Resonanzgeber fühlen und berichten, als zum Prozess gehörig

betrachtet, selbst wenn es vielleicht Parallelen zu den persönlichen Themen des Resonanzgebers geben mag.

2. Dem Klienten werden die Informationen auf irgendeine Weise helfen, seinen aktuellen psychischen Zustand in Bezug auf sein Anliegen zu verstehen.

Zu Punkt 1: Oft werden Personen gebeten, mit Elementen (und Themen) in Resonanz zu gehen, die dann teilweise deren eigene Themen widerspiegeln. Ein weiteres Phänomen bei der Wahl der Resonanzgeber ist, dass der Klient – bewusst oder unbewusst – ganz bestimmte Personen bittet, in seinem Prozess zu repräsentieren. Manchmal führt dies dazu, dass ein solcher Prozess nicht nur tiefe Bedeutung und Heilung für den Klienten bringt, sondern auch bei einigen der Resonanzgeber zu Einsichten in die eigene Situation führt. So wird eine Anliegenarbeit zu einem gemeinschaftlichen Heilungsereignis, das auf mehreren Ebenen wirkt – nicht nur für den Klienten, sondern auch für die Resonanzgeber und manchmal auch für diejenigen, die die Arbeit einfach nur beobachten. Diese Haltung einzunehmen, erlaubt es dem Begleiter auf die Entscheidung zu verzichten, welche Information aus den Resonanzen wertvoll ist und welche nicht. Diese Entscheidung bleibt dem Prozess (dem Klienten und den Resonanzgebern) und seinem Verlauf vorbehalten.

Zu Punkt 2: Die Worte des Anliegens stellen eine Verbindung zum Unbewussten des Klienten dar. In den Berichten der Repräsentanten können Hinweise und Informationen aus ihren Resonanzerfahrungen an die Oberfläche kommen und dem Klienten helfen, das im Anliegen formulierte Problem zu lösen.

Ich werde später noch auf das Thema Resonanz eingehen und erläutern, wie und warum sie funktioniert. (siehe Kapitel 12.6).

Während der Prozess läuft und immer mehr Informationen auftauchen, entsteht ein wirkungsvolles Wechselspiel zwischen diesen Informationen und den Erfahrungen der Resonanzgeber: Es gibt Bewegung und Dinge verändern sich.

Der Klient kann zuhören und mit den Repräsentanten ins Gespräch und in einen Austausch kommen. Der Prozess wird aktiver. Es gibt weitere Veränderungen. Der Klient entscheidet, was für ihn nützlich ist, was er erkennt, was für ihn einen Sinn ergibt und was nicht.

Theoretisch ist die Arbeit beendet, wenn die Intention erreicht ist. Für das Anliegen, welches ich oben als Beispiel genannt habe, könnte dieser Punkt erreicht sein, wenn der Klient besser versteht, was es tatsächlich bedeutet, sich selbst zu finden, weil er mehr Kontakt zu sich selbst herstellen konnte. Bei diesem Anliegen ist die theoretische Annahme, dass der Klient sich auf irgendeine Art als verloren erfährt. Mit Sicht auf die grundlegende Theorie (dargestellt in Teil 1) könnte dies daran liegen, dass er zu Beginn seines Lebens von seiner Mutter nicht gewollt war und gezwungen war, sich selbst, sein Ich-Sein und seine Identität aufzugeben, um zu überleben. Solch ein Verlust des Selbst wird wahrscheinlich dazu führen, dass dieser Mensch sich innerlich nicht verankern kann, so dass er sich verloren fühlt. Während der Anliegenarbeit ist es möglich, dass Informationen auftauchen, die der Person erlauben, Dinge wahrzunehmen und neue Erkenntnisse zu gewinnen. Sie wird etwas über sich selbst verstehen, was sie zuvor nicht verstehen konnte. Vielleicht wird sie Emotionen erleben und Erfahrungen machen, die zu fühlen sie sich zuvor nicht gestattet hatte. All das bringt diese Person in besseren Kontakt mit sich selbst.

Die „Aufstellung"[26], mit der wir hier arbeiten, ist intrapsychisch. Die inneren Funktionsweisen der Psyche des Klienten in Bezug auf das formulierte Anliegen können gesehen werden und es kann mit ihnen gearbeitet werden. In der spezifischen, psychologischen Umgebung, die wir bieten, können verschiedene Anteile des Klienten – repräsentiert durch die Elemente des Anliegens – zusammenkommen und einen gemeinsamen Weg des Kontaktes und der Lösung finden. Diese Lösung liegt im Klienten selbst. Die Ursache des Problems liegt in erster Linie in der durch eine Traumatisierung entstandenen Spaltung.[27]

Die Aufgabe des Begleiters besteht darin, den Klienten zu begleiten, und ihm, falls erforderlich, dabei zu helfen, den Sinn dessen, was geschieht, zu erkennen. Falls erforderlich könnte der Begleiter eine Hypothese anbieten. Es ist nur eine Hypothese und schlussendlich ist

---

[26] Dies unterscheidet sich von den Aufstellungsarbeiten des Familienstellens. Wie der Name schon sagt, werden dort tatsächlich Familien aufgestellt, manchmal über viele Generationen. Abgesehen von diesem Unterschied (innere Psyche – externe Familie) gibt es viele weitere und wesentliche Unterschiede zwischen Familienaufstellungen und der IoPT-Arbeit. Für einen umfassenden Vergleich: siehe mein Buch *The Heart of Things*, Chapter 11 (Broughton, 2013)

[27] Dies ist anderen Therapien, die ebenfalls mit „Persönlichkeitsanteilen" arbeiten, nicht unähnlich. Hauptunterschiede sind jedoch die zugrundeliegende Theorie und das Verständnis von Trauma-Dynamiken, was andere Therapien so nicht haben mögen. Meines Erachtens werden andere „Anteil"-Therapien versagen, wenn zugrundeliegende Identitätstraumata nicht gesehen, miteinbezogen und bearbeitet werden.

immer der Klient derjenige, der die Wahrheit kennt – selbst wenn ihm dieses Wissen zum gegebenen Zeitpunkt nicht bewusst ist. Die Wahrheit liegt immer in der Person, die die Arbeit macht. Sie liegt nicht beim Begleiter. Er darf nicht auf seiner Version der Dinge bestehen. Tut er dies, so werden sich das Gleichgewicht und die Macht in der Klient-Begleiter-Beziehung zu stark zu seinen Gunsten verlagern. Dies könnte den Klienten sogar retraumatisieren.

Eine Anliegenarbeit dauert normalerweise zwischen einer und anderthalb Stunden. In dieser Zeit kann es für den Klienten zu einigen tieferen Wahrnehmungen und Einsichten kommen, so dass schließlich ein Punkt erreicht wird, an dem die Intention erfüllt ist.

Der Prozess kommt für gewöhnlich ganz natürlich zu einem Ende und der Klient „entlässt" seine Resonanzgeber, die daraufhin ihre Repräsentation beenden.

## 12.4 Weiteres über das Anliegen

Der auf Basis der IoPT-Theorie arbeitende Begleiter kennt die Trauma-Dynamiken, die einen Menschen im Augenblick der tatsächlichen Traumatisierung hilflos und ohnmächtig werden lassen. Darum ist diesem Begleiter immer bewusst, dass die ultimative Verantwortung, Expertise und Lösung der Arbeit in den Händen des Klienten liegt – nicht beim Begleiter.

Dessen Ziel ist nach Franz Ruppert das „in Balance sein" mit dem Klienten. Das bedeutet, dass der Begleiter darauf achtet, nicht die Verantwortung oder Autorität hinsichtlich des Prozesses an sich zu bringen. Der Klient wird stets als autonome Person betrachtet, die fähig ist, sich selbst zu erforschen und jederzeit Sinn und Bedeutung, dessen was passiert, erfassen kann.

In der IoPT-Arbeit gehen wir davon aus, dass der Forschende tatsächlich alles über sich weiß, dass jedoch vieles im Unbewussten verborgen ist. Entweder war es nie bewusst (vorsprachlich oder vorgeburtlich) oder abgespalten, vergessen und durch Traumatisierung verdrängt.

Die Anliegenmethode ist ein nützliches Werkzeug, um auf überschaubare und sichere Art und Weise einen Zugang zu diesem unbewussten Wissen zu finden. Schon im formulierten Anliegen ist der Zugang zu diesem Wissen *enthalten*. Dies sorgt für Sicherheit, hauptsächlich dadurch, dass die Person selbst ihre Forschungsarbeit bestimmt, aber auch durch die Überlebensstrategien des Klienten. Wenn die Arbeit für den Betreffenden zu herausfordernd und schwierig wird, werden seine Überlebensstrategien aktiviert. Er könnte auch beginnen zu dissoziieren.

Die wichtigste Funktion des IoPT-Begleiters besteht dann darin, dem Klienten „zur Seite zu stehen", (sowohl im übertragenden als auch im physischen Sinne). Er bietet dem Klienten den Raum, in welchem die Anspannung zwischen dem Sehen und Hören des „Neuen" und den davon ablenkenden Überlebensstrategien bestehen kann, ohne überwältigend zu werden.

Das formulierte Anliegen hat also mehrere Funktionen:

1. Es benennt in Sprache oder Zeichnung das zu erforschende Thema.
2. Jedes der Elemente (Wort, Phrase oder Bild) beinhaltet einen potenziellen Zugang zum Unbewussten des Klienten.
3. Obwohl Worte eine allgemein gültige Bedeutung haben, ist die unbewusste Bedeutung für den Klienten eine ganz spezifische. Sie ist ebenso spezifisch in Bezug auf das zu erforschende Thema.
4. Nicht der Forschende, sondern andere Personen repräsentieren die Elemente und gehen mit ihnen in Resonanz.

Betrachten wir diese Punkte im Einzelnen:

Punkt 1: Bei der Formulierung des Anliegens könnten wir als Begleiter annehmen, dass wir das Anliegen verstehen. Aber was wir wirklich verstehen, betrifft Grammatik, Struktur und allgemeine Bedeutung des Anliegens. Was für den Klienten das Besondere ist, versteht der Begleiter nicht. Er weiß auch nicht, wohin der Weg dieser Forschungsreise möglicherweise führen wird. Dies ist ein wichtiger Ausgangspunkt für den Begleiter.

Punkt 2: Historisch gesehen hat es zahlreiche Techniken gegeben, mit denen versucht wurde, das Unbewusste zu erreichen. Beispiele dafür sind Hypnotherapie und Traumtagebücher. In der IoPT-Arbeit nutzen wir das Phänomen der Resonanz.

Punkt 3: Jedes Wort hat eine anerkannte Bedeutung, die der Definition aus einem Wörterbuch entspricht. Im persönlichen Unbewussten eines

Menschen (und in der traumatisierten Psyche/Familie) variieren jedoch die tieferliegenden Bedeutungen der Wörter. Das Wort „Liebe" beispielsweise hat eine allgemein gültige Bedeutung. In der verwirrten Psyche des traumatisierten Kindes jedoch kann „Liebe" alles Mögliche bedeuten. In Familien benutzen Täter Vorstellungen von „Liebe", um Kinder zu kontrollieren und sogar, um ihnen zu schaden: „Ich mache das (ich schlage dich), weil ich dich liebe." Uns interessieren solche spezifischen, oftmals verzerrten und ganz persönlichen Bedeutungen, die im Unbewussten verborgen sind und sich im Resonanzprozess zeigen können.

Punkt 4: Ein Vorteil des Resonanzprozesses in Gruppen besteht darin, dass ein Resonanzgeber sich ohne eigene Absicht im Prozess einbringen kann. Der Klient jedoch nähert sich dem Vorgang wahrscheinlich in erhöhter Aufregung – in einer Mischung aus Heilungsimpulsen aus dem gesunden Ich und Ablenkungs- und Vermeidungsimpulsen aus dem Überlebens-Ich. Im Wesentlichen sind die Resonanzgeber ziemlich absichtslos und unschuldig und haben daher freien Zugang zu Informationen, von denen der Klient aus Gewohnheit ablenken würde. Der Zugang zu unbewusstem Wissen ist einer der großen Vorteile der Arbeit mit Resonanzgebern. Es ist nicht so, dass der Klient in seinem eigenen Prozess nicht in Resonanz gehen könnte. Das wird sich im Kapitel über Einzelsitzungen noch zeigen. Aber er verfolgt eine Absicht und dies beeinflusst, auf welche der relevanten Informationen er gerade zugreifen kann. Im eigenen Prozess sind die Hürden größer.

Die Psyche ist angefüllt mit Ideen, Gewohnheiten und Illusionen, die über lange Jahre als Überlebensstrategien entwickelt wurden, um die Person vor genau diesem unbewussten Wissen zu schützen. Selbst ein Mensch, der eher eine Opfer-Überlebenshaltung angenommen hat und deshalb vom Begleiter erwartet, dass dieser ihn rettet, ist in Wirklichkeit vollkommen fähig, sich selbst um seine Heilung zu kümmern. Der Begleiter darf sich nicht in Täter-Opfer-Dynamiken hineinziehen lassen und versuchen, der Person zu sehr zu helfen oder sie sogar zu retten. Ein Begleiter, der dies tut, sorgt dafür, dass der Prozess außer Balance gerät. Die Funktion des Begleiters wird genauer in Kapitel 13, Der IoPT-Begleiter, erläutert.

## 12.5 Sicherheit und Integrität im Anliegen

Jeder lebendige Mensch hat ein Anliegen, auch wenn es einfach dadurch zum Ausdruck kommt, dass er lebt. Anliegen für das eigene Leben zu haben, bedeutet lebendig zu sein und lebendig sein bringt Wünsche und Absichten hervor. Eine Person zeigt dies durch die Tatsache, dass sie an einer Gruppe teilnimmt, die mit der Anliegenmethode arbeitet, dass sie zum Termin erscheint und dass sie sagt, sie will eine eigene Arbeit machen. All das zeigt, dass sie tatsächlich ein Anliegen hat. Nun muss sie Verantwortung für sich selbst übernehmen und einen Weg finden, dieses Anliegen zu formulieren, um mit der Arbeit zu beginnen. Wie Franz Ruppert im Zitat zu Beginn dieses Kapitels sagt:

„Keine therapeutische Methode kann etwas bewirken, wenn ein Mensch weder seine Probleme anschauen noch etwas an sich verändern möchte. Daher ist es … ein zentrales Kriterium, ob ein Klient willens ist, ein eigenes Anliegen zu formulieren. Wer kein eigenes Anliegen hat, dem kann meines Erachtens nicht wirklich weitergeholfen werden." (Ruppert, 2017)

Das Formulieren eines Anliegens durch den Klienten zeigt Selbstverpflichtung. Individuelle Heilung kann ohne sie nicht stattfinden. Jemand, der bisher nur aus einer Opfer-Überlebenshaltung funktionieren konnte, könnte Rettung und Wertschätzung durch eine andere Person als einzige Möglichkeit wahrnehmen. Durch die Vorgabe, selbst das eigene Anliegen/seine Intention zu finden, wird der Klient von vornherein als fähig betrachtet, für sich sorgen und seine Arbeit tun zu können. Auf diesen Schritt der persönlichen Verantwortung und Hingabe zu bestehen, vermittelt bereits zu Beginn der Anliegenarbeit eine wesentliche Haltung des Respekts für die Tatsache, dass jeder in der Lage ist, sich selbst um sein eigenes Leben und die eigene Heilung zu kümmern.

Im Englischen beinhaltet der Begriff „Intention" (deutsch: Absicht) eine Handlung, z. B.: „I intend to …" („Ich beabsichtige…" Eingesetzt wird hier ein Verb, was eine Handlung ausdrückt.) Ein echtes Anliegen schließt also eine Handlung ein und bedeutet, dass das Anliegen mit persönlicher Energie erfüllt ist. (Der Duden definiert ein Anliegen als „eine Angelegenheit, die jemandem am Herzen liegt".) Auch wenn ein Anliegen in passiverer Weise formuliert wird, z. B.: BIN ICH GUT

GENUG? oder: ICH WILL WERTSCHÄTZUNG[28], stellt die Tatsache, dass überhaupt ein Anliegen da ist, klar, dass bei der betreffenden Person zumindest etwas Energie und Hingabe für die eigene Arbeit vorhanden ist. Dies ist wichtig. Ebenso wichtig ist es, den Begriff Anliegen zu benutzen und auszusprechen.

Als Begleiter müssen wir immer den Standpunkt vertreten, dass der Klient in gewisser Weise weiß, was er tut und dass wir ihm darin vertrauen können. Wir vertrauen dem gesunden Ich darin, ein Anliegen zu haben und etwas für seine Heilung zu tun. Selbstverständlich sind wir uns auch darüber im Klaren, dass kein Anliegen jemals gänzlich vom gesunden Ich formuliert wird. Dies ist unmöglich. Anliegen stammen aus der Heilungsabsicht des gesunden Ichs, etwas für sich tun zu wollen. Sie kommen jedoch auch aus dem Überlebens-Ich, das versucht, sich das Trauma vom Leib zu halten, und manchmal kommen sie (mehr oder weniger) aus dem traumatisierten Ich. Das Anliegen kann passiv oder verwirrt, sogar unlogisch erscheinen. Viele Anliegen erscheinen zunächst unlogisch. Dennoch muss der Begleiter akzeptieren, dass der Klient mit seinem Anliegen etwas über sich zum Ausdruck bringt. Anliegen sind Information. Falsche Anliegen gibt es nicht.

So betrachtet wird die Anliegenmethode im Wesentlichen ein respektvoller und gesunder Prozess. In der Zusammensetzung des Anliegens (Gesundes und Überlebensimpulse) liegt bereits das Potenzial für einen sicher eingegrenzten Verlauf, vorausgesetzt, dass die Überlebensstrategien des Klienten respektiert werden und vom Begleiter nicht übergangen werden. Eine offene Konfrontation zu ihnen darf es seitens des Begleiters auch nicht geben. Die Spannung zwischen dem, was auftauchen kann und der schützenden Grenze, liegt in unserem Verstehen von Trauma-Dynamiken. Sie liegt insbesondere in der Beziehung zwischen der gesunden Absicht, zu heilen und den Überlebensstrategien, die den Klienten schützen und das Trauma fernhalten wollen.

Eine Funktion des Begleiters besteht darin, die auftretenden Überlebensstrategien zu erkennen und die Möglichkeit zu nutzen, den Klienten darauf aufmerksam zu machen. Die Überlebensstrategien aktiv anzugehen würde wahrscheinlich zu einem potenziellen Vertrauensverlust beim Klienten führen. Dann könnte die Situation leicht in Täter-Opfer-Dynamiken abgleiten, die den Klienten sogar in einen schwierigen

---

[28] Sämtliche Beispiele für Anliegen/Intentionen stammen aus meiner Praxis.

Kontakt mit seinem ursprünglichen Trauma bringen können. Die Arbeit war dann umsonst.

Die Überlebensstrategien des Forschenden setzen Grenzen und regulieren geschickt, was im jeweiligen Prozess stattfinden kann. So bieten sie dem Klienten (und auch dem Begleiter) einen Mechanismus, der vor Folgeschäden schützt. Diese eingebaute Sicherheit, die schon im Anliegen festgelegt ist, ist ein wichtiger Bestandteil der Arbeit, vorausgesetzt der Begleiter erkennt die Überlebensstrategien als solche und weiß mit ihnen umzugehen. Manche Überlebensstrategien, die schlicht zu Gewohnheiten geworden sind, können vom Begleiter vorsichtig und respektvoll angesprochen werden. Andere tauchen im Verlauf des Prozesses auf, wenn das Trauma sichtbarer wird. Dies kann einfach bedeuten, dass der Klient zu diesem Zeitpunkt seine Grenze erreicht hat. Darauf hat der Begleiter zu achten und er muss diese Grenze respektieren. In meiner Arbeit habe ich diesbezüglich mein eigenes Mantra in Form einer unausgesprochenen Frage an mich selbst: „Was ist jetzt möglich?" Was jetzt noch unmöglich erscheint, kann im nächsten Moment möglich werden, weil in der Zwischenzeit etwas geschehen ist, was die Situation für den Klienten so verändert hat, dass er einen weiteren Schritt machen kann. Der Prozess kann Schritt für Schritt vorangehen und unterstützt so die Sicherheit des Klienten.

## 12.6 Resonanz

In der Wildnis nehmen Tiere ihre Umgebung wahr, indem sie Witterung aufnehmen: Ihr Körper geht in Resonanz mit seiner Umwelt. Diese Fähigkeit haben alle Spezies, denn jeder Körper ist ein Resonanzorgan. Weil Tiere aber in einer wilden, sich ständig verändernden und potenziell gefährlichen Umgebung leben, nutzen sie dieses Potenzial ununterbrochen und ihre Resonanzfähigkeit ist dadurch hoch entwickelt.

Im Kapitel über die Funktion der Psyche haben wir unsere Sinne (Hören, Riechen, Berühren, Sehen, etc.) als die Mittel betrachtet, mit denen wir unsere Umgebung wahrnehmen und erfahren.

Die Sinnesorgane und die neuronalen Strukturen des menschlichen Körpers funktionieren auf die gleiche Weise, wie die der in der Wildnis lebenden Tiere, abgesehen davon, dass wir heute generell in einer viel sichereren, beständigen und relativ vorhersagbaren Umgebung leben. Das hat dazu geführt, dass wir uns weniger auf unsere Resonanzfähigkeit verlassen. Dennoch haben wir ein diesen wilden Tieren ähnliches Potenzial an Sensitivität und Resonanz.

Auf zwei wissenschaftlichen Gebieten gibt es Studien, die die These unterstützen, dass wir tatsächlich mehr miteinander verbunden sind, als wir denken.

1. *Limbische Resonanz:* ursprünglich benannt und beschrieben von drei Psychiatern in *A General Theory of Love* von Thomas Lewis, Fari Amini und Richard Lannons. (Lewis, Amini & Lannon, 2000):

> „Mit der Brillanz ihres neuen Gehirns entwickelten Säugetiere eine Fähigkeit, die wir „limbische Resonanz" nennen – eine Symphonie gegenseitigen Austausches und innerer Anpassung, wodurch sich zwei Säugetiere den inneren Zuständen des jeweils anderen angleichen."

2. *Spiegelneuronen:* Eine weitere, uns bekannte Komponente sind „Spiegelneuronen".[29]

> „Ein Spiegelneuron ist eine Nervenzelle, die im Gehirn von Primaten beim „Betrachten" eines Vorgangs das gleiche Aktivitätsmuster zeigt wie bei dessen „eigener" Ausführung. Auch Geräusche, die durch früheres Lernen mit einer bestimmten Handlung verknüpft werden, verursachen bei einem Spiegelneuron dasselbe Aktivitätsmuster wie eine entsprechende tatsächliche Handlung. 2010 gab es den ersten direkten Nachweis von Spiegelneuronen beim Menschen." (Wikipedia)

Spiegelneuronen sind auch als Empathie-Neuronen bezeichnet worden, weil das Spiegeln, was zwischen Menschen (und Tieren) stattfindet, empathische Resonanz mit dem anderen zulässt.

Wenn, wie die Wissenschaft zeigt, dieses Phänomen des Spiegelns alltäglich ist, können wir es uns in klar definierter und zweckmäßiger Form zunutze machen. Genau das tun wir in den Anliegenarbeiten.

Aufgrund meiner Erfahrung aus den letzten 26 Jahren (einschließlich der vielen Jahre, in denen ich mit Familienaufstellungen gearbeitet habe) vertraue ich diesem Phänomen. Darüber hinaus sehe ich nahezu jeden Tag,

---

[29] Zuerst entdeckt und benannt von Giacomo Rizzolatti, Giuseppe Di Pellegrino, Luciano Fadiga, Leonardo Fogassi und Vittorio Gallese an der Universität Parma, Italien.

dass Menschen, die nie zuvor mit dieser Arbeit in Berührung kamen und vielleicht zunächst skeptisch sind, keinerlei Probleme haben, in den Prozessen anderer für diese in Resonanz zu gehen. Es scheint, als ob das Phänomen der interpersonellen Resonanz aufgrund der konstruktiven Rahmenbedingungen (der gemeinsamen Absicht, dass es so funktioniert) einfach und vollkommen natürlich ist.

Hinzufügen möchte ich, dass der Begleiter die Vertrauensbildung eines resonanz-unerfahrenen Klienten zu Beginn unterstützen kann, indem er gute Wege findet, das, was der Neuling in einer Resonanz sagt oder zeigt, zu akzeptieren und miteinzubeziehen. Ein weiteres Phänomen ist, dass ich das Selbstvertrauen und das Vertrauen in die eigene Resonanzfähigkeit des Neulings stärken kann, wenn ich als Begleiter Vertrauen in seine Resonanzfähigkeit zeige. So steigen Vertrauen und Zuversicht im Resonanzprozess: Ich vertraue dem Neuling, er vertraut sich selbst immer mehr, ich gewinne meinerseits größeres Vertrauen in seine Fähigkeit.

Ein Hinweis für alle angehenden IoPT-Begleiter: Gehe niemals davon aus, dass jemand kein guter Resonanzgeber sein kann. Es ist eine vollkommen natürliche Gabe, die jeder hat. Wir sind nur aus der Übung gekommen, weil wir sie nicht regelmäßig nutzen. Vielen Menschen mangelt es als Folge ihres Traumas an gutem Selbstvertrauen, wenn sie zum ersten Mal mit IoPT in Berührung kommen. Für den Begleiter lassen sich leicht Wege finden, deren Beiträge anzuerkennen und miteinzubeziehen. Bestimmt zeigt sich dann bald ein engagierter, effektiver Resonanzgeber – und je mehr engagierte Resonanzgeber in einer Gruppe sind, umso leichter wird die Arbeit des Begleiters! Die Resonanzgeber bilden die Grundlage unserer Arbeit. Der Begleiter kann ihnen dabei helfen, ihre Sinne zu schärfen, indem er ihnen vertraut und sein Vertrauen und seine Unterstützung zeigt.

## 12.7 Zustände und Phasen der Heilung

*„... Aber es ist auch wahr, dass derjenige, der nichts riskiert, nichts
tut, nichts hat. Alles, was wir über die Zukunft wissen, ist, dass sie
anders sein wird. Weil, wie jemand einmal sagte: Alles wird am Ende
gut, und wenn es nicht gut ist, dann... ist es nicht das Ende. "*
(The Best Exotic Marigold Hotel, Drehbuch Ol Parker,
Roman von Deborah Moggach)

Aus dem Trauma auszusteigen ist ein schrittweiser Prozess, der nicht
beschleunigt werden kann.

Wer die Anliegenarbeit so auffasst, dass er sein Leben in Ordnung
bringen kann, wenn er das ultimative Anliegen formuliert – das, was alles
ändern wird – wird enttäuscht werden. Diese Erwartung ist unrealistisch,
weil das zentrale Thema Trauma ist. Die erste Anliegenarbeit wird dies
zeigen.

Es folgt nun ein Blick auf die verschiedenen Erfordernisse, Stadien und
Phasen im IoPT-Heilungsprozess. Dabei handelt es sich lediglich um einen
Leitfaden. Jede Heilreise ist individuell und wird sich unterschiedlich
entwickeln. Themen können in anderer Reihenfolge auftreten und sich
sogar einige Male wiederholen. Bei der Arbeit mit meinen Klienten konnte
ich folgende Phasen beobachten:

1. **Zu Beginn** ist der Wille vorhanden herauszufinden, ob die Methode
   helfen könnte. Für einige ist dies der letzte Versuch, Themen zu
   bearbeiten, von denen sie wissen, dass sie existieren und bei denen
   andere therapeutische Methoden nichts veränderten. Oder die
   Themen wurden in der Therapie gar nicht angesprochen.
2. **Versuch, bekannte Traumata aufzuarbeiten:** Oft beginnt jemand
   damit, Traumata, die später in seinem Leben geschahen und an die
   er sich erinnern kann, zu bearbeiten. Alle späteren Traumata sind
   jedoch bereits eine Retraumatisierung der früheren Traumata. Daher
   können sich in einem solchen Prozess auch Repräsentationen
   verschiedener, früherer Altersstufen zeigen.
3. **Sich selbst und das eigene Trauma ernst nehmen:** Die frühen
   Phasen beinhalten eine Anerkennung zweier Tatsachen: Es hat
   frühere Traumata gegeben und eine Traumatisierung hat stattgefunden. Dies stellt oft eine enorme Herausforderung dar, weil die

Tatsache des frühen Traumas unmittelbar bedeutet, dass man als Kind von seinen Eltern unzureichend versorgt oder sogar geschädigt worden ist. Dies bringt eine Person in Konflikt mit ihrer Loyalität den Eltern gegenüber und in Konflikt mit ihrer andauernden Hoffnung auf elterliche Liebe irgendwann in der Zukunft. Ein Kind, das von seinen Eltern nicht ernst genommen wurde, wird erwachsen und weiß nicht, wie es sich selbst ernst nehmen kann. Dies zu versuchen, führt sofort zu einem Konflikt mit dem idealisierten Elternkonzept. Sich mit einem späteren Trauma zu beschäftigen, vielleicht mit einem, in dem die Eltern nicht vorkommen, erlaubt es, diesem Konflikt aus dem Weg zu gehen. Dennoch geben solche Prozesse für gewöhnlich Hinweise auf frühere Traumata.

4. **Zögern, das Neue zu sehen:** Verharren in aktuellen (Überlebens-) Wahrnehmungen und Interpretationen. Oder um es anders zu sagen: Es ist schwierig, sich der Wahrheit zu öffnen. Dies ist zu erwarten, da unser Instinkt und unsere natürliche Art mit Traumatisierung umzugehen, darin besteht zu vermeiden, abzulehnen und zu unterdrücken. Meistens tun wir das, indem wir angenehme Geschichten kreieren, die unsere Symptome und Sorgen erklären. Wir halten uns an diesen Sinn stiftenden Geschichten fest wie an einem Rettungsring, aber oft hindert uns dies daran, über den Tellerrand hinauszuschauen. Damit verbunden ist ein unbewusstes und tiefes Loyalitätsgefühl gegenüber den von unserer Familie konstruierten Geschichten, mit Hilfe derer schwierige und schmerzliche Wahrheiten vermieden werden. Eltern und Familie versuchen vielleicht, das Kind zu schützen, schützen jedoch häufig sich selbst vor eigenem Unbehagen und durch Trauma verursachten Schmerz. In dieser Phase herrschen Überlebensstrategien noch vor, werden jedoch zunehmend erkannt und verstanden.

5. **Sich dem Neuen öffnen:** Ein kreativer Mix aus Wiedererkennen und Wissen gepaart mit Neuem und Unbekanntem. Neue Einsichten und Wahrnehmungen werden angenommen. Dies beginnt, wenn die Person anfängt dem Prozess (und dem Begleiter) zu vertrauen und wenn das Vertrauen in das eigene Unbewusste und Halbbewusste, das während der Arbeit immer häufiger zu Tage tritt, wächst. Ein wichtiger Bestandteil dieser Phase ist das Erkennen und Akzeptieren der eigenen Überlebensstrategien, denn damit wird gleichzeitig die Tatsache, dass man als Baby einer tödlichen Bedrohung ausgesetzt war, akzeptiert. All das trägt dazu bei, dass das gesunde Ich gestärkt

wird und einen größeren Raum einnehmen kann. Das Vorhandensein von Überlebensstrategien wird als weniger beschämend empfunden, sondern als Notwendigkeit zum Überleben eines sehr frühen Traumas akzeptiert. In der Arbeit können zunehmend sehr junge Anteile, manche sogar noch aus der Zeit im Mutterleib, auftauchen.

6. **Pause:** Einige Klienten werden jetzt vielleicht eine Pause einlegen. Das geschieht ganz natürlich und instinktiv. Sich selbst zu zwingen, weiterzumachen, ist eine Form der Täterschaft an sich selbst, während eine, vielleicht mehrmonatige, Pause für Integration und Anpassung sorgt. Sobald jemand mehr Vertrauen in sich selbst gewonnen hat, ist er wahrscheinlich auch in der Lage, das Tempo zu finden, das für ihn am besten ist. Auch die Entscheidung, dass man für eine Weile genug getan hat, kann meines Erachtens potenziell wertvoll sein und sollte nicht zu Selbstkritik führen. Menschen wissen, was sie können, wieviel sie können und erkennen auch, wenn sie nicht weiter machen können.

7. **Mehr Kontext-Realität:** In dieser Phase gibt es eine Vertiefung von Selbstwahrnehmung und Selbsterkenntnis. Im Fokus steht die Erkenntnis, dass die Eltern traumatisiert sind und dass sie Täter sind. Während dieser Phase werden im Prozess häufig auch Resonanzgeber für die Mutter oder für beide Eltern benannt. Sie zeigen die Realität der ursprünglichen Umgebung des Kindes, die Traumatisierung der Eltern, deren traumatisierte Beziehung und die Beziehung zum Kind. Diese Phase kann über mehrere oder sogar viele Prozesse andauern, bis die Realität erfasst ist. Sogar bei sexueller Ausbeutung im Kindesalter oder wenn man anderweitig Opfer von Gewalt geworden ist (was wichtig zu bearbeitende Situationen sind) handelt es sich um spätere Traumata, die immer eine Folge der frühen Traumata der Identität und der Liebe sind. Nicht gewollt zu sein und nicht geliebt zu werden sind die Traumata, die späterer Gewalttätigkeit zugrunde liegen (siehe Kapitel 7 Die Traumabiografie). Es sind schwierige Themen, die viele Arbeiten erfordern können. Diese Entwicklung braucht Zeit. Die intellektuelle Erkenntnis und das Verstehen der Ereignisse sind nur ein Teil des Ganzen. Die emotionale Erfahrung des darunter liegenden Schmerzes muss irgendwann körperlich erfahren und ausgedrückt werden. Andernfalls bleiben der emotionale und der körperliche Einfluss der Traumata bestehen. Zu wissen, dass man nicht gewollt war, ist etwas vollkommen anderes als zu fühlen,

wie sich Spaltung und Einfrieren körperlich und emotional auswirken.

8. **Weitermachen:** Nun kommt der Punkt, an dem man sich auf der Heilungsreise vor und zurück und vor und zurück bewegt, manchmal über viele Anliegenarbeiten hinweg. In dieser Zeit vergrößern und vertiefen sich Wahrnehmung, Erkenntnis, intellektuelles Verstehen und emotionaler und körperlicher Ausdruck. Dies ist auch die Zeit, in der sich viele Klienten dazu entscheiden, den Kontakt zu Eltern und Familie einzuschränken oder abzubrechen. Oft geschieht dies, um die Arbeit zu beschleunigen, um mehr Zeit und Raum zu haben, mit sich selbst weiter in Kontakt zu kommen. Das heißt nicht, dass man nie wieder Kontakt mit den Eltern haben wird. Doch für manche Menschen ist es wichtig, sich selbst und den Kontakt zu sich selbst für eine Zeitlang über alles andere zu stellen. Das Gefühl, eigenständig und anders zu sein als die Eltern, wächst. Diese werden als traumatisierte Personen und in ihrem Tätersein deutlicher gesehen. Der Forschende nimmt sich als andere, eigenständige Person wahr. Er agiert nun zunehmend aus einem stabileren gesunden Ich. Viele der ursprünglichen Überlebensstrategien sind verschwunden, weil sie nicht mehr notwendig sind.

9. **Zum Schluss:** Es kommt ein Zeitpunkt, an dem die Person feststellt, dass sie ihr Leben selbst in die Hand nehmen kann, dass sie sich besser kennt, dass ihre Überlebensstrategien seltener und nicht so leicht getriggert werden und dass dieses einzigartige Individuum – sie selbst – ihr zunehmend lieb und teuer ist. Der Kontakt zu sich selbst ist weitaus weniger entmutigend und verstörend und der Kontakt zu anderen ist weitaus weniger verwirrend und triggernd. Die Person lebt gesünder und ist weniger gestresst. Sie isst gesünder, nicht aus Obsession, sondern weil es natürlich ist, gut für den eigenen Körper zu sorgen. Falls körperliche Symptome ein Thema waren, sollten diese sie nun weniger beeinträchtigen oder sogar ganz verschwinden. Das tägliche Leben wird ruhiger und die Probleme, die man im Leben hat, führen nicht mehr zu extremem Stress oder Panik, sondern lassen sich auf eine gute Weise lösen. Die Beziehungen zu anderen, einschließlich Partnern und Kindern, sind klarer und weniger aufwühlend. Sollte es kleine Kinder geben, werden wahrscheinlich auch diese, als Reaktion auf den ruhigeren stabileren Elternteil, weniger ängstlich und unruhig sein. Die Fähigkeit, anderen gegenüber klar und präsent zu sein, hat sich

deutlich verbessert. Es mag noch immer Themen zu bearbeiten geben, aber sie sind weniger furchteinflößend und leichter zu bewältigen. Dazu Anliegen zu formulieren, gehört nun zum Leben dieser Person. Es ist der Zustand eines vornehmlich stabilen und gesunden Ichs. Das gesunde Ich nimmt im IoPT-Icon (Grafik 10) den größten Raum ein. Es gibt weniger traumatisierte Anteile und sie sind weniger aktiv. Überlebensstrategien bleiben extremen äußeren Situationen vorbehalten. Das ist psychische, emotionale und auch körperliche Gesundheit.

Die Tatsache, dass ein Mensch früh in seinem Leben traumatisiert ist, wird ihn veranlassen auf seine Eltern zu schauen und zu sehen, dass sie ebenfalls traumatisiert sind. Auch wenn Eltern ihren Kindern oftmals absichtlich und bewusst Schaden zufügen, ist es dennoch ebenso wahr, dass die Absicht und die Fähigkeit, ihren Kindern zu schaden, aus ihrer eigenen traumatisierten Kindheit stammt. Die Täterschaft ist eine Überlebensstrategie, mit welcher der Täter seinen eigenen Traumagefühlen aus dem Weg geht. Wenn wir einen Schuldigen finden wollen, müssen wir wahrscheinlich viele Generationen zurückgehen – und das ist zwecklos. Eltern anzuklagen bedeutet verstrickt zu bleiben.

Eltern waren und sind natürlich erwachsene Menschen, die für ihre Handlungen verantwortlich sind. Insbesondere dann, wenn eine Straftat vorliegt. Auch wenn die juristische Aufarbeitung zu angemessener Entschädigung führen mag, kann es gleichzeitig eine langwierige und stressige Ablenkung von der eigenen Heilungsreise sein. Unsere Anschuldigungen und Versuche, Wiedergutmachung zu erreichen, verbrauchen nur unsere Energie und halten uns gefangen. Der Wunsch nach solcher Wiedergutmachung kommt aus unserem traumatisierten kindlichen Anteil, der sich nach seiner Mutter sehnt und nach der Liebe, die sie uns hätte geben sollen. Auch wenn es im späteren Leben zu einem besseren Kontakt mit der Mutter (oder dem Vater) kommt – und sogar, wenn die Eltern ihre Täterschaft (vielleicht) anerkennen – ändert dies nicht die Tatsache der frühen Traumata. Die Wunden sind noch da und werden sich, wenn sie nicht angemessen bearbeitet werden, auf das tägliche Leben dieses Menschen auswirken.

Die einzig geeignete Lösung liegt darin, unsere Aufmerksamkeit und unseren Fokus auf uns selbst zu richten und einen wahrhaftigen liebevollen Kontakt mit uns selbst aufzunehmen.

## 12.8 Eltern und Kinder

Wie in Kapitel 9 bereits angesprochen, denken viele Eltern, wenn sie die IoPT-Theorie kennenlernen und an ihrem eigenen Trauma arbeiten, sofort an ihre Kinder und daran, was sie, als traumatisierte Eltern, ihren Kindern angetan haben. Das schockiert und macht natürlich Angst. Hilfreich ist dann, auch daran zu denken, dass die Kinder überlebt haben. Dass sie Überlebensstrategien entwickeln mussten, um ihre Traumata zu bewältigen, lässt sich nicht ändern. Tatsache ist, dass das Verhalten von Kindern schlicht ein Symptom von elterlichem Trauma darstellt. Je mehr also Eltern ihre Traumata aufarbeiten, desto mehr wird sich das Verhalten ihrer Kinder ändern, genauso wie viele körperliche Symptome sich verändern. Ein Kind ist niemals das Problem: Es ist nur das Symptom. Eltern können das Trauma ihres Kindes nicht auflösen. Man kann sich nur um das eigene Trauma kümmern und für mehr Klarheit in der eigenen Psyche sorgen. Aber wenn Eltern sich auf sich selbst konzentrieren, wird das Kind davon profitieren, auch wenn es bereits erwachsen ist. Die klarere elterliche Psyche schafft offensichtlich einen klareren Raum für die Beziehung zum Kind. Das erwachsene Kind wird gestärkt, wenn es sieht, dass die Eltern an ihrem Trauma arbeiten und sich um ihre Heilung kümmern.

Ich hatte einmal eine Klientin in Einzelsitzungen, die sich um ihren jugendlichen Sohn sorgte, weil dieser Drogen nahm, sich selbst verletzte und seinen Eltern unendlich große Sorgen bereitete. Sie formulierte ein Anliegen, um ihrem Sohn zu helfen. Sein Name war Bestandteil des Anliegens. Kurz bevor sie mit diesem Anteil in Resonanz ging, sah sie mich an und sagte, dass er sie einige Tage zuvor gefragt hatte, ob sie ihn als Baby gewollt habe. Auf meine Nachfrage sagte sie, sie habe ihm versichert, dass sie ihn gewollt hätte. Ich fragte, ob das wahr sei. Nach einer Pause gab sie zu, dass es nicht die Wahrheit sei und dass sie ihn momentan, aufgrund seines Verhaltens, lieber nicht bekommen hätte. Ich fragte dann, ob sie der Meinung sei, sie könne eine gute Beziehung zu ihrem Sohn haben, wenn sie ihm Lügen erzähle. Ich wies außerdem darauf hin, dass die Tatsache, dass er die Frage gestellt hatte, darauf schließen ließe, dass er die Wahrheit vermutet. Meines Erachtens war das Verhalten des Teenagers ein Symptom der unehrlichen Beziehung zwischen Mutter und Sohn. Ich glaube nicht, dass Eltern ihren Kindern alles über ihr persönliches Leben (und ihre Traumata) erzählen müssen. Ich glaube aber, dass es gut ist, die Wahrheit zu sagen, wenn das Kind eine Frage stellt.

Immer wieder habe ich in Anliegenarbeiten gesehen, wie sich alles zu entspannen beginnt, wenn die Wahrheit ausgesprochen wird. Menschen, auch Kinder, können Wahrheit besser bewältigen als gutgemeinte Lügen. Das Mindeste, was wir tun können, ist Ehrlichkeit zu leben und das gilt besonders in der Beziehung zu unseren Kindern.

## 12.9 Existenz und die Körperlichkeit der Heilung

Eine der häufigsten und frühesten Spaltungen im Überlebenskonstrukt ist die Trennung von Intellekt bzw. Geist und Körper. Das Erleben ist im und kommt aus unserem Körper. Um die Qualen in der Kindheit zu überleben, muss die Traumaerfahrung abgespalten und die dazugehörigen Gefühle müssen betäubt werden. Diese körperliche Betäubung bedeutet, dass der traumatisierte Mensch oft keine körperlich-sinnliche Erfahrung seines Lebens hat und deshalb vielleicht nur im Intellekt lebt. Die Vorstellung der eigenen Existenz ist nur eine Idee, ohne die Erfahrung von Kontakt mit dem eigenen Körper. Zu existieren heißt einen Körper zu haben und in ihm zu leben. Nur aus dem Verstand heraus zu sagen, dass ich existiere, ist ein Konzept ohne echtes Erleben.

Viele Menschen suchen Zuflucht in extremen Verhaltensweisen, um ein körperliches Gefühl von Existenz erfahren zu können. Möglicherweise experimentieren sie mit Drogen oder werden süchtig nach körperlichen Aktivitäten wie Sex und Sport. Sie haben gefährliche Hobbys, nur um den Adrenalinschub zu spüren, der ihnen ein Gefühl von Leben und Körperlichkeit vermittelt.

Bei Menschen, die ein Trauma der Identität erlitten haben und sich mit dem mütterlichen Wunsch, dass sie nicht leben sollten, identifizieren mussten, kommt zu der gefühlsvermeidenden Überlebensstrategie der Betäubung des Körpers hinzu, dass sie in einer Form von Nicht-Existenz überlebt haben. Dies trennt sie von allem, was ihnen ihre Existenz bestätigen könnte. Die körperliche Erfahrung von Leben, von Freude und vom Wohlgefühl, den eigenen Körper zu spüren, ist nicht erlaubt.

Im Verlauf des Heilungsprozesses wird man durch den besseren Kontakt mit dem eigenen Körper unweigerlich ein besseres Gefühl für die eigene Existenz bekommen, weil die abgespaltenen Emotionen und Sinneserfahrungen allmählich zugelassen werden. Vor dem Heilungsprozess erscheint der Körper häufig als ein Feind und nicht als eine Quelle des Seins, der Freude und Lebendigkeit – wie es in Wirklichkeit sein sollte. Zu existieren heißt, in seinem Körper zu sein.

Mit seinen Symptomen ruft der Körper zum Handeln auf. Wie immer ist das Symptom nicht das Thema. Es ist lediglich der Hinweis auf das Thema. Mir ist es unbegreiflich, wie wenig unser westliches Gesundheitssystem sich dafür interessiert, warum jemand eine Krankheit wie Krebs oder Diabetes entwickelt oder irgendein anderes häufig vorkommendes Leiden. Bei der Internetrecherche zu Ursachen, z. B. für Diabetes, finden sich folgende Aussagen:

- „Diabetes ist ein bleibender Zustand, bei dem der Blutzuckerspiegel ansteigt."[30]
- „Die Ursachen von Diabetes variieren je nach genetischer Verfassung, Familiengeschichte, Rassenzugehörigkeit, Gesundheitszustand und Umweltfaktoren. Diabetes hat keine generelle Ursache, die auf jeden Krankheitstyp zutrifft, da die Ursachen individuell verschieden und abhängig vom jeweiligen Diabetestyp sind."[31]
- „Diabetes Typ 1 wird dadurch verursacht, dass das Immunsystem diejenigen Zellen in der Bauchspeicheldrüse zerstört, die Insulin herstellen."[32]
- „Für Diabetes Typ 2 gibt es verschiedene Risikofaktoren. Dazu zählen Übergewicht, ein bewegungsarmer Lebensstil, Alter, schlechte Ernährung. Mit jedem dieser Faktoren steigt das Risiko die Erkrankung zu entwickeln."[33]
- „Die genaue Ursache von Diabetes Typ 1 ist nicht bekannt. Man weiß, dass das Immunsystem, welches normalerweise schädliche Bakterien oder einen Virus bekämpft, die Insulin produzierenden Zellen in der Bauchspeicheldrüse angreift und zerstört."[34]

Auch wenn der Lebensstil als Ursache in Betracht gezogen wird (was oft nicht der Fall ist), scheint sich jedoch niemand dafür zu interessieren, warum die betreffende Person diesen Lebensstil lebt. Ich halte es für möglich, dass die meisten – vielleicht sogar alle – körperlichen Leiden

---

[30] https://www.nhs.uk/conditions/diabetes/

[31] https://www.diabetes.co.uk/diabetes-causes.html

[32] https://www.diabetes.co.uk/diabetes-causes.html

[33] https://www.diabetes.co.uk/diabetes-causes.html

[34] https://www.mayoclinic.org/diseases-conditions/diabetes/symptomscauses/syc-20371444

zumindest teilweise auf eine Traumatisierung zurückzuführen sind. Wer ein ungesundes Leben führt, tut dies aus einem bestimmten Grund, vielleicht um unbewusst dem Wunsch seiner Mutter nachzukommen, dass er nicht existieren soll. Oder um sich an die unausgesprochene Zuschreibung, dass sein Leben wertlos ist, zu halten. Oder um seine Lebendigkeit und Vitalität an seine Mutter abzugeben. Oder um sie zu retten. Vor allem ist festzuhalten, dass ein Mensch mit einem ungesunden Lebensstil keine Selbstliebe und keine körperlich empfundene Verbindung mit sich selbst hat.

Für jede einzelne der oben angegebenen „Ursachen" gibt es wiederum eine Ursache, doch diese tieferliegenden Gründe werden ignoriert. Im Allgemeinen wird nur die oberste Ebene der Kausalität berücksichtigt. So funktioniert unsere Schulmedizin. Damit vermeidet sie wieder einmal, sich dem Thema Trauma zu öffnen.

# 13. Der IoPT-Begleiter

*„Um effizient zu begleiten, brauchen wir klare theoretische*
*Konzepte. Wenn unsere Gedanken und Äußerungen nicht klar sind,*
*werden wir auch in Bezug auf unsere Klienten und unsere*
*therapeutische Arbeit nicht klar sein. "*
(Ruppert, 2014, Vorwort engl. Fassung)

## 13.1 Einleitung

Als IoPT-Begleiter gehen wir grundsätzlich davon aus, dass alle Menschen traumatisiert sind – also auch wir selbst. Die Annahme, dass es in dieser Hinsicht keinen Unterschied zwischen uns und unseren Klienten gibt, bildet für unsere Arbeit mit anderen Menschen und deren Traumata einen guten Rahmen.

Der IoPT-Begleiter hat bereits viel persönliche Forschungsarbeit hinter sich. Daher kennt er seine Traumata und seine Überlebensstrategien ausreichend gut und erforscht seine Psyche mithilfe der Anliegenmethode ständig weiter. Er kennt sein gesundes Ich und kann erkennen, wenn er in Überlebensstrategien hineingerät. Er weiß, dass er als Täter agieren kann, ist jedoch fähig zu erkennen, wenn dies geschieht und kann sich rechtzeitig aus diesem Zustand befreien. Er weiß, dass er traumatisiert ist und beschäftigt sich kontinuierlich mit der eigenen Heilung. Auf dieser Grundlage kann eine ausgeglichene Beziehung zwischen dem Begleiter und dem Klienten entstehen.

Die Aufgabe des IoPT-Begleiters ist es, den Untersuchungsprozess eines Klienten zu begleiten. Das heißt, dass wir dem Klienten zeigen, wie er seine Psyche erforschen und sich selbst besser verstehen kann. Wir sind nicht dazu da, das für ihn zu erledigen, selbst wenn er uns immer wieder dazu „einlädt".

Wenn der Begleiter eingreift, um dem Klienten Energie oder gar „Rettung" zu bieten, verletzt er damit die Autorität und Autonomie des Klienten und bringt die Klient-Begleiter Beziehung aus dem Gleichgewicht. Wir können davon ausgehen, dass – wenn jemand gewillt ist, einen Termin zu vereinbaren, zu bezahlen, einer Gruppe beizutreten, zum Termin zu erscheinen und ein Anliegen zu formulieren – er auch bereit ist, seine Arbeit zu machen. Selbst wenn er zu diesem Zeitpunkt glaubt, dies nicht zu können und insgeheim nach jemandem sucht, der das für ihn erledigt. Wenn der Begleiter darauf eingeht und sich in die Überlebensimpulse des Klienten verstrickt, hat der Begleiter versagt.

Unsere Funktion unterscheidet sich somit von der eines konventionellen Therapeuten. Ich bevorzuge in meiner Arbeit deshalb den Begriff „Begleiter". Wenn ich mich Therapeutin nenne, kommen oft Menschen zu mir, die eine konventionelle Therapie erwarten, d.h. einen Ort, an dem sie von sich und ihren Problemen erzählen können. Diese Erfahrung habe ich in der Vergangenheit häufig gemacht.

IoPT und die Anliegenmethode sind nicht auf die Beziehung zwischen Begleiter und Fragesteller fokussiert. Natürlich gibt es zwischen diesen beiden Menschen eine Beziehung. Aber diese Beziehung ist nicht der ausschlaggebende Faktor für Veränderung. Veränderung und Heilung geschehen durch den Prozess der Auseinandersetzung des Klienten mit den Repräsentanten seiner psychischen Anteile. Daher wird auch der Begriff „Selbstbegegnung" für diese Arbeit mit Anteilen der eigenen Psyche verwendet.

Die Beziehung zwischen dem IoPT-Begleiter und dem Klienten muss ausgewogen und klar definiert sein. Der Klient will etwas für sich erreichen, der Begleiter kennt die Methode und die zugrundeliegende Theorie von Trauma und Identität. Seine Kenntnisse ermöglichen es ihm, das, was im Prozess passiert, zu verstehen und es dem Klienten zu vermitteln, wenn dies erforderlich sein sollte.

Mit der Anliegenmethode bietet der Begleiter dem Klienten einen Raum, in dem dieser die Elemente seines Anliegens, die seine psychischen Anteile repräsentieren, aufstellen kann. Spaltungen, die aufgrund von Trauma entstanden sind, führen dazu – so die Theorie der IoPT – dass Anteile der Psyche des Klienten voneinander getrennt sind und daher nicht mehr miteinander kommunizieren können. Wenn wir eine Umgebung schaffen, in welcher die abgespaltenen Anteile die Chance haben, miteinander in Kontakt zu kommen, kann – laut Theorie – das Problem gelöst werden. Auf diese Weise können Klient und Resonanzgeber das Problem faktisch eigenständig (ohne Unterstützung des Begleiters) lösen. In der Praxis kommt dies allerdings selten vor. Oft ist eine Intervention des Begleiters erforderlich, um den Zustand der Resonanzgeber und des Klienten so zu verändern, dass sie in einen guten Kontakt kommen.

Der Begleiter hat also zwei Funktionen: 1. Er zeigt dem Klienten die Methode, mit welcher dieser seine Psyche erforschen kann. 2. Er kennt die Theorie so weit, dass er verstehen kann, was während der Arbeit geschieht, und kann dies dem Klienten bei Bedarf erläutern.

Eine weitere Aufgabe des Begleiters besteht darin, dem Klienten einen sicheren und geschützten Raum zu schaffen, in dem dieser seine Erforschung mit möglichst wenig Ablenkung von außen machen kann. Das betrifft zum einen die räumliche Umgebung, wenn die Arbeit in einem live-Setting stattfindet, und zum anderen den sozialen Raum. Zum sozialen Raum gehören Faktoren wie Verschwiegenheit, das Vermeiden störender Geräusche (z. B. Handyklingeln) und insbesondere eine Atmosphäre, die das vertrauensvolle Arbeiten in der Gruppe unterstützt. Der Klient muss sich während des Arbeitsprozesses ausreichend wohl und sicher fühlen können. Sich in eine Selbstbegegnung zu begeben, bedeutet automatisch, dass der Klient getriggert werden könnte, weil seine Überlebensstrategien aktiv werden. Dies trifft besonders für den Beginn des Prozesses zu. Hier ist es hilfreich, wenn der Begleiter seine Aufmerksamkeit darauf richtet, die Situation für den Klienten so sicher wie möglich zu gestalten.

Die wesentlichen Aufgaben des IoPT-Begleiters sind also wie folgt:

* für größtmöglichen Schutz zu sorgen
* auf die ausgewogene Beziehung zwischen Begleiter und Klient zu achten (hierzu mehr in Kapitel 13.3)
* den Prozess zu begleiten und den Klienten in seiner Arbeit zu unterstützen
* falls notwendig, dem Klienten mit den Kenntnissen der Trauma-Theorie dabei zu helfen, das, was geschieht zu verstehen

## 13.2 Vertrauen in der Arbeit

Für den IoPT-Begleiter und seine Arbeit ist das Thema Vertrauen wesentlich. Meines Erachtens bestimmt ein realistisches Verständnis von Vertrauen, mehr als alles andere, den Erfolg oder Misserfolg der Arbeit. Daher bespreche ich dieses Thema hier aus Sicht des Begleiters.

Das Wichtigste zuerst: Vertrauen ist immer variabel, hundertprozentiges Vertrauen gibt es nicht. Niemand kann (oder sollte) einem anderen Menschen jemals zu 100 Prozent vertrauen, da ein traumatisierter Mensch – zur Erinnerung: wir gehen davon aus, dass alle Mensch traumatisiert sind – niemals hundertprozentig vertrauenswürdig sein kann. Wenn das Trauma eines Menschen getriggert wird und er aus seinem Überlebens-Ich heraus agiert, befindet er sich nicht auf einer gesunden Realitätsebene. Seine Fähigkeit geradeheraus, ehrlich und vertrauenswürdig zu sein, ist in diesem Moment eingeschränkt. Wenn wir dies verstehen, können wir unsere Beziehungen zu anderen besser einschätzen und werden weniger Enttäuschungen erleben. Wenn wir dies als IoPT-Begleiter verstehen, können wir unseren Klienten im Verlauf seines Prozesses besser unterstützen.

Vertrauen ist außerdem eine körperliche Erfahrung. Allein aus unserem Intellekt heraus können wir nicht vertrauen. Zwar können wir aus dem Intellekt heraus sagen, dass wir jemandem vertrauen und das mag auch wahr sein. Doch unsere Fähigkeit, jemandem zu vertrauen, nehmen wir in diesem Augenblick nahezu ausschließlich in unserem Körper wahr. In Kapitel 3 über die menschliche Psyche habe ich bereits gesagt, dass unseren Handlungen meistens emotionale Informationen zugrunde liegen. Auch wenn wir gerne annehmen, dass uns unser Intellekt leitet, sind es in Wirklichkeit unsere Emotionen, die uns unterschwellig mitteilen, ob wir jemandem gerade jetzt vertrauen können.

Das Thema Vertrauen beeinflusst den Erfolg einer Anliegenarbeit auf mehreren Ebenen:

- Der Begleiter vertraut sich selbst, wenn er weiß, dass er aus seinem gesunden Ich heraus funktioniert.
- Beim Klienten verändert sich dessen Fähigkeit, sich selbst zu vertrauen. Sie ist definitiv geringer, wenn er eher aus seinem Überlebens-Ich heraus agiert. Die Entschlossenheit des Begleiters, dem Klienten zu vertrauen, kann diesen ermutigen, sich auch zu vertrauen. Wir müssen uns immer darüber im Klaren sein, dass Trauma (und das Agieren im Überlebensmodus) automatisch das Vertrauen des Klienten in sich selbst verringert.
- Es ist keine Vorbedingung, dass der Klient dem Begleiter vertrauen muss. Dieser muss das Vertrauen des Klienten gewinnen, indem er stets geradeheraus und ehrlich mit ihm umgeht. Das bedeutet vor allem, dass er sich aus T-O-Dynamiken heraushält[35].
- Der Begleiter kann der gesunden Absicht des Klienten, dass dieser sich selbst heilen will und dass er ein richtiges Anliegen formuliert,

---

[35] Täter-Opfer-Dynamiken

vertrauen. Auch wenn der Begleiter das Anliegen zu Beginn nicht verstehen kann.

- Wenn der Begleiter während der Arbeit Überlebensstrategien wahrnimmt, die als Ablenkung dienen, kann er darauf vertrauen, dass die Überlebensstrategien des Klienten diesem dabei helfen das, was passiert und ihn überfordern könnte, zu bewältigen. So kann der Begleiter seinen Respekt für den Klienten aufrechterhalten, auch wenn dieser im Laufe der Arbeit in seine Überlebensstrategien verfällt.
- Der Begleiter kann den Resonanzgebern und deren Beiträgen vertrauen (siehe Kapitel 12.6 über Resonanz).
- Das Vertrauen des Begleiters in den Klienten trägt dazu bei, dass das Selbstvertrauen des Klienten wächst, ebenso wie sein Vertrauen zum Begleiter und sein Vertrauen in den Prozess.

Vertrauen ändert sich von einem Moment auf den anderen. Während einer Anliegenarbeit ist die Fähigkeit des Klienten, dem Begleiter zu vertrauen, ständigen Veränderungen ausgesetzt. Sollte der Begleiter in sein Überlebens-Ich hineinrutscht, wird das Vertrauen zwischen ihm und seinem Klienten schwächer. Ein Übergriff durch den Begleiter, sei er auch noch so klein, wird das Vertrauen zwischen Klient und Begleiter (zumindest vorübergehend) verändern. Wenn sich der Begleiter der Anzeichen für den eigenen Überlebensmodus bewusst ist und ruhig bleiben kann, kann er etwas unternehmen, um die Situation aufzulösen, sein gesundes Ich wieder zu aktivieren und dies dem Klienten auf subtile Art kommunizieren. Wenn der Begleiter sich jedoch nicht darüber im Klaren ist, dass er in sein Überlebens-Ich geraten ist, kann die Situation eskalieren. Täter-Opfer-Dynamiken nehmen zu und die Arbeit scheitert. Weil beide, Begleiter und Klient, traumatisiert sind, besteht immer die Möglichkeit, dass Täter-Opfer-Dynamiken auftauchen können. Dafür, das möchte ich hinzufügen, trägt in diesem Kontext immer der Begleiter die Verantwortung. Meines Erachtens liegt es vollkommen in der Verantwortung des Begleiters, sich nicht verstricken zu lassen oder – wenn es doch einmal geschehen ist – sofort wieder aus der Dynamik auszusteigen. Das kann er nur, wenn er sich seines Täter-Potenzials vollkommen bewusst ist.

Erfolg oder Scheitern einer Anliegenarbeit hängen davon ab, dass der Begleiter in der Lage ist, dem Klienten zu vertrauen, unabhängig davon, was dieser sagt oder tut. Der Klient ist ein Mensch, der den Entschluss gefasst hat, sich seinem Trauma zu stellen. Das allein verdient schon

Respekt. Ganz gleich ob er mehr aus dem gesunden Ich oder aus dem Überlebens-Ich heraus agiert: Er ist ein menschliches Wesen und hat eine herausfordernde, mutige und gesunde Entscheidung getroffen.

## 13.3 Augenhöhe und kreative Gleichgültigkeit ...

... als wichtige Arbeitsprinzipien des IoPT-Begleiters

*Augenhöhe (Balance):*

Das wichtigste Arbeitsprinzip von Franz Ruppert ist, dass der IoPT-Begleiter für die Balance in der Beziehung zwischen Begleiter und Klient verantwortlich ist. Dies hatte ich bereits erwähnt, möchte diesen Gedanken jedoch aus der Perspektive des Begleiters genauer betrachten.

Auf Augenhöhe oder in der Balance zu arbeiten, bedeutet:
* Begleiter und Klient sind gleich wichtig und einander ebenbürtig.
* Begleiter und Klient sind autonom und haben die Kontrolle über sich selbst und ihr Leben.
* Obwohl der Begleiter die Theorie von Trauma und Identität kennt, ist der Klient letztendlich derjenige, der weiß, was für ihn wahr und richtig ist – und um was es im jeweiligen Anliegen geht. Dieses „Wissen" kann völlig unbewusst sein, aber es ist in ihm.

Aufgrund der Situation zu Beginn jeder Sitzung sind Begleiter und Klient jedoch *nicht* im Gleichgewicht:

* Aufgrund des Vorhandenseins von Überlebensstrategien, die immer unterbrechen werden, wenn der Prozess zu überwältigend wird, ist es sehr unwahrscheinlich, dass irgendjemand sein Trauma allein zu lösen vermag. Der Klient *braucht* also den Begleiter, um sein Trauma zu lösen.
* Eine der beiden Personen, nämlich der Klient, betritt absichtlich einen Bereich, in dem er sehr verletzlich ist. Der Begleiter könnte während der Arbeit unbeabsichtigt in den Bereich seiner eigenen Verletzbarkeit geraten. Dies ist jedoch nicht Sinn und Zweck der Sitzung und sollte nicht in deren Fokus kommen.
* Der Klient *könnte* versuchen, dem Begleiter auf irgendeine Weise Macht und Autorität zu geben. Traumatisierte Menschen, die dazu

neigen, sich zu identifizieren und die nach äußerer Autorität (Identifikation) suchen, werden dies vielleicht mit dem Begleiter versuchen.

Die Balance während der Arbeit aufrechtzuerhalten bedeutet:

- Der Begleiter darf den Prozess nicht beeinflussen, z.B. in beschwichtigende Ideen und Konzepte verfallen.
- Der Begleiter muss bei der Realität dessen, was sich zeigt, bleiben. Er muss diese Realität so gut wie möglich verstehen und dem Klienten mitteilen, wenn es angemessen ist.

Aufrechterhalten der Balance bedeutet NICHT, dass der Begleiter die Realität, die sich in der Arbeit zeigt, mit seinen eigenen Vorstellungen über das Leben ausschmückt. Wir müssen bei der Realität bleiben, so wie sie ist. Ihr etwas hinzuzufügen, schwächt ihren Eindruck. Der Begleiter gerät außerdem in Gefahr, den Klienten von sich und seinen Vorstellungen der Realität überzeugen zu wollen. Das ist nicht Aufgabe des Begleiters. Wenn der Begleiter aufgrund seiner eigenen Erfahrung als Forschender und als Begleiter die IoPT-Theorie als richtig anerkennt, warum sollte er dann anders handeln? Das wäre unlogisch und übergriffig.

## Kreative Gleichgültigkeit

Im Zusammenhang mit dem Thema Balance steht das Konzept der „kreativen Gleichgültigkeit". Es stammt aus der Gestalttherapie und steht für eine phänomenologische Haltung des Therapeuten. Hier bedeutet gleichgültig zu sein, vorurteilsfrei und ohne Bevorzugung, unparteiisch, unvoreingenommen zu sein. Gleichgültigkeit ist also nicht gleichzusetzen mit mangelndem Interesse, sondern steht in diesem Kontext für unbefangenes, wertfreies Interesse. Zusammen mit dem Begriff „kreativ" entsteht daraus eine Haltung, die an Kreativität und Neuem interessiert ist.

Kreative Gleichgültigkeit heißt, alle Möglichkeiten als gleichwertig zu betrachten, bis der entscheidende Gedanke auftaucht. So vorzugehen, ermöglicht es, dass sich die Wahrheit zeigen kann, *wenn ihre Zeit gekommen ist*. Für die Anliegenarbeit bedeutet dies, dass der Begleiter – so weit wie möglich – zulässt, dass sich Realität und Wahrheit im Prozess und in den Erfahrungen der Resonanzgeber dann zeigen können, wenn es an der Zeit ist. Das heißt, dass sich der Begleiter während des

Prozesses mit Kommentaren oder Interpretationen weitgehend zurückhält, bis er genug gehört und gesehen hat, um sicher einschätzen zu können, ob seine Intervention notwendig ist und wenn ja, was er dann genau sagen wird.

Der Begleiter muss die Fähigkeit entwickeln, dem Prozess, den Resonanzgebern und dem Klienten dahingehend zu vertrauen, dass diese den Weg so weit wie möglich allein gehen können, bevor er mit einer Interpretation oder Hypothese eingreift. Häufig verspürt der Begleiter – und davon nehme ich mich nicht aus – einen starken Drang zu intervenieren. Doch dieser Drang stammt oft daher, dass es für den Begleiter schwierig ist, Unsicherheit und Hilflosigkeit auszuhalten, weil diese Gefühle sein Trauma und somit seine Überlebensstrategien triggern können.

Beide Konzepte (Balance und kreative Gleichgültigkeit) können den Begleiter davon abhalten, sich zu früh einzuschalten. Für den Prozess ist es besser, wenn Informationen im Verlauf der Arbeit durch die von den Resonanzgebern geäußerten Erfahrungen und durch die Erkenntnisse des Klienten offensichtlich werden, als wenn der Begleiter seine Perspektive zu früh einbringt und den Prozess damit zu sehr beeinflusst.

Manchmal kommt ich mir vor wie ein Detektiv. Eindeutige Aussagen können erst gemacht werden, wenn genug unwiderlegbare Beweise diese stützen und erst, wenn genügend solcher Beweise vorliegen, wird ein Gerichtsprozess möglich. Also rate ich meinen Studenten (wie ein Detektiv) so lange zu warten, bis sie mindestens drei klare Informationen aus der Arbeit und aus den Erfahrungen der Resonanzgeber gewonnen haben. Erst dann sollten sie eine Bemerkung zum Verlauf machen oder vorschlagen einen weiteren Resonanzgeber, zum Beispiel für die Mutter, hinzuzunehmen. Für die Lernphase ist das ein hilfreicher Ansatz.

## 13.4 Fragen, Handlungen und Körpersprache des Begleiters

Angehenden Begleitern empfehle ich immer, dem Klienten nicht zu viele Fragen zu stellen.

Manchmal schlage ich meinen Studenten vor, im Laufe eines Prozesses nicht mehr als zwei Fragen zu stellen, und dies auch nur, wenn es absolut erforderlich ist. Das ist eine gute Übung und es ist erstaunlich, dass viele Fragen vollkommen überflüssig sind und nur vom Prozess ablenken. Die notwendigen Informationen tauchen rechtzeitig auf.

Fragen werden aus dem Intellekt heraus beantwortet und leiten Menschen damit weg von ihrem Erleben. Das gilt selbst für Fragen wie: „Wie fühlst du dich?" Zu viele Fragen des Begleiters wirken ablenkend. Und da Trauma das grundlegende Thema ist, wird der Klient wahrscheinlich jede Gelegenheit nutzen, von seinem aktuellen Erleben abzulenken. Fragen des Begleiters sind oft willkommen und führen leicht in ein Gespräch und zu einem konventionellen psychotherapeutischen Dialog. Anstatt abzulenken, muss der Begleiter darauf achten, dass der Prozess und die Resonanzgeber immer im Fokus bleiben.

Wir müssen begreifen, dass jede einzelne verbale oder non-verbale Intervention von uns Begleitern wahrscheinlich vom Klienten – bewusst oder unbewusst – bemerkt wird. Dies führt den Klienten schnell in seinen unbewussten Mechanismus von Identifikation und Zuschreibung. Der Klient sehnt sich nach einer fürsorglichen, liebenden Mutter und fürchtet sich davor, eine „potenzielle Identifikationsmutter" anzugreifen, besonders wenn er am Beginn seiner Arbeit steht. Da niemand anderes verfügbar ist, richtet sich diese Projektion mit hoher Wahrscheinlichkeit auf den Begleiter.

Zur Veranschaulichung: Wir müssen uns bewusst werden, wenn uns ein „gut" oder „ja" entschlüpft, wenn wir nicken oder den Kopf schütteln, wenn wir ermutigend oder zustimmend lächeln. Das heißt nicht, dass dies nicht vorkommen soll. Aber wir müssen uns darüber im Klaren sein, warum wir es tun und welche Auswirkungen es haben kann.

Außerdem muss uns bewusst sein, was wir mit unserem Körper tun: Unterbreche ich den Kontakt? Weiß der Klient, wo ich bin? Zapple ich nervös? Zeige ich meine Nervosität, indem ich meine Hände auf dem Rücken verschränke? Atme ich leicht? Bin ich zu nah, zu weit weg, genau richtig?

Wenn ein Student einen Prozess begleitet, empfehle ich ihm darauf zu achten, wie leicht seine Handlungen eine Auswirkung auf den Verlauf der Arbeit haben können, besonders in der Arbeit mit neuen Resonanzgebern. Auch sie werden sich – aufgrund ihrer Unerfahrenheit – der Autorität des Begleiters unterordnen. Alles, was der Begleiter sagt, wird die Arbeit in eine bestimmte Richtung lenken. Das gilt insbesondere für Fragen. Die Stärke eines Resonanzprozesses liegt darin, dass alle – der Klient, die Resonanzgeber und der Begleiter – daran beteiligt sind: Es ist ein gemeinsames Unternehmen. Alles, was im Prozess geschieht, hat potenziell eine Bedeutung und wirkt sich auf den Prozess aus. Im Idealfall ist sich der Begleiter dessen stets bewusst.

## 13.5 Hypothesen und Interpretationen

Wenn der Begleiter während des Prozesses das grundlegende Thema erkannt hat, kann er sich entscheiden, eine Hypothese oder eine Interpretation anzubieten. Eine Hypothese ist ein Vorschlag, den der Klient und die Resonanzgeber überprüfen können. Sie ist nicht so festgelegt wie eine Interpretation. Eher stellt sie eine vorsichtige Annahme des Begleiters dar. Eine Interpretation gibt er, wenn er sich des grundlegenden Themas sicher ist. In Bezug auf meine Metapher vom „Detektiv" heißt das: die „Sicherheit" beruht auf mehreren Hinweisen und konkreten Informationen aus dem Prozess. Aufgrund der IoPT-Theorie *weiß* der Begleiter, was vor sich geht, anstatt nur zu *vermuten*, um was es sich handeln könnte. Wissen ist die Basis für eine Interpretation, eine Vermutung ist Basis für eine Hypothese.

Jede Äußerung des Begleiters hat eine Auswirkung auf den Prozess, die sich in den Reaktionen des Klienten und der Resonanzgeber zeigt. Auf diese Reaktionen zu achten, ist für den Begleiter stets hilfreich. Wenn er dem Resonanzprozess vertraut, ist es schön für ihn zu sehen, dass alles, was er anbietet eine Auswirkung hat – und dass dies ihm und den am Prozess Beteiligten weitere Informationen bringt. Entweder durchleben die Resonanzgeber eine Veränderung, die sie entspannt und dazu führt, dass sie etwas äußern können, was zuvor nicht ausgesprochen werden konnte. Vielleicht ändert sich auch nichts. Beides kann vorkommen. Der Begleiter kann so seine Gedanken und Ideen auf ihre Wirkung auf Resonanzgeber und Klienten testen. Entspannung ist positiv. Gleichgültigkeit und fehlende Veränderung bedeuten, dass die Intervention nicht geholfen oder das Ziel verfehlt hat.

Die einzigartige Kraft des Resonanzprozesses entfaltet sich dadurch, dass alle – Klient, Resonanzgeber und Begleiter – zusammenarbeiten, um die Wahrheit zu finden. Das Erleben von Wahrheit entspannt uns, falsche Wahrheiten oder Lügen tun das nicht.

Für den IoPT-Begleiter besteht die Herausforderung darin, die wahrscheinliche Auswirkung seiner Intervention zu kennen und gleichzeitig zu berücksichtigen, dass es besser ist, wenn der Klient seine eigene Wahrheit selbst entdeckt. Die Arbeit des Begleiters ist praktisch eine Kombination aus dem Anbieten von Ideen (Hypothesen und Interpretationen) und dem Beobachten der Reaktionen der Resonanzgeber und der weiteren Entwicklung des Prozesses.

Außer einer gelegentlichen Frage und einer Hypothese oder einer

Interpretation kann die einzige andere Intervention des Begleiters zu Beginn des Prozesses stattfinden, wenn er das Vorgehen bei einer Selbstbegegnungsarbeit erläutert. Im Verlauf des Prozesses kann er außerdem vorschlagen, weitere Resonanzgeber z. B. für Mutter oder Vater hinzuzunehmen, falls er dies für erforderlich hält (siehe Kapitel 14.5).

## 13.6 Fazit

Wenn ein IoPT-Begleiter sich dafür entscheidet zu praktizieren, begibt er sich auf eine niemals endende Reise des Lernens. Jede Anliegenarbeit, die wir begleiten, zeigt uns etwas Neues über die Menschen, über Trauma und über uns selbst. Manchmal langweilen wir uns oder wir haben den Eindruck, dass nichts geschieht. Das passiert dann, wenn vor allem die Überlebensstrategien des Klienten das Geschehen bestimmen. Unsere Aufgabe ist es, auch dieses statische Nichts interessant zu finden und das Ausmaß der darin liegenden Angst des Klienten zu verstehen. Bei anderen Gelegenheiten sind die Kreativität und die außerordentlichen Veränderungen, die oft ohne unser Zutun auftreten, atemberaubend. Der Mensch ist, wenn er die entsprechende Umgebung und die Möglichkeit hat, ein enorm kreatives und brillantes Wesen. Manchmal kann der Begleiter einfach nur zuschauen und sich von der Schönheit und der emotionalen Tiefe, die zwischen dem Klienten und den Resonanzgebern entsteht, faszinieren lassen. Was sich aus einem ganz simplen Anliegen ergibt, kann bemerkenswert sein und das Leben komplett verändern. Manchmal scheinen Anliegen, Arbeit und Resultat banal und nicht besonders aufregend zu sein. Aber jedes Anliegen, das formuliert und bearbeitet wird, sorgt dafür, dass der Forschende sich selbst einen Schritt näher kommt. Denn jedes Anliegen, ganz egal, was es ist, wird etwas Neues zeigen. Manchmal ist es die Aufgabe des Begleiters sicherzustellen, dass das Neue, was der Prozess zeigt, vom Klienten verstanden wird. Ein anderes Mal ist dies überhaupt nicht notwendig. Wenn man als Begleiter lernt, wächst und seine Kompetenz erweitert, wird es leichter, diese Unterschiede zu erkennen.

Der Begleiter muss die Vielfalt der Vision des Lebens achten, das Wunder der Zeugung eines einzigartigen und vollkommen perfekten Wesens aus Ei und Spermium. Dieses Lebewesen hat niemals zuvor existiert und wird nicht wieder existieren. Doch es existiert jetzt und es ist perfekt: sein erstaunliches Leben im Mutterleib, ein wachsender Organismus, Zelle für Zelle, Struktur für Struktur, jeden Augenblick in

Komplexität wachsend. Jede Zelle hat ihre eigene Bestimmung, Struktur und Funktionsweise. Alles Notwendige ist vorhanden und alles entwickelt sich, um das zukünftige Leben dieses kleinen Kindes zu ermöglichen. Die Energie und das Leben dieses verletzlichen Wesens, seine Individualität, Identität und sein sich entwickelndes Ich sind alle darauf ausgerichtet, zu sein, zu existieren, zu gedeihen und ein gutes Leben zu leben – wenn die Umstände es zulassen. Dieser Vorstellung von der Fragilität einerseits und der Kraft des Lebens andererseits muss sich der Begleiter bewusst sein.

Er muss sich – entgegen allen Überlebens- und Abwehrimpulsen des Klienten – der Wahrheit von Trauma und den tiefsitzenden Zerstörungen der fragilen Psyche des Kleinkindes bewusst sein und der Tatsache, dass es lange Jahre unmöglich war, sich gegen die Macht der Eltern (bzw. der Erwachsenen) zur Wehr zu setzen. Wieviel musste der Klient verdrängen und vergessen, um erwachsen zu werden? Wieviel Schmerz mag unter seinem – vielleicht zu Wut und Ärger neigenden – oberflächlichen Überlebenskonstrukt verborgen sein?

Ich empfehle meinen Studenten, sich – wenn sie ein Neugeborenes sehen – darüber bewusst zu werden, wie zerbrechlich und verletzlich dieses Baby ist. Es ist schwierig zu begreifen, dass auch wir genauso wie unsere Klienten einmal so zerbrechlich und verletzlich waren. Der IoPT-Begleiter muss sich dieser Tatsache bewusst sein, wenn er mit jemandem arbeitet, der sein Trauma erforscht. Tatsache ist, dass alles Ungesunde, was in jemandem steckt, von außen gekommen ist. Niemand traumatisiert sich selbst. Dass jemand ein Anliegen formuliert, heißt, dass es ein Trauma gibt und es bedeutet auch, dass es einen Täter gibt. Dieser Täter ist jemand anderes. Es ist gegen die Natur jedes Lebewesens, sich absichtlich selbst zu schaden. Kein Baum schädigt sich selbst, kein Insekt würde sich selbst verletzen. Leben will einfach nur leben. Das ist und bleibt auch unser Wunsch. Zu Beginn seines Lebens kann ein Mensch nur perfekt und voller Liebe sein. Die verheerende traumatische Erfahrung des neugeborenen Kindes, von denjenigen Menschen, von denen es abhängig ist und für die es nichts als Liebe und Vertrauen empfindet, nicht gewollt zu sein, ist der größte Verrat im Leben. Der libanesische Dichter, Khalil Gibran, drückt es so aus:

> „Eure Kinder sind nicht eure Kinder. Sie sind die Söhne und Töchter der Sehnsucht des Lebens nach sich selbst. Sie kamen durch euch, aber nicht von euch. Und auch wenn sie mit euch sind, gehören sie euch nicht." (*Der Prophet*, Gibran, 1971)

Der IoPT-Begleiter hat sich auf den Weg begeben, sich selbst kennenzulernen. Durch die Fokussierung auf diese Arbeit, wird er bald mit jeder
Anliegenarbeit, die er begleitet, auch etwas Neues über sich selbst
erfahren. Leben ist Lernen, sei es durch eigenes Forschen oder durch das
Beobachten und die Teilnahme an den Anliegenarbeiten anderer.

# 14 Die Arbeit mit der Anliegenmethode

*„Suche das Problem bei dir selbst, bevor du es*
*bei jemand anderem suchst. "*
(Robert Icke, Theater Direktor, 2017)

Wie wir bereits in Kapitel 12.2 gesehen haben, beginnen Menschen mit der IoPT-Arbeit aus dem gleichen Grund, aus dem sie eine konventionelle Therapie beginnen, nämlich mit dem Wunsch, ein Problem zu lösen, das sie bis dahin nicht lösen konnten. Auf der Reise der Selbstentdeckung kann es später dazu kommen, dass sich die Blickrichtung ändert und dass dann Anliegen formuliert werden – nicht um ein spezifisches Problem zu lösen – sondern um herauszufinden, wer man tatsächlich ist.

Beispiele für Anliegen zur Problemlösung: *Ich will eine Beziehung*, oder *Warum bin ich immer so ängstlich?*

Beispiele für Anliegen der Selbsterforschung: *Ich will wissen, wer ich bin, oder Wie ging es mir im Mutterleib?*

Die Beispiele für Anliegen zur Problemlösung richten sich auf ein bestimmtes Thema. Im ersten Beispiel geht es um fehlende Beziehung, im zweiten um ein ständiges Angstgefühl. Im Gegensatz dazu gehen die Themen der Selbsterforschung schlicht der Frage nach, wer man wirklich ist. Hier geht es um eine Erweiterung der Wahrnehmung der eigenen Identität, indem das, was noch im Unbewussten verborgen liegt, bewusst gemacht wird.

Mit einer hauptsächlich auf Selbsterforschung ausgerichteten Frage und der dadurch erreichbaren größeren Klarheit steigt die Wahrscheinlichkeit, dass das Leben weniger problematisch wird.

## 14.1 Anfangsprinzipien

Ich arbeite zu Beginn mit den folgenden Prinzipien:

1. Menschliche Probleme können nur aus einem gesunden Ich heraus erfolgreich gelöst werden.
2. Wenn jemand ein spezifisches Problem nicht lösen kann, liegt es daran, dass es eine Spaltung hervorruft und den Menschen in seinen Trauma-Überlebensmodus zwingt. Wegen der fehlenden Verbindung zu seinem gesunden Ich kann er keine gute Lösung finden.
3. Dieses Spalten und der Rückzug in Überlebensstrategien bedeuten, dass das Problem – völlig unabhängig davon, worum es sich handelt – diesen Menschen auf irgendeine Art mit seinem ungelösten Trauma in Verbindung bringt. Es wird erneut getriggert.
4. Ein Anliegen zu formulieren und eine Erforschung anzugehen, kann das betreffende Trauma zum Vorschein bringen und aufzeigen, auf welche Weise das Problem das Trauma triggert. Außerdem bietet sich hier die Chance, relevanten abgespaltenen Anteilen zu begegnen und damit einen potenziellen Lösungsschritt zu machen, auch im Hinblick auf das ursprüngliche Problem.

Theoretisch kann ein Mensch in seinem gesunden Ich sein Leben bewältigen, Probleme verstehen und Ressourcen oder Strategien finden, um Probleme zu lösen. Wenn keine Lösung möglich ist, kann das gesunde Ich dies klar genug erkennen. Es wird andere Wege finden, um das Problem zu vermeiden oder es wird sich mit der Situation abfinden. Kann sich ein Mensch nicht aus einer problematischen Situation befreien, liegt der Grund darin, dass das Problem sein Trauma triggert und seine Überlebensstrategien aktiviert. Dann ist es notwendig, das Trauma mit einem Anliegen zu bearbeiten. Für den Begleiter ist dies eine wesentliche Voraussetzung, um die Ausgangssituation des Klienten zu verstehen.

Vor kurzem habe ich beispielsweise mit dem folgenden Anliegen gearbeitet: „Ich will mein Wohnzimmer streichen." Ein interessantes Anliegen! Zunächst gilt es zu verstehen, dass es sich hier um ein Problem handelt, welches die Klientin nicht selbst lösen kann, weil es aus irgendeinem Grund ein Trauma triggert. Fraglich ist, welches Trauma getriggert wird und warum das so ist. Der Prozess wird diese Fragen vermutlich beantworten.

Was sich tatsächlich in den Resonanzen zeigte, waren Erfahrungen von extremem sexuellen Trauma, Verzweiflung und Hilflosigkeit. Die Klientin erinnerte sich daran, dass die schlimmsten sexuellen Traumaerfahrungen als Kind im Wohnzimmer ihres Elternhauses stattgefunden hatten. Im weiteren Verlauf der Arbeit wurde ihr klar, dass sie in ihrem eigenen Haus diesen Raum niemals nutzte, quasi so, als ob es ihn gar nicht gäbe: Ein lebendiges Beispiel für die physikalische Abspaltung einer Traumaerfahrung in ihrem eigenen Zuhause. Ergebnis dieser Anliegenarbeit waren die Wahrnehmung und die Erkenntnis, dass ihr sexuelles Trauma ihr Leben bis heute beeinflusst, und auch die Ermutigung, ihre Traumata in weiteren Anliegenarbeiten direkt anzugehen.

Hier sind weitere Prinzipien, die im Verlauf der Arbeit hilfreich sind:

1. Wenn jemand aufgrund einer Problematik ein Anliegen formuliert und dieses Anliegen erforschen will, muss dem Problem ein ungelöstes Trauma zugrunde liegen (andernfalls wäre das Problem lösbar).
2. Auch wenn das Trauma später im Leben auftritt, sei es in der späteren Kindheit, im Teenager- oder Erwachsenenalter[36], weist das immer darauf hin, dass ein früheres ungelöstes Trauma darunterliegt – und dass die Spaltung schon geschehen ist.
3. Das spätere Trauma kann nicht gelöst werden, wenn das frühere Trauma nicht irgendwann bearbeitet wird. Die Anliegenarbeit wird durch die Erfahrungen der Resonanzgeber immer in die frühe Kindheit und auf die frühen Identitätstraumata hinweisen.
4. Eine traumatisierte Psyche wird im Laufe des Prozesses immer ein „Eindringen" von außen – einen Täter – zeigen.
5. Weil die Identitätstraumata in einer konsequenten Abfolge auftreten, ist das früheste und das wesentlich grundlegende Trauma das Trauma der Identität.

---

[36] Theoretisch hätte ein noch nicht traumatisierter Erwachsener im Falle eines potenziell traumatisierenden Erlebnisses die Ressourcen und die Fähigkeit, sich um angemessene Hilfe zu kümmern. Das gehört allerdings in den Bereich der Theorie, weil es höchstwahrscheinlich so ist, dass wir alle schon während unserer Kindheit traumatisiert worden sind. Durch die bereits in der Kindheit beeinträchtigte und gespaltene Psyche werden spätere Ereignisse problematischer.

6. Beim Trauma der Identität geht es um die erste Beziehung im Leben eines Menschen, um die Beziehung zu seiner Mutter.
7. Daher ist die Mutter (Täterin) immer irgendwie und irgendwo im Prozess präsent, selbst wenn das Thema auf einen anderen Täter hinweist.
8. Auch der Vater kann in Erscheinung treten. Viele Prozesse zeigen den Einfluss des Vaters in einem konkreten Zusammenhang auf. Der Einfluss der Mutter ist jedoch immer im Hintergrund vorhanden, weil das Trauma der Identität bedeutet, dass sie das Kind traumatisiert hat.
9. Das Element „Mutter" als Anteil der Psyche des Klienten wird sich bei dem einen oder anderen Resonanzgeber, manchmal auch bei allen, zeigen.
10. Weil das Trauma-Überleben des Kindes bedeutet, dass es sich und seinen Willen in jeder Hinsicht aufgeben musste, dass es sich selbst so behandeln muss, wie seine Mutter (und vielleicht sein Vater) es taten, kommt es oft vor, dass sich die „Verstrickung mit der Mutter" im Klienten selbst zeigt.

Während des Prozesses helfen die oben aufgeführten Prinzipien dem Begleiter, wenn er sich die folgenden Fragen stellt:

**_Wo_ ist der Täter, und _wer_ ist der Täter?**
Dass es Trauma _gibt_, kann aus den vorangegangenen Prinzipien gefolgert werden. Also muss es einen Täter geben bzw. gegeben haben. In der Arbeit zeigt sich dies durch eine von mir so genannte Invasion in die Psyche des Menschen: Es taucht jemand auf, der _nicht_ Teil des Klienten ist. Wir gehen davon aus, dass es in einer gesunden Psyche keine Eindringlinge von außen gibt. In einer gesunden Psyche würden sich alle repräsentierten Anteile als Anteile des Klienten wahrnehmen. Dass sich dies zeigt, ist sehr unwahrscheinlich, weil es theoretisch in einer solchen Situation gar kein Problem gäbe. Eine Anliegenarbeit wäre nicht notwendig. Die Existenz von Trauma impliziert äußere Einwirkungen oder Verstrickungen. Beim Beobachten des Prozesses kann der Begleiter sehen, wo das Element Täter – die Verstrickung – auftaucht und wer der Täter sein könnte.

**Wo ist die Mutter?**
Wenn es ein frühes Trauma gibt, muss die Mutter daran beteiligt sein. Daher ist meines Erachtens die zentrale Frage, die sich der Begleiter

stellen muss: Zeigt sich die „Mutter" im Prozess, und wenn ja, wo? Weil uns das Thema Trauma immer zurück zu den frühen Traumata bringt, *muss* die Mutter in irgendeiner Form präsent sein.

Manchmal ist es offensichtlich, nämlich wenn ein Resonanzgeber ganz klar fühlt, er oder sie sei die Mutter oder wenn jemand einen anderen Resonanzgeber als die Mutter sieht. Manchmal erkennen die Resonanzgeber die Mutter ganz klar im Klienten und sagen dies auch. Manchmal wird die Mutter von niemandem erwähnt. Dann liegt es beim Begleiter sich darüber Gedanken zu machen, wo die Mutter sein könnte.

Nach meiner Erfahrung ist irgendein Anteil der Mutter immer dabei. Sie ist das erste invasive Element, weil faktisch die meisten Anliegen letzten Endes zurück zum Trauma der Identität führen. Und da wir gesehen haben, dass das Trauma der Liebe und das Trauma der Sexualität „Lösungen" für das Trauma der Identität sind, passiert es, dass das bearbeitete Trauma irgendwann und irgendwie auf das ursprüngliche Trauma des Nicht-gewollt-seins hinweist (siehe Kapitel 7.3 Das Trauma der Identität).

### Geburtstrauma

Das grundlegende Thema eines Prozesses kann sich als „Geburtstrauma" zeigen. Auch wenn wir in der IoPT-Arbeit ein Geburtstrauma als „einfaches Existenztrauma" bezeichnen, ist es in der Realität selten ein einfaches Existenztrauma. Wenn die Geburt traumatisch ist, liegt dies fast immer an der Traumatisierung der Mutter. Nahezu alle Probleme, die während der Schwangerschaft und im Verlauf der Geburt auftreten, sind meines Erachtens Auswirkungen des Traumas der Mutter auf sie selbst und auf ihr Kind.

Eine Frühgeburt kann beispielsweise daran liegen, dass die Mutter das Kind loswerden will. Oder das Kind hält es im Mutterleib nicht mehr aus und will hinaus. Ursache für eine späte Geburt kann sein, dass die Mutter sich einredet, sie sei nicht schwanger. Sie will das Kind nicht zur Welt bringen. Bei Anliegenarbeiten habe ich auch gesehen, dass das Kind bereits im Bauch der Mutter weiß, dass es draußen noch schlimmer sein wird. Dass die Nabelschnur um den Hals gewickelt ist oder dass das Kind falsch herum liegt oder dass ein anderes Problem dieser Art auftritt, zeigt, dass das Kind schon gestresst (traumatisiert) ist und sich nicht richtig orientieren kann. Auf YouTube gibt es Videos von Babys, die im Bauch der Mutter fröhlich mit der Nabelschnur spielen und sich ganz leicht davon befreien können. Kann ein Kind das nicht, muss dies an seiner stressigen Situation im Mutterleib liegen. In meiner Arbeit habe ich gesehen, dass die Belastung, der das Kind im Bauch einer gestressten und traumatisierten Mutter ausgesetzt ist, der Grund für die meisten Geburtstraumata ist. Daher könnte man sagen, dass ein Geburtstrauma ein Symptom des zugrundeliegenden Traumas der Identität ist.

## 14.2 Die Arbeit mit dem Klienten

Damit der Prozess für den Klienten von Nutzen ist, muss dieser in der Lage sein, den Resonanzgebern zuzuhören und in der Gegenwart zu bleiben. Diese Fähigkeit findet sich vor allem im gesunden Ich. Während des Prozesses kann es zu Ablenkungen durch Überlebensstrategien kommen. Dann überhört der Klient womöglich bestimmte Dinge, aber solange er mit dem Hier und Jetzt in Verbindung bleibt, kann er die Arbeit mit den Resonanzgebern fortführen.

Wenn der Klient anfängt zu sehr aus seinen Trauma-Überlebensstrategien heraus zu agieren (bis hin zu ausgeprägter Dissoziation), macht es keinen Sinn weiterzuarbeiten. Dann ist es gut, eine Pause zu machen, bis der Klient genügend gesundes Ich zurückgewonnen hat, um die Arbeit fortsetzen zu können.

Mit der Realität des eigenen Traumas in Kontakt zu kommen und den tiefen Schmerz des Traumas zu fühlen, macht einen großen Unterschied zu einer Situation, die den Klienten derart überwältigt, dass sie ihn möglicherweise retraumatisiert.

### Retraumatisierung

Unter „Retraumatisierung" verstehen wir eine Erfahrung, die ein Wiedererleben der ursprünglichen Traumasituation darstellt, so als ob die Situation gerade stattfindet. Der Kontakt zum Hier und Jetzt und zu den aktuellen Ressourcen ist kaum oder gar nicht vorhanden. Vorausgesetzt der Begleiter kann den Kontakt zum Klienten aufrechterhalten und ihn in der aktuellen Realität halten, wird es zu einer derartigen Situation nicht kommen. Dies erfordert jedoch, dass der Begleiter extreme Dissoziation rechtzeitig erkennt und, dass er an dieser Stelle im Prozess nicht versucht, die Überlebensstrategien zu übergehen. Oft zeigen sich in der Arbeit viele Überlebensstrategien sowohl beim Klienten selbst als auch bei den Resonanzgebern. Manche davon sind Gewohnheiten und manche können Anzeichen dafür sein, dass der Prozess den Klienten überfordern könnte.

Hier ist die Aufgabe des Begleiters den Unterschied zu erkennen und mit dem Klienten in Kontakt zu bleiben (siehe Kapitel 14.6 Arbeit mit Überlebensstrategien).

## 14.3 Den Resonanzgebern zuhören

Wenn der Prozess begonnen hat, ist es Aufgabe der Resonanzgeber ihre Erfahrungen zu beobachten und sie dem Klienten (und dem Begleiter) mitzuteilen. Die Erfahrungen der Resonanzgeber *sind* der Prozess und unsere Grundannahme ist, dass diese Erfahrungen der Repräsentanten schließlich zur Lösung in der Anliegenarbeit führen. Im Wesentlichen ist alles, was für die Lösung des formulierten Anliegens notwendig ist, von Anfang an da. Es ist in den Resonanzgebern und im Klienten und kommt im Verlauf des Prozesses in den Erfahrungen der Resonanzgeber zum Ausdruck.

Zu Beginn zeigt sich in den Erfahrungen der Resonanzgeber die dem Problem zugrundeliegende Struktur. Sie wird deutlich durch den Mangel an Kontakt unter den Resonanzgebern und zwischen Resonanzgebern und Klient. Oder es zeigt sich, wieviel Kontakt möglich ist: zwischen zwei Resonanzgebern oder zwischen einem Resonanzgeber und dem Klienten. Die Resonanzgeber teilen ihre Erfahrungen auf ihre jeweilige Art und Weise mit. Diese Informationen beinhalten häufig körperliche, sinnliche und emotionale Erfahrungen, manchmal Bildsprache, Gedanken und Ideen. Oft sind die Berichte der Resonanzgeber recht spezifisch, manchmal auch eher allgemein. Weil es schwierig sein kann, emotionales und körperliches Erleben in Worte zu fassen, benutzen Resonanzgeber manchmal Metaphern, um ihre Erfahrung auszudrücken. Wie bemerkenswert kreativ die Resonanzgeber versuchen ihre zuweilen recht komplexen Erfahrungen mitzuteilen, zeigen die folgenden Beispiele aus Prozessen, die ich begleitet habe:

> „Mein Körper fühlt sich fest an … es ist, als ob mich jemand mit einer Nadel auf einem Brett befestigt hat, wie einen Schmetterling … Ich kann die Nadel in meiner Brust fühlen … Ich bin tot, aber ich lebe auch noch … sie hasst mich … meine Mutter hasst mich … sie will, dass ich mich nicht bewege, darum hat sie mich auf das Brett gespießt … Ich kann nicht atmen und in meinem Herzen ist ein tiefer Schmerz … er ist unerträglich …"

„Alles ist rot ... und heiß ... heiße Röte ... Ich kann meinen Herzschlag fühlen, da ist Blut, ein flüssiges Gefühl in meinem Körper ... angstvolle und feste Brust."

Manchmal stellt sich eine scheinbare Metapher als das heraus, was tatsächlich passiert ist:

„Ich fühle mich, als ob ich ersticke ... Ich kann nicht atmen, meine Brust bewegt sich nicht und es fühlt sich an, als ob etwas in meinem Mund ist, das mich am Atmen hindert ... als ob ein großes Kissen auf meinem Gesicht ist, es ist so schwer, dass ich es nicht wegbekommen kann."

Es stellte sich heraus, dass der Bruder der Klientin, versucht hatte, sie mit einem Kissen zu ersticken, als sie etwa drei Jahre alt war. Die Mutter kam rechtzeitig dazu.

„Ich sitze hier und warte darauf, dass mein Leben beginnt ... keine Gefühle, nur Warten ... ich bin sehr jung ... vielleicht noch im Mutterleib."

Zuweilen ist das Wort, mit dem der Repräsentant in Resonanz geht, ebenfalls interessant. Folgendes war beispielsweise die erste Erfahrung, die jemand äußerte, der das Wort FREIHEIT repräsentierte:

„Ich bin sehr traurig ... mein Körper dreht sich, ich glaube, ich bin im Mutterleib ... es gibt flüchtige Augenblicke, aber ich weiß, dass ich nicht frei bin ... ich sitze in der Falle, bin unruhig, habe Angst, dass mein Leben in Gefahr ist ... ich fühle mich nicht sicher ... ich will weinen."

Es stellte sich heraus, dass die Mutter der Klientin versucht hatte, sie abzutreiben. Das ist sicher nicht Freiheit, aber mit dem Thema in Kontakt zu kommen, führt zu mehr Freiheit.

Noch ein Beispiel:

„In meinem Körper ... die untere Hälfte meines Körpers fühlt sich männlich an ... ich fühle mich gespalten ... es ist uns nicht erlaubt, ich zu sein ... unser Körper weiß das ... so viele Leute leben in mir ... wenn ich Mama (Repräsentantin der Mutter) anschaue ... Warum macht sie sich Sorgen? Das beschäftigt mich ... ich will sie nicht aufregen ... ich will ihr gefallen ... ich muss sie verstehen ... ich habe keine Ahnung, was ich will ... Meine Aufmerksamkeit ist die ganze Zeit bei ihr ..."

Bei manchen Erfahrungen – und manchen Versuchen, Erfahrungen zu vermitteln – kommen sofort ganz bestimmte Umstände in den Sinn, zum Beispiel:

„Ich bin im Schockzustand ... da ist ein unglaublicher Druck auf meinem Kopf, meine Schultern sind zusammengequetscht ... ich kann nicht atmen ... ich kann mich nicht bewegen ... ich bin in Panik ... ich bin gefangen ... und niemand hilft mir ..."

Diese Information kann auf einen schwierigen Geburtsverlauf hinweisen.

Ein weiteres Beispiel:

„Ich bin klein und nicht verbunden ... ich will mich zu einem Ball zusammenrollen ... ich fühle mich, als ob ich schwebe, aber ich habe keine Verbindung ... um mich herum ist es kalt und ich kann mich mit nichts verbinden ... ich fühle mich nicht sicher ... ich bin allein und habe Angst."

Diese Beschreibung bezieht sich wahrscheinlich auf eine vorgeburtliche Erfahrung.

Hier ist ein Beispiel eines Resonanzgebers, der zwei separate Elemente wahrnimmt:

„Ich habe Krämpfe in meinem Magen ... meinem Mutterleib ... ich habe das Gefühl, ich bin schwanger, die Mutter ... aber ich fühle mich auch, als sei ich das Kind im Bauch ... ich bin sehr verwirrt, als ob ich die Mutter und das Kind bin ... der Mutteranteil in mir will sagen: Holt es aus mir raus. Ich will es nicht."

Bei einem Anliegen, als dessen Thema sich Anorexia herausstellte (was zu Beginn der Arbeit nicht benannt war) sagte ein Resonanzgeber:

„... vielleicht ist es am besten, wenn ich nur Knochen bin ...“

Der Begleiter muss allem, was die Resonanzgeber sagen, ohne Erwartungen und ohne voreingenommen zu sein, zuhören. Mit zunehmender Erfahrung kann er allgemeine, metaphorische Themen erkennen. Zum Beispiel:

„Ich fühle mich unruhig, bin hungrig ... ich will nach innen gehen ... ich will mich zu einem Ball zusammenrollen ...“

Eine solche Beschreibung deutet auf eine vorgeburtliche Erfahrung hin.

„Ich fühle mich von mir selbst gestört ... ich ertrinke in einem schwarzen Loch ... ich kämpfe ... vielleicht bin ich noch nicht geboren ... ich stehe kurz vor der Geburt ... ich bin geformt, aber noch nicht auf der Welt.“

„Ich beiße meine Zähne zusammen ... ich kann meinen Mund nicht öffnen ... ich habe Angst davor, dass sie mir etwas in den Mund stopfen, wenn ich ihn öffne ... mir ist übel und ich habe Angst ... es ist zu viel ... ich lebe, aber sie wollen, dass ich tot bin ... nichts ...“

Es stellte sich heraus, dass die Klientin, sogar schon als Baby, schwer sexuell missbraucht worden war.

„Ich bin ein kleiner Junge, etwa drei Jahre alt ... ich spiele allein, aber ich muss mich verstecken ... meine Mutter mag meinen Penis nicht und ich muss verstecken, dass ich ein Junge bin ... sie will, dass ich ein Mädchen bin ... ich bin so verwirrt!“

Es zeigte sich, dass die Mutter als kleines Mädchen sexuell missbraucht worden war und sich vor Männern und Männlichkeit fürchtete.

„Meine Vagina fühlt sich an wie ein Stein ... eine steinerne Vagina ... meine Mutter macht meinen Körper zu Stein ... aber die steinerne Vagina ist ihre ... sie kann es nicht ertragen, dass ich lebe, also muss ich ein Stein sein ... ein Stein aus ihrer steinernen Vagina ... ich will sie retten!"

Wahrscheinlich deutet dies daraufhin, dass die Mutter der Klientin als Kind sexuell ausgebeutet wurde, und dass ein Kind zu haben (zu gebären), ihre Kindheitstraumata wieder triggert.

„Ich bin sehr jung ... ich wollte weglaufen, aber ich glaube, ich bin zu klein. Ich fühle mich schuldig und schäme mich dafür, dass ich da bin... was will ich? Als erstes will ich wissen, wer ich bin ..."

„Ich nehme meine Vagina wahr ... ich bin sehr klein ... ich will zuschlagen ... schreien ... beißen – egal was ... Für Sex gab es Nähe und Trost"

„Ich fühle mich, als sei ich in einer Kiste ... aber es gibt keinen Deckel ... ich weiß nicht, was schlimmer ist: in der Kiste zu sein oder dass es keinen Deckel gibt ... mir ist kalt."

Es handelt sich wahrscheinlich um eine Erfahrung im Mutterleib.

„Ich will keinen Körper haben ... ich wehre mich dagegen, einen Körper zu haben ... es macht mir Angst ... ich fürchte Berührung ... ich will weg vom Körper ... ich kann nicht aussprechen „mein Körper", weil es gefährlich ist, einen Körper zu haben ... will Körper nicht fühlen ... zu sagen, ich bin ein menschliches Wesen, löst Panik aus."

Eine solche Beschreibung zeigt auf, wie gefährlich es war, einen Körper zu haben, zu existieren.

„... unerbittlich grau ... ich bin mit „will" (einem anderen Resonanzgeber) durch meinen Nabel verbunden ... ich bin tot ... schlafe ... ich muss meine Beine aneinanderpressen ... ich habe Angst vor ihm (es gab einen Resonanzgeber für den Vater) ... Wie kann ich am Leben sein? Es ist zu viel ... Wenn ich die Hände von „Leben" (ein weiterer Resonanzgeber) sehe, werde ich gegen die Wand geworfen."

Es stellte sich heraus, dass der Vater die Klientin sexuell missbraucht hatte, und dass die Mutter gewalttätig war.

Resonanzgeberin für eine Mutter:

> „Ich bin im Delirium ... ich habe nur einen Kopf ... nur einen Kopf und keinen Körper ... ich bin nahezu bewusstlos ... vier Jahre alt und kein Körper."

Dies deutet auf eine schwer traumatisierte Mutter hin, die psychisch selbst noch ein Kind ist.

Die Erfahrungen, die Repräsentanten machen, sobald sie in eine Resonanz gewählt wurden, sind ziemlich außergewöhnlich. Oft stimmen sie mit der aktuellen Situation des Fragestellers überein und scheinen für ihn richtig zu sein. Seine unerträglichen Erlebnisse können von einer anderen Person erfahren und ihm gezeigt werden. Dies schafft eine Umgebung, in der sich Wahrheit zeigen kann, gesehen werden kann, zugelassen, gefühlt und integriert wird. Der Klient ist im Resonanzprozess nicht allein. Er kann den Schmerz, die Traurigkeit und die Freude mit eigenen Anteilen, die von anderen repräsentiert werden, teilen.

## 14.4 Arbeit mit „Ich" und „will"

Wenn die Worte „Ich" und „will" im Anliegen vorkommen, können sich Klient und Resonanzgeber an diesen orientieren. Ich stelle die beiden zunächst einzeln vor, im Anschluss geht es um die Beziehung zwischen diesen beiden Worten.

### Die „Ich" Resonanz

Wenn im formulierten Anliegen ein Ich als eines der Resonanzelemente steht, zeigt dies, dass für den Klienten ein Ich existiert. Diesem Ich gibt er mit der Wahl als eigenständige Resonanz eine angemessene Wichtigkeit.

Natürlich ist es richtig, dass man (auch wenn die Arbeit neu ist), schnell versteht, dass nach IoPT-Konventionen ein Ich notwendig ist. Deswegen nimmt der Klient ein Ich in sein Anliegen und die Wahl der Resonanzen auf. Er tut dies, selbst wenn das Ich tatsächlich eher eingeschränkt ist. Warum das Ich aufgestellt wird, ist nicht wichtig. Es ist da und die Information, die sich aus der Resonanz ergibt, ist immer hilfreich.

Bei einem IoPT-Neuling kann es auch passieren, dass das Wort Ich zwar in seinem Anliegen steht, aber nicht als repräsentiertes Element vorkommt. Erst wenn wir die Macht der Worte in dieser Arbeit verstanden haben, unterschätzen wir nicht mehr die Bedeutung des Subjektwortes Ich. Vielleicht zeigt sich hier der Mangel an Wertschätzung seiner Person, den dieser Mensch durch die frühen Erlebnisse in seiner Familie erfahren hat. Es ist auch ein Hinweis auf ein Trauma der Identität.

Zu Beginn des Prozesses zeigt der Resonanzgeber für das Ich durch die Art seines Kontaktes mit dem Klienten, wieviel gesundes Ich diesem bei der Erforschung seines Anliegens zur Verfügung steht. Wenn der Kontakt zwischen Ich-Resonanzgeber und Klient gut genug ist, verspricht dies Gutes für die kommende Arbeit. Es kann aber auch sein, dass die Ich-Resonanz durch ihren Mangel an Kontakt zum Klienten zeigt, wie gering die Verbindung des Klienten zu seinem Ich und wie groß das Ausmaß der Verstrickung ist - vor allem mit der Mutter. Für den Ich-Resonanzgeber ist es nicht ungewöhnlich sich als gespalten zu erleben, z.B. indem er zwei unterschiedliche Erfahrungen macht: eine als junger, kindlicher Anteil und eine als Mutter. Dies kommt tatsächlich häufig vor, es kann aber auch komplizierter sein. Immer gilt: Für den Begleiter sind der Zustand und die Erfahrungen der Ich-Resonanz sehr informativ.

Ohne ausreichende innere Ressourcen kann niemand an seinem Trauma arbeiten. Wie es um diese inneren Ressourcen bestellt ist, zeigt die Beziehung zwischen Klient und seinem Ich. Sich mit zu wenig gesunden Ressourcen an sein Trauma heranzuwagen, ist für einen Klienten nicht möglich. Seine Überlebensstrategien werden den Prozess unterbrechen und zum Stillstand bringen. Eine traumatisierte Person muss also zunächst ihre gesunden, inneren Ressourcen stärken und eine gute Verbindung zu ihrem ausreichend gesunden und stabilen Ich aufbauen. Der Versuch, ein Anliegen zu lösen, indem man guten Kontakt mit den anderen Resonanzgebern herstellt, aber nicht mit dem Ich, wird nicht gelingen.

Wenn das Ich im Anliegen formuliert ist und repräsentiert wird, ist es wichtig, die Beziehung von Klient und Ich und gleichzeitig die Beziehungen der anderen Resonanzen zur Ich-Resonanz zu beobachten. Weil die Verstrickung (und die Anwesenheit des Täters) so häufig im Klienten selbst zu finden ist, geschieht es oft, dass sich die Beziehung von Ich und den anderen Resonanzgebern im Laufe der Arbeit bessert, auch wenn die Beziehungen zwischen Klient und Resonanzgebern nicht besser wird. Dann lohnt es sich, herauszufinden, was dem Klienten mehr Kontakt mit seinem Ich erlauben würde. Man könnte den Klienten dazu ermutigen, Blickkontakt aufzunehmen. Oder man könnte experimentieren und dem Klienten vorschlagen, dass er seinem Ich etwas über den Prozess sagt.

### Das „versteckte Ich"

Meiner Erfahrung nach gibt es in jedem Prozess ein Ich – unabhängig davon, ob es klar benannt und repräsentiert ist oder nicht. Es ist so, als ob Existenz ein Ich haben muss, sogar wenn die frühen Umstände das Ich gezwungen haben, sich zu tarnen, zu maskieren oder zu verstecken. Ein Anliegen zu formulieren, braucht gesundes Ich und das ist, auch wenn es nicht direkt benannt wird, immer vorhanden. Ein Anliegen, wie zum Beispiel:

„WAS IST MEINE BESTIMMUNG?"

enthält die unausgesprochenen Worte „Ich will wissen... "; oder:

„MEIN TRAUMA IST WEG"

impliziert „Ich will, dass mein Trauma weg ist... ". Für den Begleiter enthält die Formulierung dieses Anliegens wichtige Informationen. Die Aussage MEIN TRAUMA IST WEG ist effektiv eine Affirmation und stellt *kein* wirkliches Anliegen dar. Nichtsdestotrotz weiß der Begleiter, dass die Worte „Ich will" in der Aussage enthalten sind.

Wenn es also keinen Repräsentanten für Ich gibt, kann der Begleiter darauf achten, ob einer der anderen Resonanzgeber Eigenschaften eines Ichs zeigt. Eine solche Resonanz würde sich als Anteil des Klienten wahrnehmen, auch wenn sie mit diesem einen Konflikt hat. Vielleicht zeigt sie im Laufe der Arbeit eine Ausrichtung auf Gesundheit und Verbindung. Existenz bedeutet Vorhandensein eines Ichs, auch wenn ihm eine Repräsentanz nicht ausdrücklich erlaubt ist.

Höchstwahrscheinlich kommt es im Prozess mit verstecktem Ich zumindest zu einer guten Verbindung von Klient und seinem Ich, wenn auch nicht mit den anderen Resonanzgebern. Schon der gute Kontakt zum Ich führt zu einer Stärkung der inneren Ressourcen und Stabilität des Klienten.

## *Das zweite, objektifizierte „Ich"*

Das objektifizierte Ich ist ein Ich, welches – vom Klienten selbst – zum Objekt gemacht wurde. Ein Beispiel dafür ist ein Anliegen, in dem es zwei Ichs gibt. So wie hier:

„ICH WILL WISSEN, WARUM ICH SO ÄNGSTLICH BIN"

Das zweite Ich kann deshalb als Objekt betrachtet werden, weil es in der Fragestellung um dieses zweite Ich geht. Das Formulieren eines solchen Anliegens und das Arbeiten damit sind objektifizierende Vorgänge: Durch seine Position als Forschender ist der Klient, der die eigene Psyche untersucht, gespalten in Forscher und das zu erforschende Thema. Einen anderen Weg gibt es nicht. Die Spaltung ist durch die Traumatisierung sowieso bereits da, aber durch sein Engagement während des Prozesses wird der Klient schließlich – wenn möglich – eins mit seinen repräsentierten Anteilen. Dadurch werden Spaltung und Objektifizierung kleiner. Es bleibt für den Begleiter jedoch immer interessant, die Erfahrungen des zweiten Ichs zu beobachten. Ein Anliegen, in dem es zwei Ichs gibt, ist nicht falsch. Der Begleiter muss aber die Grammatik des Anliegen Satzes verstehen: das Ich, welches etwas „wissen will" ist anders als das Ich, das „so ängstlich" ist.

## *Die „will" Resonanz*

Wille ist der persönliche Ausdruck eines Individuums. Wille braucht Ich und kommt in Anliegen kaum ohne Ich vor. Das Wort will zu benutzen, zeigt die individuelle Gestaltung des Anliegens. Etwas zu wollen bedeutet, die eigene Existenz und Individualität anzuerkennen. Es kann jedoch sein, dass sich will in der Anliegenarbeit ganz anders erlebt.

Das Trauma der Identität – zu Anfang des Lebens nicht gewollt und geschätzt zu sein – zwingt das neu entstandene Kind, seinen Willen zugunsten der Bedürfnisse der Mutter, manchmal auch des Vaters, aufzugeben. Dies geschieht in der Tiefe der kindlichen Psyche, ohne andere Option: „Die Wünsche meiner Mutter sind meine Wünsche". Das ist der einzig mögliche Weg. Der will-Resonanzgeber erlebt oft diese Verwirrtheit und einen Mangel an persönlichem Willen und zeigt stattdessen eine Verstrickung mit der Mutter. Die will-Resonanz ist häufig gespalten und hat vielleicht teilweise Verbindung mit dem Fragesteller und der Ich-Resonanz, ein anderer Teil jedoch kann die Mutter repräsentieren.

Tatsächlich ist der Wille dieser Person ausgeschaltet und beherrscht von den Wünschen der Mutter. Also könnten wir davon ausgehen, dass das Wort will sehr wahrscheinlich die Verstrickung mit der Mutter beinhaltet.

### *„Ich will" als kombinierte Resonanz*

Da der Begleiter gegenwärtig die Anzahl der repräsentierten Elemente streng begrenzt, kann es vorkommen, dass der Klient Ich und will in einer Resonanz zusammenfasst. Wenn man bedenkt, was ich oben beschrieben habe, kann das bedeuten, dass in der Ich will-Resonanz mehrere unterschiedliche und konkurrierende Erfahrungen stecken. Für den Begleiter ist es eine Herausforderung, diese Resonanz zu verstehen. Nützlich ist, die generelle Bedeutung eines Wortes zu kennen und zu verstehen – und die Schlussfolgerungen aus der IoPT-Theorie miteinzubeziehen.

## 14.5 Weitere Repräsentanten hinzunehmen

Die häufigste, zusätzliche Repräsentanz ist natürlich eine Stellvertretung für die Mutter. Weil zu Beginn der stärkste Einfluss von der Mutter ausgeht, wird sich dieser wahrscheinlich im Prozess zeigen. Nun ist die wichtige Frage: Nimmt man die Mutter hinzu oder nicht?

*Warum eine zusätzliche Repräsentanz für die Mutter?* Für den Begleiter gibt es zwei wesentliche Gründe, dem Klienten vorzuschlagen, einen Resonanzgeber für die Mutter hinzuzunehmen:

1. Um klarzustellen, ob die Informationen, die sich bis dahin im Prozess gezeigt haben, tatsächlich zur Mutter oder zum Klienten gehören.
2. Um die Beziehung des Klienten zu seiner Mutter zu Beginn seines Lebens zu verstehen.

### *Zu 1:*
Einer oder mehrere der folgenden Punkte können hier zutreffen:

1. Viele Emotionen, die schwer dem Klienten zuzuordnen sein können.
2. Resonanzerfahrungen, die typischerweise der Mutter zuzuordnen sind (das Gefühl, schwanger zu sein, zu gebären, usw.).
3. Emotionen, die ein eben entstandenes Kind kaum fühlen würde, wie

Scham, Trauer, Schuld, Zorn, Hass. All diese Emotionen sind Reaktionen auf etwas. Was könnte das Kind getan haben, um sich zu schämen? Warum sollte es Trauer fühlen? Wen/was hat es verloren? Das Kind hat die Fähigkeit, diese Gefühle zu fühlen, aber sie alle sind Reaktionen auf ein äußeres Ereignis. Ein Kind will zu Beginn nichts anderes, als zu lieben und geliebt zu werden. Wenn die zuvor genannten Emotionen im Prozess auftauchen, ist das wahrscheinlich ein Hinweis auf eine Verstrickung mit der Mutter, die als Erwachsene viel eher solche Gefühle haben kann.

Eine zusätzliche Repräsentanz für die Mutter hinzuzunehmen, kann den ursprünglichen Resonanzgebern erlauben, Klarheit darüber zu gewinnen, was in ihrer Resonanzerfahrung tatsächlich mit dem Klienten zu tun hat.

*Zu 2:*
Hier geht es darum, den traumatisierten Zustand und vielleicht die Kindheitstraumata der Mutter besser zu verstehen. Es kann besonders dann eine Erklärung bringen, wenn die Umstände verschleiert oder unbekannt sind. Hier liegt das Spannungsfeld zwischen dem, was notwendig ist, um den mütterlichen Hintergrund und ausreichend Kontextinformation aufzuzeigen und dem, was den Prozess zu einer Ablenkung von der Traumaarbeit des Klienten werden lässt.

Es ist eher ungewöhnlich, dass eine traumatisierte Mutter von ihrer Vergangenheit erzählt, so dass der Klient darüber dann nichts weiß. Für die eigene Traumaheilung ist es aber nicht notwendig, dass der Klient etwas über die Vergangenheit seiner Mutter weiß. Es dient nur als Erklärung dafür, wie die Umstände waren, als er gezeugt und geboren wurde.

Manchmal ist es hilfreich zu sehen, wie die Mutter repräsentiert wird, weil in der Resonanz Aspekte der Mutter in Erscheinung treten, die sie im Leben kaum zeigt. Natürlich liegt die Entscheidung darüber, welche Inhalte der Repräsentanz Sinn machen und sich richtig anfühlen, wie immer beim Klienten.

Weil die Fürsorge und Rettung seiner traumatisierten Mutter eine der starken kindlichen Überlebensstrategien des Klienten ist, ist es wichtig, dass die Repräsentanz der Mutter nicht die Gelegenheit bekommt, den Prozess zu dominieren und das allgemeine Interesse auf sich zu ziehen. Der Begleiter muss mit seiner Aufmerksamkeit bei den ursprünglichen Resonanzen bleiben und darf sich nicht in das Drama der Mutter verwickeln lassen. Als Kind war der Klient dem mütterlichen Drama hilflos ausgeliefert. Er wird diesbezüglich immer noch anfällig sein. Dem Begleiter darf das nicht passieren.

## Beide Eltern?

Gelegentlich ist es gut, Repräsentanten für beide Eltern zu haben, besonders wenn jemand ganz am Anfang der Reise zu sich selbst steht. Der wichtigste Zweck liegt darin, die Erfahrungen der ursprünglichen Resonanzgeber zu entschlüsseln, wenn manche eher mit dem Vater als mit der Mutter verbunden zu sein scheinen. Dies geschieht oft in Anliegenarbeiten von Männern, weil deren tatsächliches Rollenvorbild eher der Vater ist. Aber auch für Frauen ist es hilfreich, nämlich dann, wenn der Vater bei einer stark ablehnenden Mutter entlastend wirkt oder wenn er Gewalt ausübt oder wenn er sexuell übergriffig ist. Über die Frage, ob es eine gute Idee ist, Vater und Mutter hinzunehmen, berät sich der Begleiter mit dem Klienten. Dabei muss insbesondere der aktuelle Zustand der gesunden Ich-Funktion des Klienten berücksichtigt werden.

Ein weiterer Grund dafür, beide Eltern in die Anliegenarbeit zu integrieren, ist deren Beziehung zueinander. Schließlich ist die Beziehung von Mutter und Vater von deren Traumata beeinflusst und stellt gleichzeitig den Kontext dar, an den sich das Kind anpassen musste. (siehe Kapitel 7.2.1 Der elterliche Kontext)

## Weitere Repräsentanten

Falls erforderlich, können auch andere Repräsentanzen hinzugenommen werden. Ich empfehle jedoch, hier zurückhaltend zu sein. Zu viele Repräsentanzen können überwältigen, den Fokus verwässern und vom ursprünglichen Anliegen und Zweck des Prozesses ablenken. Es ist immer wichtig, mit dem Anliegen und dem Thema, um das es geht, verbunden zu bleiben.

Je mehr Anliegenarbeiten ich begleite, umso seltener empfinde ich es als notwendig, die Mutter als weitere Resonanz hinzuzunehmen. Daher ist mein Rat an jeden Begleiter, sich ernsthaft zu überlegen, ob dies wirklich notwendig ist oder eher ablenkt. Man muss nicht automatisch glauben, dass eine Repräsentanz für die Mutter erforderlich ist, nur weil die Mutter erwähnt wird oder in einem der Resonanzgeber auftaucht.

## 14.6 Mit Überlebensstrategien arbeiten

Auch wenn sie in der Anliegenarbeit potenziell ablenkend wirken, weisen Überlebensstrategien gleichzeitig auf ein Trauma und auf die Schwere der ersten Überlebenssituation hin. Sie zeigen zudem an, wie weit ein Klient im jeweiligen Prozess gehen kann. Auftretende Überlebensimpulse sind nicht als Problem zu betrachten, sondern als wichtige zusätzliche Information. Sie können in zwei Kategorien unterteilt werden:

**Gewohnheitsstrategien:** Dies sind Strategien, die über Jahre hinweg zu einer Gewohnheit geworden sind, so dass sie einen Normalzustand darstellen. Ein mögliches Beispiel ist das Intellektualisieren, um Gefühlen aus dem Weg zu gehen. Alle Themen werden aus einer intellektuellen und analytischen Perspektive betrachtet, der Kontakt zu Körper und Gefühlen ist stark eingeschränkt. So eine Gewohnheitsstrategie zeigt sich in der Art und Weise, wie der Klient an den Prozess herangeht. Es ist gut, den Klienten während der Arbeit auf diese Gewohnheiten aufmerksam zu machen und dabei anzuerkennen, dass sie dazu gedient haben, ihn überhaupt am Leben zu halten. Die Anerkennung und das Verstehen der Strategien kann diesem Menschen in seinem Alltag enorm helfen, weil er sehen kann, mit welchen Routinen er sich von seinem Trauma ablenkt.

**Strategien, die im Prozess auftauchen.** Diese Strategien treten plötzlich auf und zeigen, dass sich dieser Mensch davor fürchtet, hilflos und überwältigt zu werden. Beides sind deutliche Anzeichen für die Annäherung an ein Trauma. Der Klient fängt möglicherweise an, zu viel zu reden oder er erzählt Geschichten aus seiner Vergangenheit. Oder er bleibt zu lange bei einem (angenehmen) Resonanzgeber. Oder er dissoziiert und nimmt nicht mehr am Prozess teil. Für den Begleiter sind diese Strategien wichtige Informationen und ich halte es für das Beste, auf die Strategien hinzuweisen. Es ist nicht hilfreich, sie zu übergehen oder zu sehr gegen sie zu arbeiten. Dies könnte den Klienten retraumatisieren. Es gibt immer einen Grund für die Überlebensstrategien. Eine Retraumatisierung wird meistens dadurch verursacht, dass der Begleiter zu vehement gegen die Überlebensimpulse des Klienten vorgegangen ist.

## 14.7 Die Arbeit mit körperlichen Symptomen

Der Zusammenhang von Körper und Trauma-Überleben wurde bereits in Kapitel 5.4.7 Körperliche Überlebensstrategien beschrieben. Nun geht es um Anliegen, die darauf zielen, Körpersymptome zu erforschen.

Symptome sind Symptome, ob wir sie nun als körperlich, emotional, als Verhaltenssymptome oder als „allgemeine Probleme des Lebens" klassifizieren. Ein körperliches Symptom ist immer Ausdruck von Trauma: das Reizdarmsyndrom genauso wie das Lebensproblem, eine zufriedenstellende Beziehung nicht aufrechterhalten zu können oder das Verhaltenssymptom, zu unkontrollierbaren Wutausbrüchen zu neigen. In Anliegen der Kategorie „Problemlösung" geht es, wie in Kapitel 14.1 beschrieben, immer um ein Symptom.

Um unser Trauma richtig zu verstehen und damit zu arbeiten, müssen wir begreifen, dass es immer auch körperliche Auswirkungen hat, auch wenn wir von „Psychotrauma" und vom emotionalen Einfluss von Trauma sprechen. Das Trauma abzuspalten, die Erfahrungen und die traumatischen Gefühle zu unterdrücken, sind nicht nur Konzepte, sondern körperliche Phänomene. Trauma steckt im Körper und mit der Zeit bedeutet dies zunehmenden körperlichen Stress, der schließlich zu anhaltenden, diagnostizierbaren Zuständen führt. So werden Anliegen zu körperlichen Symptomen die dahinter liegenden Themen zum Vorschein bringen, genauso wie das Anliegen der Unfähigkeit, eine dauerhafte Beziehung zu haben, dies tun wird. Wenn ein Klient ein Anliegen zu einem körperlichen Symptom formuliert – beispielsweise chronische Rückenschmerzen oder Diabetes oder auch Krebs – bringt ihn dies vom Symptom zur Ursache. Symptome sind nicht das Thema. Sie sind der Hinweis auf ein Thema. Dies gilt für körperliche Symptome ebenso wie für jedes andere Problem, das in unserem Leben auftauchen mag.

Körpersymptome müssen beachtet werden. Jeder Schmerz und jedes Leiden ist ein Hinweis, in sich zu gehen und sich zu fragen, was geschieht in meinem Körper und warum geschieht es. Wenn Traumaheilung bedeutet, ein gutes Leben zu leben, heißt es dann nicht auch mit einem guten, einem gesunden Körper zu leben? Die Lösung für all die frühen Traumata in der Liebe zu mir selbst zu finden, bedeutet auch, meinen Körper zu lieben. Es ergibt keinen Sinn zu sagen, ich sei von meinem Trauma geheilt, wenn mein Körper Symptome zeigt oder wenn ich ihm schlechte Nahrung gebe. Ich bin nicht getrennt von meinem Körper. Ich lebe und mein Körper lebt. Traumaheilung bedeutet vor allem, die

Spaltung zwischen Ich und meinem Körper zu heilen. Sogar zu sagen „mein Körper" ist eine Spaltung. „Mein Körper" drückt aus, dass ich meinen Körper besitze. Wir objektifizieren unseren Körper: Er ist nicht Ich, er ist mein(er). Diese Spaltung ist jedoch Bestandteil unserer Sprache. Damit versagt unsere Sprache. Besser wäre: Ich bin Körper, oder Ich-Körper.

## 14.8 Der durch frühes Trauma entstandene emotionale Schmerz

Wenn Trauma bedeutet, Todesangst zu fühlen, so dass man befürchten muss, das Ereignis nicht zu überleben, würde man vermuten, dass die Emotion von Trauma Entsetzen ist. Wenn wir aber die Traumabiografie und die Identitäts-Traumata berücksichtigen, ist der schreckliche Verrat, zu Beginn unseres Lebens nicht gewollt zu sein, für gewöhnlich der tiefliegende Schmerz des Traumas der Identität. Wenn wir nicht irgendwann in unserem Heilungsprozess den Schmerz darüber fühlen, von unserer Mutter nicht als einzigartiges Individuum gewollt gewesen zu sein, funktioniert unser Ich immer auf irgendeine Art als Überlebens-Ich. Echte Traumaheilung bedeutet, dass wir uns emotional und intellektuell mit dieser Tatsache versöhnt haben. Alle Traumata, die wir nach dem ursprünglichen Trauma erlebt haben, können nur dann vollständig geheilt werden und werden unser Leben nicht mehr beeinträchtigen, wenn wir uns erlaubt haben, diesen emotionalen Schmerz zu erkennen und zu fühlen.

Den ursprünglichen Schmerz der Zurückweisung zu fühlen, den wir erlebt haben, als wir von Lebenslust, Lebendigkeit und dem Wunsch zu lieben und von unseren Liebsten geliebt zu werden, erfüllt waren – diesen Schmerz unter geschützten Bedingungen wieder zu erleben, heilt Trauma.

Zu der Verbindung mit diesem emotionalen Schmerz kommt der Schmerz darüber, die Hoffnung und die Illusion aufgeben zu müssen, dass es anders sein könnte, nämlich dass ich von meiner Mutter gewollt, akzeptiert und geliebt werde. Dazu kommt auch der Schmerz darüber, dass ich ohne ihre Liebe und Zustimmung existieren, überleben und leben kann. All das werden wir in uns finden, wenn wir unser Trauma bearbeiten. Die Wahrheit und das Fühlen des Schmerzes machen uns frei.

# 15. Die Einzelsitzung

## 15.1 Einleitung

Seit den späten 80er-Jahren habe ich als Gestalttherapeutin in Einzelsitzungen gearbeitet. Daher haben mich bestimmte Fragen hinsichtlich der Einzelarbeit mit der IoPT-Anliegenmethode beschäftigt: Kann die Effektivität der Gruppenseminare in die Einzelsitzung übertragen werden? Und wenn ja, wie sorgt man dafür, dass das so effektiv wie möglich gelingt? Mit diesen Fragen setze ich mich nun seit mehr als zwanzig Jahren auseinander und bin zu dem Schluss gekommen, dass die Einzelsitzung – berücksichtigt man ihre Vorteile – genauso effektiv und produktiv sein kann wie Arbeit in der Gruppe.

Der Hauptvorteil der Einzelsitzung ist, dass es sehr viele Menschen gibt, die nicht in einer Gruppe arbeiten würden. Als ich Mitte der 1990er Jahre zum ersten Mal von Bert Hellingers Familienaufstellungen[37] erfuhr – Hellinger arbeitete damals vor riesigen Gruppen – hat mich diese Arbeit völlig fasziniert. Aber ich wusste schon damals, dass ich selbst unter solchen Bedingungen niemals würde arbeiten wollen. Mir war klar, dass ich mich schnell schäme und Angst habe, vorgeführt zu werden. Meine eigene Arbeit unter solchen Voraussetzungen zu machen, war mir nicht möglich. So führten meine Begeisterung für die Arbeit gepaart mit meiner Angst, verletzt zu werden, dazu, dass ich begann, effektive Wege zu suchen, um diese Arbeit als Einzelsitzung machen zu können.

Aus den oben genannten Gründen kamen im Laufe der Jahre sehr viele Menschen für Einzelsitzungen zu mir. Eine Gruppe kann leicht all die Themen triggern, die man aus der eigenen Familie kennt. Die erste „Gruppe", mit der wir zurechtkommen müssen, ist unsere Familie. Natürlich bergen dann alle anderen Gruppen potenziell die Gefahr, die Ängste und Traumata zu triggern, die in der eigenen Familie entstanden sind. Für jemanden, der vielleicht zum ersten Mal überhaupt eine Therapie beginnt, stellt sich in einer Gruppe nicht nur die Frage, ob er dem Begleiter

---

[37] Bert Hellinger nutzte als erster das Phänomen der Resonanz und den Einsatz von Stellvertretern, um nützliche Informationen zu erhalten, in den von ihm so genannten und entwickelten Familienaufstellungen.

vertrauen kann. Er muss auch mit den anderen Teilnehmern in der Gruppe zurechtkommen. Für viele Menschen sind Gruppen furchteinflößend und die Vorstellung, ihre intimsten, persönlichen Geheimnisse dort preiszugeben, ist für sie unvorstellbar.

Für mich stellt eine Methode der Traumaheilung, die den Schutz und die Sicherheit der Einzelsitzung nicht bieten kann, keine Option dar. Ich bin – wie viele andere auch – der Meinung, dass IoPT effektiv und bahnbrechend ist. Deshalb sind wir IoPT-Praktizierende in der Verantwortung und haben die Pflicht, diese Methode auch in einer Einzelsitzung anzubieten und erfolgreich umzusetzen.

Damit dies möglich wird, müssen wir uns mit der Einzelsitzung unter besonderer Berücksichtigung ihrer spezifischen Herausforderungen detailliert auseinandersetzen. Wir können den Gruppenprozess nicht einfach übertragen und die Besonderheiten der Einzelarbeit außer Acht lassen.

## 15.2 Grundlagen der Einzelsitzung

Unabhängig davon, ob der Begleiter mit dem Klienten in seiner Praxis arbeitet oder ob die Arbeit online stattfindet: der grundlegende Verlauf ist derselbe. Das Anliegen wird formuliert, die zu repräsentierenden Elemente werden gewählt und erhalten einen sogenannten Bodenanker. (Das kann ein Stuhl, ein Kissen oder eine Filzplatte jeweils mit einem Schild mit der Bezeichnung des betreffenden Elementes sein.)

Darüber hinaus ist es meines Erachtens nützlich einen Bodenanker für den Klienten selbst zu haben. Eine der größten Herausforderungen in der Einzelsitzung besteht nämlich darin, Klarheit über die Position zu behalten, aus welcher der Klient spricht. Spricht er in der Resonanz für eins der gewählten Elemente oder als er selbst? Um diese Klarheit hat sich der Begleiter zu kümmern, nicht der Klient. Der Klient muss sich darauf verlassen können, dass sein Begleiter den Überblick über das Geschehen behält. Das ist eine wesentliche Herausforderung, mit welcher wir es bei der Arbeit mit einer Gruppe nicht zu tun bekommen.

Von einem Menschen, für den die Arbeit neu ist, können wir nicht erwarten, dass er dies leisten kann. Für diesen Zweck sind eindeutig benannte Schilder oder Bodenanker sehr nützlich. Aber dem Begleiter muss auch vollkommen klar sein, aus welcher Position heraus der Klient spricht. Notfalls muss der Begleiter nachfragen.

## 15.3 Einführung neuer Klienten

Über die Jahre habe ich die Erfahrung gemacht, dass sehr viele der Menschen, für die IoPT neu ist, sich für die Einzelsitzung entscheiden, um IoPT und die Anliegenmethode kennenzulernen. Daher besteht eine weitere Herausforderung darin, einem neuen Klienten das Phänomen der Resonanz und die Ideen sowie den allgemeinen theoretischen Hintergrund der IoPT vorzustellen. Dies ist weniger wichtig, wenn ein neuer Klient im ersten Schritt an einer Gruppe teilnimmt. In der Gruppe kann er einfach beobachten, was geschieht. In der Einzelarbeit ist keine Ablenkung möglich, denn es gibt hier nur den Klienten, der mit einem Anliegen kommt – und seinen Begleiter.

Ich habe die Erfahrung gemacht, dass viele neue Klienten, die zu mir kommen, zumindest mein Buch *Zurück in mein Ich* (Broughton, 2016) gelesen haben. Vielleicht haben sie auch die Videos auf meiner Website angeschaut. Sie haben also eine ungefähre Vorstellung, von dem, was auf sie zukommt. Dennoch ist die Arbeit für sie neu. Eventuell wurde das Gelesene auch nicht vollständig erfasst oder missverstanden. Außerdem gibt es Klienten, die keine Informationen haben und einfach nur auf Empfehlung erscheinen.

Dem Neuling gebe ich nur die Informationen, die für den Beginn der Arbeit notwendig sind. Zunächst geht es darum, ein Anliegen zu haben. Selbst das muss geduldig erklärt werden. Der Klient muss das Erklärte verarbeiten und darüber nachdenken können, was sein Anliegen ist. Ich sage zu Beginn beispielsweise so etwas wie „Bei der Formulierung deines Anliegen geht es um das, was du in dieser Sitzung für dich erreichen willst." Vielleicht sage ich noch: „Was immer dein Anliegen ist: Es muss dir wichtig sein und es braucht deine Kraft und dein Engagement."

Ich glaube nicht, dass es Sinn macht, dem Klienten viel Theorie zuzumuten. Am Anfang spielt das keine große Rolle. Es kommt darauf an, was der Klient will und wie er eine Lösung seines Problems erreichen kann. Das ist, was die meisten Menschen interessiert. Des Weiteren ist eine Zeit zum gegenseitigen Kennenlernen notwendig, damit der Klient ein Gefühl für denjenigen bekommt, der ihn begleitet. Während der Anfangsphase ist es nicht erforderlich, dass der neue Klient dem Begleiter vertraut. Dieser muss sich erst einmal als vertrauenswürdig erweisen. Wenn der Klient sich mit dem Begleiter wohlfühlt, wird er eher bereit sein, im Resonanzprozess etwas zu riskieren als jemand, der sich mit dem Begleiter unsicher fühlt.

## 15.4 Resonanz in der Einzelsitzung

In der Gruppenarbeit sind die Resonanzgeber die wichtigsten Quellen für neue Informationen, Erfahrungen und Einsichten. In Gruppen gibt es viele, die diese Aufgabe übernehmen können. Aber in der Einzelsitzung gibt es nur den Klienten und den Begleiter. Das ist eine Hürde, die in einer Gruppe nicht vorkommt.

Der Repräsentant aus einer Gruppe hat keine besonderen Ziele, wenn er sich bereit erklärt, in Resonanz zu gehen. Es geht nicht um sein Anliegen und seine Themen, auch wenn sich für ihn eine persönliche Relevanz ergeben sollte. Er kann ohne irgendeine übergeordnete Absicht seine Erfahrungen weitestgehend frei beobachten, sie fühlen und dem Klienten mitteilen.

Wenn der Klient in seiner eigenen Arbeit in Resonanz geht, befindet er sich in einem vollkommen anderen psychischen Zustand. Er *verfolgt* eine Absicht, die er in seinem Anliegen zum Ausdruck bringt und er *will* ein Ergebnis. Gleichzeitig ist er auch teilweise verängstigt oder zumindest abwehrend gegenüber dem, was sich zeigen könnte. Aus IoPT-Sicht heißt das, dass er sein Anliegen aus seinem gesunden Ich heraus formuliert hat. Doch bereits zu Beginn wird der Prozess vom Überlebens-Ich modifiziert und abgemildert. Mit einem Anteil aus dem eigenen Anliegen in Resonanz zu gehen, um etwas sehr Persönliches zu erforschen, ruft vermutlich subtile Überlebensinstinkte auf den Plan. Daher ist der Klient als Repräsentant in seiner eigenen Arbeit – verständlicherweise – wahrscheinlich weniger effektiv als jemand, der kein Ziel verfolgt.

## 15.5 Der Klient als Resonanzgeber in der eigenen Arbeit

Obwohl meines Erachtens jeder Mensch fähig ist, in Resonanz zu gehen, ist dies für einen Klienten im eigenen Prozess oft schwierig. Ich habe mit sehr erfahrenen IoPT-Begleitern gearbeitet, die in den Anliegenprozessen anderer völlig selbstverständlich in Resonanz gehen, dies in der eigenen Arbeit jedoch schwierig finden. Das liegt einfach daran, dass hier mehr auf dem Spiel steht und der Zugang zur eigenen Resonanzfähigkeit daher eher eingeschränkt ist. Jeder Mensch, der bereit ist, diese Arbeit zu machen, nähert sich augenblicklich seinem Trauma. Aus diesem Grund ist es viel wahrscheinlicher, dass er – zum Teil – aus seinen Überlebensstrategien heraus funktioniert. Er dissoziiert und denkt, anstatt zu fühlen. Er betäubt seinen Körper und befasst sich eher mit Ideen und Fantasien als mit der

Realität. Es gibt keinen Grund, sich hierfür zu schämen. Es ist, wie es ist und das ist ganz natürlich.

Wie kann nun der Begleiter den Klienten unterstützen, so dass dieser in seiner eigenen Arbeit gut in Resonanz gehen kann? Das ist die wichtigste Frage in einer Einzelsitzung.

Zunächst muss der Begleiter lernen zu erkennen, wann jemand tatsächlich in Resonanz ist und wann nicht. In Gruppen gehen wir davon aus, dass die Repräsentanten immer in Resonanz sind. Das ist in Einzelarbeiten eindeutig anders. Zur Erinnerung: In Resonanz zu sein bedeutet, dass jemand seine Erfahrungen – Gefühle, Emotionen, Gedanken und Bilder, die aus Neugier und zum Teil auf eine losgelöste Weise entstehen – erlebt. Sogar wenn der Klient in der Einzelsitzung eigentlich in Resonanz gehen sollte (wenn er ein Schild trägt oder auf einem Bodenanker steht) kann es sein, dass er dennoch auf unterschiedliche Weise nicht in Resonanz ist. Dafür gibt es mehrere Anzeichen:

1. Die Person erzählt aus der Vergangenheit oder plaudert über das Thema.
2. Sie erzählt Altbekanntes, wie ein kleines Kind dies täte, berichtet von bekannten Ereignissen und bewussten Erinnerungen. Dies kann sehr emotional werden. Doch in diesem Fall erlebt die Person etwas wieder, was sie bereits kennt.
3. Wenn sie wenig oder gar keinen Zugang findet.
4. Wenn die Person ihre Erfahrung objektifiziert, indem sie in der Resonanz die Worte „sie" oder „er" (im Deutschen auch „man") benutzt, anstatt Ich zu sagen. Eine echte Resonanz berichtet immer als subjektives Ich. Ein Pronomen distanziert sich von der Resonanz und erzählt Geschichten.
5. Wenn die Augen geschlossen bleiben. Manche Menschen müssen ihre Augen schließen, um mit ihrem Inneren in Kontakt zu treten. Es trifft aber auch zu, dass wir, wenn wir unsere Augen geschlossen halten, die Verbindung zum Hier und Jetzt verlieren. Stattdessen fallen wir zurück in die ursprüngliche Traumasituation, was uns möglicherweise retraumatisieren könnte. Im Gruppenprozess passiert dies selten, weil der Klient mehr Verbindung mit anderen Menschen, mit seinen Resonanzgebern, hat. In der Einzelsitzung gibt es nur den Begleiter. Hier ist es viel wahrscheinlicher, dass jemand seine Augen schließt und sich vielleicht zurück in die Vergangenheit transportiert. Eine angemessene Resonanz bleibt in

der Gegenwart, auch wenn ihre Erfahrungen Hinweise auf die Vergangenheit liefern.

Der Begleiter kann das Resonanzgeben auf verschiedene Weise unterstützen. Zuallererst muss er jedoch erkennen, wenn jemand nicht in Resonanz ist. Dies ist wichtiger, weil die Arbeit für viele Klienten, die in die Einzelsitzung kommen, neu ist. Vielleicht gelingt es in der ersten Sitzung auch nicht. Aber wenn der Begleiter in der Lage ist, Resonanz von Nicht-Resonanz zu unterscheiden, kann er den Klienten so unterstützen, dass dieser wahrhaftig in Resonanz gehen kann.

Dabei können dem Begleiter folgende Richtlinien helfen:

1. Stelle einem Klienten, wenn er in Resonanz ist keine Fragen, die an den Klienten gerichtet sein sollten. Dies kann zu Verwirrung führen. Es erschwert dem Klienten, den Unterschied zwischen dem Sprechen als er selbst und dem Sprechen in der Resonanz zu verstehen. Es ist äußerst wichtig, das während des ganzen Prozesses unterscheiden zu können. Die Verantwortung dafür, dass dies gelingt, liegt beim Begleiter. Wenn du eine spezielle Frage hast, stelle sie erst, wenn der Klient die Resonanz verlassen hat. Wie ich bezüglich der Arbeit mit der Gruppe bereits erwähnt habe, sollten Fragen aber auf ein Minimum begrenzt bleiben. Der Klient wechselt immer, wenn er etwas gefragt wird, in seinen sicheren Intellekt, anstatt Emotionen zuzulassen und zu fühlen. Wenn uns eine Frage gestellt wird, sind wir gezwungen nachzudenken, um eine Antwort zu finden.

2. Rede nicht zu viel. Es geht nicht um dich, sondern um den Klienten. Außerdem führt Reden leicht in den sicheren Intellekt und in eine eher konventionelle Form der Therapie oder Beratung – weg von den tiefliegenden Themen. Begleiter, die aus der Therapie oder der Beratung kommen, sind sehr anfällig dafür, therapeutische Strategien anzuwenden. In der IoPT handeln wir vollkommen anders. Konventionelle therapeutische Strategien (wie das Spiegeln) haben hier keinen Platz. Der Klient kann erkennen, ob du aufmerksam bist oder nicht. Du brauchst keine Strategie, um deine Aufmerksamkeit und dein Verständnis zu demonstrieren – es zeigt Herablassung. Als Richtschnur würde ich sagen, der Begleiter soll nicht mehr als 25 bis 30% Redezeit haben – wenn überhaupt. Die Wahrscheinlichkeit, dass der Begleiter viel redet, ist in der Einzelsitzung größer als im Gruppensetting. Ich empfehle auf jeden

Fall weitestgehende Zurückhaltung verbunden mit der Frage: Ist es wirklich nötig, jetzt etwas zu sagen? Sich diese Frage zu stellen, ist immer eine gute Idee.

Folgendes solltest du tun:

1. Nutze einfache, ermutigende Sätze wie: „Achte einfach darauf, was in dir geschieht, egal was es ist." Recht oft erinnere ich den Klienten sanft daran, dass er in Resonanz mit einem bestimmten Wort ist, zum Beispiel mit dem Wort „will". Ich sage dann: „Was passiert, wenn du in Resonanz mit dem Wort „will" bist? Was fällt dir auf?"
2. Achte immer darauf, ob der Klient als er selbst spricht oder aus der Resonanz.

Denke daran, dass dieser Mensch gerade so ist, wie er ist. Wenn er gut in Resonanz gehen kann, ist das gut. Kann er das nicht, ist auch das in Ordnung. Egal, ob es ihm leichtfällt oder nicht – als Begleiter in der Einzelsitzung ist es meines Erachtens unsere Aufgabe sicherzustellen, dass der Klient von der Sitzung profitiert. Das könnte der Begleiter mit einer Hypothese oder einer Interpretation unterstützen.

## 15.6 Der Begleiter als potenzieller Resonanzgeber

Im Laufe der Jahre habe ich in Einzelsitzungen mit vielen verschiedenen Ansätzen experimentiert. In manchen Arbeiten übernahm ich die komplette Resonanzarbeit, in anderen nicht eine einzige Resonanz. Auch alle anderen möglichen Varianten sind vorgekommen.

Wenn der Begleiter die Aufgabe übernimmt, in Resonanz zu gehen, ist das nicht unproblematisch:

1. Kann der Klient darauf vertrauen, dass der Begleiter seine Rolle als Begleiter in ausreichendem Maß aufgeben kann, um ein klarer und unvoreingenommener Resonanzgeber zu sein?
2. Oder verfolgt der Begleiter vielleicht eine Absicht?
3. Wenn dem so ist: Muss der Klient dem Bericht des Begleiters zustimmen?
4. Oder kann sich der Klient dem, was der Begleiter anbietet, widersetzen? Und kann der Begleiter dies akzeptieren?

Hier geht es grundsätzlich um Macht. Viele Menschen geben dem Begleiter vermutlich übermäßige Macht, besonders wenn sie gerade erst mit der Arbeit beginnen. Gleichzeitig nehmen sie den Begleiter als einen potenziellen Täter wahr und haben das Bedürfnis, sich gegen ihn und seine Informationen aus der Resonanz zu verteidigen. Weil dies ein schwieriges Thema ist, wende ich in Einzelsitzungen die nachfolgenden Ideen an, wenn ich anbiete, in Resonanz zu gehen:

1. Im Allgemeinen gehe ich erst in Resonanz, nachdem der Klient selbst mit allen Elementen mindestens zweimal in Resonanz gegangen ist. Ich unterstütze ihn darin, zwei „Runden" Resonanz auszuprobieren. Die erste Runde ist oft recht oberflächlich, während die zweite als Ermutigung dient, um weiter zu forschen. Schließlich ist dieser Mensch da, um selbst seine eigene Arbeit zu machen und nicht dazu, die Arbeit an den Begleiter zu delegieren.

2. Ich biete mich als Resonanzgeber an. Ich mache aber beispielsweise auch den Vorschlag, dass der Klient mit Elementen, die er interessant findet, selbst wieder in Resonanz geht.

3. Ich gehe nur mit einem Element in Resonanz. Das sage ich, wenn mein Angebot angenommen wird. So muss der Klient darüber nachdenken, welches Element ich repräsentieren soll, denn ich übernehme nur eine Resonanz. Ich sage ihm, dass ich es so handhabe, weil ich mit diesem Element in Verbindung bleibe, auch wenn ich die Resonanz offiziell wieder verlassen habe. Daher würden mich weitere Elemente verwirren – in der Gruppe repräsentiert schließlich auch jeder nur ein Element.

4. Ich muss – ohne irgendein Ziel – in die Resonanz gehen. Ich muss mich von allen Vorstellungen über das Resultat der Arbeit befreien. Stattdessen musss ich bereit sein, mich von der Resonanz und von dem, was anschließend passiert, überraschen zu lassen. Während ich in Resonanz bin, muss ich mich ausschließlich um sie kümmern und darauf vertrauen, dass das, was geschieht, hilfreich sein wird. Das ist phänomenologische kreative Gleichgültigkeit. (siehe Abschnitt 13.3 Augenhöhe und kreative Gleichgültigkeit).

5. Ich sage dem Klienten, dass ich einfach das äußern werde, was ich erlebe und wie ich es erlebe – so gut ich kann.

6. Wenn ich in der Resonanz zufällig einen Gedanken habe, den ich als meinen eigenen erkenne, äußere ich den Gedanken. Ich füge aber hinzu, dass es meine Idee ist. Es ist richtig, dass ich, obwohl in

Resonanz, immer noch ich selbst bin und dass ein eigener Gedanke auftauchen kann. Wenn ich mir darüber unsicher bin, ob ein Gedanke zu mir oder zur Resonanz gehört, sage ich dies dem Klienten. Er kann entscheiden, was für ihn relevant ist und was nicht. Der Begleiter kann so ein nützlicher, in seinen Berichten transparenter Resonanzgeber sein.

7. Dass der Klient die Arbeit schon ein wenig kennengelernt hat, ist ein wichtiger Grund, warum ich es vorziehe, erst später im Prozess in Resonanz zu gehen. Wenn der Begleiter erst dann seine Rolle vorübergehend für eine Resonanz verlässt, fühlt sich der Klient wahrscheinlich weniger allein gelassen. Zu diesem Zeitpunkt hat der Begleiter seine Präsenz schon bewiesen und sie besteht weiter, auch wenn er als Resonanzgeber fungiert.

Ich habe festgestellt, dass diese Vorgehensweise gut funktioniert. Der Klient bleibt so in seiner Selbstverpflichtung, aber er hat auch die Möglichkeit, eine andere Person in die Resonanz zu bitten. In allen Arbeiten mit der Anliegenmethode (ob in der Gruppe oder in der Einzelarbeit) gibt es einen Punkt, an dem der Klient ins Stocken gerät – dies *muss* passieren. Die Ressourcen und Überlebensstrategien des Klienten beginnen zu versagen. Er kann sich verwirrt und hilflos fühlen. Damit hat der Klient einen wichtigen Punkt erreicht: Alles, was er weiß, ist gesagt und offengelegt worden. Er steht nun an der Schwelle zum Neuen, Unbekannten. Aus Verwirrung erwächst Klarheit. In der Gruppe könnte das der Zeitpunkt sein, zu dem der Begleiter eine Hypothese oder eine Interpretation anbietet. In der Einzelsitzung bittet der Klient an dieser Stelle den Begleiter, in Resonanz zu gehen.

## 15.7 Fazit

Meines Erachtens ist die Einzelsitzung wertvoll und effektiv. Und ein wichtiger Teil der IoPT in Theorie und Praxis. Ich halte es für sinnvoll, dass ein seriöser IoPT-Begleiter die Einzelsitzung beherrscht. In mancher Hinsicht ist dies eine größere Herausforderung, aber für mich ist es ein wesentlicher Teil meiner Arbeit. Wenn jemand, der damit vielleicht große Schwierigkeiten hat, in eine Gruppe gehen müsste, um von der IoPT-Arbeit profitieren zu können, wäre ich nicht zufrieden.

Ich experimentiere weiter mit Einzelsitzungen und im Unterrichten von IoPT-Studenten ist dies einer meiner ergiebigsten Arbeitsbereiche.

# 16. Weitere Gedanken

## 16.1 Wie wird man IoPT-Begleiter

IoPT-Begleiter zu sein, stellt eine komplexe Herausforderung dar. Um eine Vorstellung vom zeitlichen Aufwand der Ausbildung zu bekommen: Ein *grundlegendes* Niveau an Kompetenz erreicht man in der konventionellen psychotherapeutischen Ausbildung nach etwa acht Jahren intensiven Trainings.

Der IoPT-Begleiter arbeitet mit Menschen, die oft stark traumatisiert sind und deren Psyche extrem verletzlich ist. Er trägt damit eine große Verantwortung. Der Klient muss sich bei dem IoPT-Begleiter gut aufgehoben fühlen. Dies kann nur sichergestellt werden, wenn sich der IoPT-Student zu einer mehrjährigen Ausbildung und zur Erforschung des eigenen Traumas verpflichtet.

Doch ich will niemanden entmutigen. Je bekannter die IoPT-Arbeit wird, umso mehr Menschen suchen einen Begleiter. IoPT kann aber nur dann funktionieren, wenn alle, die damit arbeiten, höchste Ansprüche an sich selbst stellen.

In der Erwartungshaltung zu verharren, dass jemand mit mehr Erfahrung uns bestätigt „Du bist gut und qualifiziert, um zu praktizieren" ist eine Überlebensstrategie – die Überlebensstrategie der „Identifikation". Die IoPT-Prinzipien von Identität, Trauma, Autonomie und Selbstverantwortung verpflichten uns dazu, diese Strategie aufzugeben. Die Wahrheit über einen Studenten ist nicht in der Außenwelt zu finden. Auch nicht seine Befähigung als potenzieller Begleiter – sie ist in ihm selbst.

In der psychotherapeutischen Welt wird nach etwa sieben bis acht Jahren Studium ein Examen abgelegt, bei dem der Prüfling von erfahreneren Therapeuten bewertet wird. Meine eigene Prüfung an einem hochangesehenen psychologischen Ausbildungsinstitut in London 1992 war traumatisierend für mich. Ich halte diese Vorgehensweise für höchst suspekt und sie entspricht nicht den wesentlichen Prinzipien und Werten der IoPT. Ohne diese konventionelle Bestätigung trägt allein der Student der Verantwortung dafür, den richtigen Zeitpunkt zu finden, um mit der Ausübung seiner Tätigkeit als Begleiter zu beginnen. Er verantwortet und überwacht seine Kompetenz nicht nur zu Beginn seiner Arbeit, sondern während des gesamten Zeitraums, in dem er als IoPT-Begleiter praktiziert. Niemand anderes kann und sollte dies für ihn übernehmen. Wir alle müssen dies mit Ehrlichkeit und in der Verpflichtung zu Wahrheit und Realität – dem Herzstück der IoPT – ständig in uns überprüfen. Dies tun wir am besten, indem wir uns selbst gegenüber eine wahrhaftige und lebenslange Verpflichtung eingehen, uns und unser Trauma ernst zu nehmen und fortwährend daran zu arbeiten, mehr psychische Klarheit zu gewinnen.

Die Verantwortung für die eigene Kompetenz einem anderen Menschen zu übertragen, hat häufig zur Folge, dass die Aufmerksamkeit der eigenen Kompetenz gegenüber nachlässt und möglicherweise sogar ganz verschwindet. Die meisten psychotherapeutischen Ausbildungen führen die Kompetenzbewertung in Feststellungsverfahren durch, oft mit einem sehr detaillierten „Ethik Kodex". Meines Erachtens bewirkt dies, dass die eigene Verantwortlichkeit für eine kontinuierliche Kompetenz geschwächt wird. Einen Ethik Kodex zu haben legt fest, dass der Mensch ohne eine externe Autorität, die den Kodex verfasst, unfähig ist, ethisch zu handeln. Dieser Gedankengang ist hauptsächlich darin begründet, dass Trauma und Trauma-Überleben nicht richtig verstanden werden. Man geht davon aus, dass der Mensch nicht in der Lage ist, Selbstverantwortung zu übernehmen. Dies sind grundlegende Täter-Opfer-Dynamiken: Der Verband wird zum Täter, aufgrund seiner Verletzlichkeit und seines Opferseins. Der Therapeut ist dem Verband ausgeliefert und wird zu dessen Opfer.

Echte Moral und Ethik können nicht gelehrt oder erzwungen werden. Sie entwickeln sich durch die kontinuierliche Erforschung der eigenen Psyche. Das gesunde Ich ist von Natur aus moralisch und ethisch. Es kann gar nicht anders sein. Regeln aufzustellen verhindert und unterminiert die Selbsterforschung, die das zunehmend gesunde (moralische und ethische) Ich stärkt. Regeln unterstützen die Überlebensstrategie der Identifikation des ursprünglichen Traumas – des Traumas der Identität.

Identifikation und Täter-Opfer-Dynamiken sind fester Bestandteil unserer Gesellschaft. Das Bedürfnis nach Institutionen zur Kontrolle und Akkreditierung ist das Resultat von kollektivem Trauma-Überleben und Täter-Opfer-Dynamiken. Von Misstrauen und Angst, die verbreitet werden, wenn das Verständnis für das Ausmaß von Trauma fehlt. Unsere Gesellschaft ist so aufgebaut, als könnten sich Menschen nur dann angemessen verhalten, wenn man sie unterrichtet, sie ständig überwacht und mit Regeln und Bewertungen einschränkt. Die Grenzen, die unsere Eltern in der Beziehung zu uns gesetzt haben, als wir Kinder waren, kamen hauptsächlich aus deren Überlebens-Ich, in dem sie sich meistens befanden. So konnten wir nicht lernen, uns gesund abzugrenzen – weder in der Beziehung mit anderen noch in Bezug auf unser eigenes Handeln. Wir haben uns an die Grenzen gewöhnt, die uns von den Tätern aufgezwungen wurden.

Selbstverständlich ist es ebenso richtig, dass – weil die Gesellschaft im allgemeinen Trauma und Trauma-Überlebensstrategien nicht erkennt – viele Menschen ihren Beruf eher aus ihrem Überlebens-Ich als aus einem gesunden Ich heraus ausüben. In der IoPT-Gemeinschaft erkennen wir Trauma. Zu unserer Arbeit gehört das Erkennen von Trauma-Überlebensstrategien, besonders das Erkennen von Täter-Opfer-Dynamiken. Deshalb vertraue ich darauf, dass wir diese Perspektive beibehalten, wenn es um persönliche Entscheidungen hinsichtlich unserer Kompetenz und Praxisfähigkeit geht.

Hierzu eine persönliche Erfahrung: Als ich Franz Ruppert darum bat, das Vorwort für dieses Buch zu schreiben, wurde mir ein Anteil in mir bewusst, der wollte, dass Franz Ruppert meine Arbeit überprüft und mir seine Anerkennung (Liebe) schenkt. Damit war mir eine weitere Schicht meiner Anfälligkeit für Identifikation bewusst geworden. Mich damit zu identifizieren, wie mich andere wahrnehmen, zeigte mein Bedürfnis nach Anerkennung und Bestätigung meiner Existenz und des Wertes meiner Existenz. Von diesem Zeitpunkt an konnte ich Franz bitten, das Vorwort zu schreiben nicht als Wertschätzung für meine Person und meine Arbeit, sondern als Wertschätzung für ihn und seine Arbeit als der Begründer der IoPT.

Auch Zeugnisse oder Empfehlungen sehe ich unter diesem Gesichtspunkt. Wenn ich gut genug bin und ein beständig gewissenhafter Begleiter, wozu brauche ich die Bestätigung anderer? Ist der Gedanke „Ich bin so gut, wie diese Person sagt." nicht auch eine Form von Identifikation? Warum muss ich das Positive, das jemand über mich sagt, mit anderen teilen? Natürlich gibt es keine negativen Empfehlungen – sie würden nicht publik gemacht werden. Vielleicht gibt es ja für jede positive Aussage, die als Empfehlung benutzt wird, im Gegenzug auch eine negative. Der Begleiter ist, wer er ist und die Aussagekraft über seine Kompetenz liegt im Erfolg und in der Beständigkeit seiner Praxis. Konventionelle Psychotherapie basiert in der Regel auf einer Verpflichtung zur kontinuierlichen Teilnahme seitens des Patienten. Dass es eine solche Verpflichtung bei der IoPT-Arbeit nicht gibt, hat eine Bedeutung: Ein Klient, der den Begleiter als unzulänglich erlebt, hat keine Verpflichtung ihm gegenüber und kann die Arbeit mit ihm jederzeit beenden. Deine Kompetenz zeigt sich im Wachsen deiner Praxis. Die Menschen, die mit uns arbeiten, sind nicht dumm. Sie sagen sich Folgendes: Täuschst du mich einmal: schäme dich. Wenn du es zweimal tust, muss ich mich schämen. Die meisten Menschen wissen ziemlich schnell, ob der Begleiter und seine Arbeit ihnen weiterhelfen und ob es sich lohnt, weiterzumachen.

*****

Hier sind einige Anregungen, wie du deine Ausbildung als IoPT-Begleiter gestalten könntest.

Zunächst gibt es zwei wesentliche Prinzipien in der Ausbildung zum IoPT-Begleiter:

- Nimm jede Gelegenheit wahr, Selbsterforschung zu betreiben. Der IoPT-Begleiter braucht eine klare Psyche und ein sehr gutes Verständnis seiner eigenen Überlebensstrategien. Er muss wissen, wann er potenziell zum Täter werden kann. Tatsächlich würde ich sagen, dass die eigene Arbeit die wichtigste Voraussetzung dafür ist, ein kompetenter, stabiler und zuverlässiger IoPT-Begleiter zu werden.
- Übernimm die Verantwortung für deine Ausbildung und dein Lernprogramm.

Das Lernen besteht aus den Arbeitsbereichen Theorie und Praxis.

Dazu gibt es vier Ansätze:

1. Erfahrung sammeln: Durch eigene Anliegenarbeiten, durch das Resonanzgeben, durch das Beobachten der Anliegenarbeiten anderer und durch Beobachten anderer Begleiter.
2. Theoretische Auseinandersetzung mit allem, was du über die IoPT-Theorie finden kannst: Lesen der Bücher von Franz Ruppert, meiner Bücher und aller anderen relevanten Bücher und Artikel, Anschauen von Video-Vorträgen, Interviews usw.
3. Diskutieren und Fragen stellen: Mit deinen Studienkollegen und mit erfahrenen Begleitern.

4. Üben, üben, üben: Durch die Arbeit lernst du mehr als durch alles andere – deine eigene Arbeit ausgenommen.

Um ein IoPT-Begleiter zu werden, der der IoPT-Theorie in ihren Prinzipien und Werten folgt, empfehle ich:

- Sei aktiv, statt passiv.
- Gestalte dein eigenes Lernprogramm und nimm deine eigene Forschungsarbeit in den Fokus.
- Nimm dein Lernen ernst. Du willst mit Menschen, deren Psyche extrem verletzlich ist, arbeiten. Das ist eine große Herausforderung.
- Für einen Begleiter ist ein *Minimum* von vier Jahren intensiven Studiums und Eigenarbeit eine gute, angemessene Ausbildungszeit.
- Wahrscheinlich dauert es zehn Jahre, bis du sagen kannst, dass du ein kompetenter Begleiter bist.
- Besuche so viele Ausbildungskurse wie möglich, mit verschiedenen Begleitern und Lehrern.
- Zur Unterstützung: Tritt einer Peer Group bei oder gründe eine mit anderen IoPT-Studenten.
- Denke über die Fragen, die du hast, nach und überlege, wer sie dir beantworten kann.
- Nimm jede Gelegenheit als Resonanzgeber in den Arbeiten anderer wahr. Beobachte unterschiedliche Begleiter und befrage diese zu ihren Denkansätzen.
- Übernimm die Verantwortung für den Zeitpunkt, an dem du beginnst zu praktizieren. Vielleicht diskutierst du dies mit deinen Kollegen und Lehrern.
- Wenn du beginnst mit Menschen zu arbeiten, stelle sicher, dass du in einer Peer Group bist, deren Kompetenz deiner ähnlich ist.
- Nimm jede Gelegenheit zur Supervision, Unterstützung und Feedback von erfahreneren Begleitern wahr.
- Der kompetente IoPT-Begleiter lebt nach den Werten und Prinzipien der IoPT. Versuche immer so zu leben.
- Übernimm die Verantwortung für dein kontinuierliches, persönliches und professionelles Lernen. Glaube niemals, dass du alles weißt! Es gibt immer noch mehr zu lernen.
- Betrachte dich für den Rest deines Lebens als IoPT-Student.

## 16.2 Umgang mit Beschwerden

Für einen sich noch in der Ausbildung befindenden Begleiter, ist es hilfreich, sich darüber im Klaren zu sein, dass er Fehler machen wird und dass es Beschwerden geben wird. Hierzu ein Hinweis: Diese Beschwerden kommen häufig nicht aus dem „gesunden Ich" des Beschwerdeführers. Wir stehen dann zuweilen einer feindseligen Handlung gegenüber.

Für die IoPT gibt es keine übergeordnete Institution (wie z.B. einen Dachverband), an die sich unsere Klienten wenden könnten. Ich halte das grundsätzlich für richtig, da meiner Erfahrung nach Beschwerden, die über einen Dachverband geführt werden, zu Täter-Opfer-Dynamiken führen und deshalb leicht außer Kontrolle geraten. Dennoch müssen wir die Verantwortung für unser Handeln übernehmen.

Wenn sich jemand bei mir über einen anderen Begleiter beschwert, empfehle ich immer, diesen Begleiter zu kontaktieren und die Angelegenheit mit ihm zu besprechen. Soweit ich weiß, ist dies stets hilfreich gewesen. Wenn sich jemand über meine Arbeit beschweren will, bin ich definitiv immer zu einem solchen Gespräch bereit. Über die Jahre hatte ich mehrere solcher Gespräche. Wir Begleiter sind nicht perfekt, auch wir sind traumatisierte Menschen. Wir machen Fehler und manchmal werden unsere Überlebensstrategien während der Arbeit getriggert. Wir können uns aber dafür entscheiden, unsere Fehler zuzugeben und aus ihnen zu lernen. Wir sind Menschen, die wissen, dass es in anderen Menschen ein gesundes Ich gibt. Wir wissen auch, dass wir einen Weg finden können, aus unserem gesunden Ich mit dem anderen gesunden Ich Kontakt aufzunehmen. So können wir gemeinsam die Probleme lösen.

Bei Beschwerden empfehle ich Folgendes:

1. Egal ob die Beschwerde dich schriftlich oder mündlich erreicht, **antworte nicht sofort**. Selbst wenn du einen Anruf bekommst, höre zunächst einfach nur zu. Antworte dann, dass du etwas Zeit brauchst, um über die Schilderung nachzudenken und angemessen antworten zu können. Wenn ich eine E-Mail bekomme, warte ich immer so lange, bis ich mir sicher bin, dass ich aus meinem gesunden Ich antworte und nicht aus einer Opferhaltung reagiere. Das dauert manchmal zwei bis drei Tage.

2. In meiner Antwort betone ich immer, das ich mir viel Zeit genommen habe, um über die Beschwerde nachzudenken. Wenn ich einen Kollegen konsultiert habe, erwähne ich dies.

3. Antworte fair und ehrlich auf das Anliegen. Wenn du der Meinung bist, einen Fehler gemacht zu haben, gib dies zu. Du bist ein Mensch und alle Menschen machen manchmal Fehler. Wenn du annimmst, dass es ein Missverständnis gibt, versuche es so gut wie möglich aufzuklären. Vielleicht kannst du etwas benennen, was du aus der Beschwerde gelernt hast. Meines Erachtens können wir aus jeder Kritik etwas lernen.

4. Wenn du es für notwendig hältst, kannst du ein Telefonat oder ein Treffen vorschlagen.

5. Zeige deine Bereitschaft mit dem Klienten in Kontakt zu bleiben.

6. Sollte es vorkommen, dass ich wahrhaftig glaube, mich als Begleiter nicht angemessen verhalten zu haben, sage ich, dass es mir leid tut und biete darüber hinaus eine vergünstigte oder kostenlose Einzelsitzung an.

Bis jetzt hat sich diese Vorgehensweise bewährt und mir dabei geholfen zu vermeiden, dass ich mir Menschen unnötig zu Feinden mache. Wenn gesundes Ich auf gesundes Ich trifft, ist es nicht schwierig, freundlich miteinander umzugehen. Wenn sich jemand jedoch dazu entschließt, feindselig zu sein, kann ich daran kaum etwas ändern. Ich kann aber aus der Situation lernen und Täter-Opfer-Dynamiken aus dem Weg gehen.

# Fazit

*„Wie schön und selten und wundervoll, sogar übernatürlich, die*
*Realität ist, wenn wir ihr ins Gesicht schauen. "*
(Christopher Hitchens, Polemiker, Autor und Journalist,
bei seinem letzten Auftritt 2011)

Wir sind nun am Ende unserer gemeinsamen Reise – und gleichzeitig am
Beginn von etwas Neuem. Vielleicht gibt es Kapitel oder Abschnitte, die
du nochmals liest, um sicher zu gehen, sie richtig verstanden zu haben.
Vielleicht reicht es auch für den Moment. Vieles von dem, was ich
geschrieben habe, ist vielleicht neu – möglicherweise sogar schockierend
– für dich. Tief im deinem Inneren könnte auch etwas Bekanntes berührt
worden sein und dich ermutigen, danach zu forschen. Sich selbst kennenlernen zu wollen bedeutet, nach Wahrheit und Realität zu suchen, egal,
wohin es uns führt. Es bedeutet, die Realität der eigenen Existenz
anzunehmen und bereit zu sein, alles zu fühlen, was gefühlt werden muss.
Es bedeutet, vieles von dem, was uns erzählt wurde und wonach wir leben
mussten, auf den Kopf zu stellen. Vor allem bedeutet es, uns nicht selbst
zu überfordern und zu schaden. Diese Reise – das Trauma zu lösen und
wir selbst zu werden – ist ein großes Wagnis. Einmal begonnen kann es
Erfahrungen bringen und Perspektiven eröffnen, die von der reinen,
einfachen Freude über die eigene Existenz durchdrungen sind.

Trauma wurde und wird immer noch oft ignoriert und missverstanden.
Eine Welt, in der Trauma und Täter-Opfer-Dynamiken verstanden
werden, verändert und prägt unsere Wahrnehmung. Nicht nur von uns
selbst, sondern auch von allem anderen in unserer Welt. Unser
Verständnis von Geschichte, Religion, Politik, Geschäftsleben, Krieg,
Wirtschaft, Klimawandel, Artensterben, Spiritualität – und insbesondere
unser Verständnis darüber, wo wir heute als globale Gemeinschaft
stehen, wird ein anderes werden. Der unerkannte Einfluss von Trauma
fällt mir in fast jeder Überschrift, die ich in der Zeitung lese, auf. Ein
weltweites Bewusstsein für Trauma würde alles verändern. Ich bin davon
überzeugt, dass die einzig wahre Antwort auf unsere globalen Probleme

und Schwierigkeiten darin liegt, zu verstehen, dass Trauma weit verbreitet und in jeder Hinsicht real ist. Auf Änderung zu hoffen, reicht nicht. Hoffnung ist ein Scharlatan, der uns dazu verführt, nicht zu handeln. Jeder muss sein eigenes Trauma anschauen und jede Gesellschaft muss die Menschen vor allem darin unterstützen, ihre individuellen Traumata zu bearbeiten. Auch Politiker müssen sich die Zeit nehmen, ihr eigenes Trauma zu lösen. Denjenigen, die beständig an ihrem Trauma arbeiten, sollte bei einer Wahl der Vorzug gegeben werden. Vielleicht ist das ein unmöglicher Traum. Aber je mehr Menschen ich sehe, die anfangen sich selbst ernst zu nehmen, umso mehr sehe ich dies als eine Bewegung. Bewegungen bestehen aus Individuen. Eines Tages wird es vielleicht so viele Menschen geben, die sich dazu entschließen sich und ihr Trauma ernst zu nehmen, dass es zu einem gesellschaftlichen Wandel kommt und die Arbeit am eigenen Trauma zur Normalität wird.

Seit dem Covid-Lockdown habe ich ausschließlich online gearbeitet. Der Vorteil dabei war, dass in meinen Gruppen regelmäßig Menschen aus vielen verschiedenen Ländern teilgenommen haben. Die künstlich errichteten Grenzen zwischen den Völkern spielten keine Rolle mehr. In manchen Ländern ist es daher kein Problem mehr, einen IoPT-Begleiter zu finden. Visa sind nicht notwendig. Es gibt keine Beschränkungen durch Regierungen und Politik, wenn wir uns online treffen. Das heißt, dass tagtäglich weltweit sehr viel mehr Menschen IoPT kennenlernen.

Wenn wir dann in der Arbeit gemeinsam mit unseren frühen Traumata ringen, fallen die Schranken, die uns oft voneinander getrennt haben, weg. Das Kind, das von seinen Eltern misshandelt wird, ist ein Kind, egal ob es aus Afrika, Beijing oder Moskau kommt. Wenn es ein Denkmal gäbe, auf dem all die ungewollten Kinder namentlich eingraviert wären, wäre es gigantisch groß.

Eine weitere Herausforderung – abgesehen von dem persönlichen Abenteuer unserer Heilung – besteht in der Erkenntnis, dass wir in einer Welt leben, die größtenteils von Täter-Opfer-Dynamiken bestimmt wird. Sich tagtäglich daraus zu befreien, ist eine schwierige Aufgabe. Die Corona-Pandemie 2020 war meines Erachtens nicht durch ein Virus verursacht, sondern sie war eine Pandemie der Angst. Eine Pandemie von Traumatisierung und Retraumatisierung. Wir werden niemals wissen, wie viele Menschen tatsächlich an dem Virus gestorben sind. Oder in Wirklichkeit an ihrer Angst vor dem Virus oder an den Folgen der Angst anderer Menschen. Angst, die immer Teil der Dynamiken von Trauma und Retraumatisierung ist, hat auch eine enorm schwächende Auswirkung auf unser Immunsystem. Ich kann mich nicht erinnern, dass irgendeiner der sogenannten „Experten" uns dazu angehalten hätte, gesund zu essen und uns um unser Immunsystem zu kümmern. Im Gegenteil. Sie haben Angst geschürt, um alle Menschen dazu zu bringen, sich so zu verhalten, wie sie es für richtig hielten (Masken tragen, Abstand halten usw.). Diese Maßnahmen waren vielleicht nicht unbedingt falsch, möglicherweise haben sie Ansteckungen verhindert. Aber es wurde (und es wird noch) mit diesen Maßnahmen auch ein Ziel verfolgt, und dieses Ziel heißt Kontrolle. In unseren Gesellschaften verhalten wir uns im allgemeinen als Opfer. Bei außergewöhnlichen Herausforderungen reagieren wir als Opfer, z. B. bei der Ausbreitung eines Virus. Wir legen unser Leben und unsere Gesundheit in die Hände derjenigen, die die öffentliche Meinung beherrschen und andere Ansichten nicht tolerieren. Jeden Gedanken, der nicht mit der vorherrschenden Meinung übereinstimmt, nennen sie eine Verschwörungstheorie. Diejenigen, die diese vertreten, nennen sie Verschwörungstheoretiker, die man stoppen, verbannen, zum Schweigen bringen und auslöschen muss. Die Anschauungen der Herrschenden dürfen genauso wenig in Frage gestellt werden, wie die der Täter-Eltern in der traumatisierten Familie: Alles, was die offizielle Meinung in Frage stellt, wird verteufelt und zum Schweigen gebracht.

Wie können wir in einer Welt leben, die wir als beherrscht von Trauma und ständiger Retraumatisierung betrachten? Wie sollen wir mit den Menschen umgehen, die die Welt anders sehen als wir es tun? Wie können wir, angesichts der Verbreitung von Täter-Opfer-Überlebensstrategien um uns herum, an unserem gesunden Ich festhalten? Von Trauma befreit zu sein, heißt, dass wir fähig sind, die Realität zu erkennen. Es stellt eine außergewöhnliche Herausforderung dar, mit dieser Erkenntnis in unserer Welt gut zu leben. Die Wahrheit ist gnadenlos: Sie ist unbestechlich und sie kann nicht verfälscht werden. Zu Beginn kann es vielleicht Angst machen, die Realität unserer gemeinsamen Existenz zu sehen. Sich davon zurückziehen zu wollen, ist vollkommen verständlich. Aber letztendlich müssen wir in dieser Welt leben. Vor uns selbst können wir uns nicht verstecken. Natürlich können derart tiefgreifende Veränderungen in unserer Einstellung zu uns und zu unserem Leben persönliche Verluste zur Folge haben: Wir verlieren einen Freund, der die Welt nicht so sieht und nicht so sehen will, wie wir sie jetzt wahrnehmen. Wir können eine Beziehung nicht weiter führen, weil wir erkennen, dass sie von Überlebensstrategien bestimmt wird. Wir verlieren den Partner, der sich nicht selbst erforschen und verändern will.

Unsere Geschichte der menschlichen Existenz ist ein ewiger Kampf zwischen Tätern und Opfern. Gegenwärtig gibt es auf der Welt mehr Konflikte als friedvolles Miteinander. Das ist die aktuelle Realität der Welt, in der wir leben. Unsere Aufgabe ist es, dieser Welt nicht aus dem Weg zu gehen, sondern unseren eigenen Weg zu finden, ein gutes Leben leben zu können – das beste Leben für uns in dieser Welt.

Ich habe festgestellt, dass es mir weniger wichtig geworden ist, ob jemand mich mag. Mich interessiert mehr, ob ich einen Weg finden kann, die Menschen zu mögen, mit denen ich in Kontakt komme. Wenn ich jemanden kennenlerne, versuche ich mit dem gesunden Ich des anderen Kontakt aufzunehmen. Ich gehe davon aus, dass ich mit diesem Menschen einen angemessenen guten Kontakt haben kann. Jeder Mensch hat Zugang zu seinem gesunden Ich. Kann ich mit diesem Ich Kontakt aufnehmen? Ich erlebe, dass viele Menschen auf meinen Versuch eingehen. Natürlich ist das nicht immer möglich. Mancher ist so erfüllt von seinem Bedürfnis, sich und seine Realität, dass jeder gegen ihn sei, zu schützen, dass er meine Freundlichkeit und Offenheit zurückweist oder ignoriert – oder mich sogar angreift. Es kommt auch vor, dass ein Kontakt eher alltäglich und oberflächlich ist. Aber ich stelle zunehmend fest, dass ich mit den meisten Menschen, die ich treffe, einen Kontakt herstellen kann. Das ist anders als früher, als ich ständig befürchtete, angegriffen zu werden. Gut mit mir selbst verbunden zu sein, ist der Anfang. Die nächste Herausforderung ist es als der Mensch, der ich bin, eine für mich passende Lebensweise zu finden.

Es hilft mir, mir immer bewusst zu machen, dass unter dem Trauma, unter den Überlebensstrategien und der Übergriffigkeit eines jeden Menschen, auch ein Anteil steckt, der gesund ist. Wenn Eizelle und Spermium zusammenkommen und ein einzigartiges Lebewesen entsteht, ist dieses Individuum vollkommen gesund. Unsere Probleme kommen von außen – zunächst vor allem von unseren Eltern. Später von unseren Lehrern, Freunden, Arbeitgebern, der Gesellschaft usw. Zu Beginn seines Lebens mangelt es keinem Geschöpf an Vertrauen, es fühlt weder Scham noch Schuld noch Trauer noch Selbsthass. Es ist unlogisch zu denken, dass ein Kind von Beginn an derartige Gefühle hat. All diese Dinge kommen von außen. Das Kind wird beschämt oder Schuldgefühle werden geweckt oder es wird davon überzeugt, nicht gut zu sein. Das Kind trägt bei seiner Geburt keine Schuld. Es gibt auch nichts, für das es sich schämen müsste. Dies geht schlicht gegen die Natur. Kein Tier hasst sich selbst. Es will nur die Kreatur sein, die es ist. Auch eine Eiche kritisiert und beschimpft sich nicht: Ihr einziges Interesse besteht darin, eine Eiche zu sein und darin, Eicheln zu produzieren, damit mehr Eichen wachsen können. Gleiches gilt auch für uns. Im Grunde genommen wollen wir diejenigen sein, die wir wirklich sind. Wir müssen uns von dem, was uns jahrelang vermittelt wurde, befreien. Darin besteht unsere Heilung. Unser Trauma verheilt dann wie eine körperliche Wunde, die eine Narbe hinterlässt – wie die aus dem Fahrradunfall, den wir als Kind hatten. Unseren Alltag stört diese Narbe nicht.

Das gesunde Ich des Erwachsenen strebt danach, mit seiner Umgebung so weit wie möglich in Frieden zu leben. Es verfällt angesichts von Herausforderungen oder Hindernissen nicht hilflos in Überlebensstrategien. Das gesunde Ich zieht es vor, freundlich zu sein, anstatt sich Feinde zu machen. IOPT ist demnach – wie Franz Ruppert in seinem Vorwort zur englischen Originalfassung sagt – eine Friedensbewegung. Der einzige Weg zu einer friedlichen Gesellschaft führt über Menschen, die vorwiegend aus ihrem erwachsenen, gesunden Ich handeln – ohne Angst vor Wahrheit und Realität. Am wundervollsten ist es, mit jemandem, der sich selbst ernst nimmt, schweigend beieinander zu sitzen. In den Jahren meiner IoPT-Praxis habe ich dies viele Male mit Klienten erlebt. Es gibt dann nichts weiter zu tun, als im Angesicht der in der Arbeit zu Tage getretenen Wahrheit da zu sein. Und in der Freiheit, man selbst zu sein, die sich aus der Wahrheit ergibt. Die Schwierigkeiten sind vorbei. Klarheit hat sich durchgesetzt. Sich selbst ernst zu nehmen, erlaubt, dass alles ins Lot kommt.

# Appendix

## Eine kurze, chronologische Geschichte des Trauma-Studiums

- 1900 v. Chr. im Alten Ägypten: „Hysterie" wird diagnostiziert als Frauen betreffend („umherirrender Uterus"). Die Idee wurde im 5. Jahrhundert v. Chr. im antiken Griechenland aufgegriffen. Sie wurde weiter verfolgt bis Mitte des 19. Jahrhunderts.
- Die Auseinandersetzung mit dem Thema „Trauma" begann Mitte des 19. Jahrhunderts in Paris mit dem Neurologen Jean-Martin Charcot am Salpêtrière Hospital als Studium von „Hysterie".
- Zu den Studenten von Charcot gehörten Sigmund Freud, Pierre Janet, Joseph Breuer und viele andere.
- 1896 schrieb Freud „Über die Ätiologie der Hysterie". Er sagte: „Ich habe ihnen (seinen Kollegen) die Lösung für ein mehr als zweitausend Jahre altes Problem gezeigt." (Masson, 1984). Freuds Zeitgenossen waren schockiert, er wurde verunglimpft und isoliert. Als Folge davon zog er das Papier für die nächsten 30 Jahre zurück. Professor Hermann schreibt dazu: „Noch 100 Jahre später wetteifern die heutigen klinischen Beschreibungen über die Auswirkungen von sexuellem Missbrauch im Kindesalter mit Freuds Papier." (Herman, 1992).
- 1. Weltkrieg – Studium des „Schützengrabenschocks" (Referenz Craiglockhart War Hospital for Officers)[38]
- 2. Weltkrieg – Beginn der Auseinandersetzung mit den durch den Holocaust verursachten Traumata[39]

---

[38] http://broughttolife.sciencemuseum.org.uk/broughttolife/people/craiglockhart

[39] https://www.ushmm.org/collections/bibliography/psychological-traumaand-the-holocaust

- Vietnam – Arbeit mit den Veteranen des Vietnam Krieges (Jonathan Shay, Bessel van der Kolk)[40]
- Häusliche Gewalt und häuslicher Missbrauch werden ab den späten 60er/frühen 70er Jahren diskutiert. Das erste Frauenhaus beginnt seine Arbeit 1971 in Chiswick, London und 1974 in den USA.
- 1979 – Post-Traumatic Stress Disorder wird offiziell in das US-Klassifikationssystem für psychische Störungen (DSM IV) aufgenommen. Dies ist die erste Diagnose-Kategorie, die sich direkt auf das Thema Trauma bezieht.
- In den späten 80er/frühen 90er Jahren wird sexuelles Trauma bei Kindern als Thema anerkannt. Im Vereinigten Königreich war es allerdings bereits in den 70er Jahren von Sozialarbeitern dokumentiert worden.
- 90er Jahre – Trauma steht nun in der Psychotherapie auf der Tagesordnung (Kalsched, van der Kolk, Shay, Levine, Shore, Wieland, Whitfield)
- 2021 – für viele in den „helfenden Berufen" Tätige ist Trauma immer noch ein Randthema. Das aktuelle amerikanische Handbuch DSM V hat noch immer nur eine Diagnose-Kategorie, die das Wort „Trauma" im Titel trägt: Post Traumatic Stress Disorder.

---

[40] Ein interessanter Hinweis: In meinem Buch *The Heart of Things* (2013) schreibe ich, dass das Militär immer über Trauma Bescheid wusste. Schließlich ist seine Hauptaufgabe, Menschen dazu zu bewegen, sich gegenseitig zu töten. Wie sollte man anders vorgehen, als die Kämpfenden derart zu traumatisieren, dass sie zu Tätern werden? Sogar heute, wenn es bei einer militärischen Aktion darum geht, den „Frieden zu bewahren" und der aktive Kampf Menschenleben retten soll, wird das Töten als notwendiges Ergebnis betrachtet. Eine weitere interessante Tatsache ist, dass das US-Handbuch zur Diagnose psychologischer Themen DSM V zurückgeht auf das Medical 203 des US-Militärs (Bulletin zur Feststellung der psychologischen Fitness potenzieller Soldaten).

# Referenzen

**Broughton, V.** (2010). In The Presence of Many: Reflections on Constellations Emphasising the Individual Context. Green Balloon Publishing.

**Broughton, V.** (2013). The Heart of Things: Understanding Trauma – Working with Constellations. Green Balloon Publishing.

**Broughton, V.** (2016). Zurück in mein Ich: das kleine Handbuch zur Traumaheilung. Kösel.

**DeMause, Lloyd** (1980). Hört ihr die Kinder weinen, Suhrkamp.

**Freud, Sigmund** (1962) Zur Ätiologie der Hysterie (1896), Wiener klinische Rundschau.

**Herman, Judith L.** (1994). Die Narben der Gewalt: Traumatische Erfahrungen verstehen und überleben, Junfermann.

**Kalsched, Donald** (1996). The Inner World of Trauma: Archetypal Defenses of the Personal Spirit. Brunner-Routledge.

**Lewis, Thomas, Amini, Fari & Lennon, Richard** (2000). A General Theory of Love. Vintage Books, Random House.

**Masson, Jeffrey** (1984). Assault on Truth: Freud's Suppression of the Seduction Theory. Farrar, Straus and Giroux.

**Rossi, Ernest & Cheek, David B.** (1995) Mind-Body Therapy: Methods of Ideodynamic healing in Hypnosis, W. W. Norton & Company.

**Ruppert, Franz** (2010). Symbiose und Autonomie: Symbiosetrauma und Liebe jenseits von Verstrickungen, Klett-Cotta.

**Ruppert, Franz** (2012). Trauma, Angst und Liebe: Unterwegs zu gesunder Eigenständigkeit, Kösel.

**Ruppert, Franz** (2014). Frühes Trauma: Schwangerschaft, Geburt und erste Lebensjahre, Klett-Cotta.

**Ruppert, Franz und Banzhaf, Harald** (2017). Mein Körper, mein Trauma, mein Ich: Anliegen aufstellen – aus der Traumbiografie aussteigen, Kösel.

**Ruppert, Franz** (2018). Wer bin ich in einer traumatisierten Gesellschaft? Wie Täter-Opfer-Dynamiken unser Leben bestimmen und wie wir uns daraus befreien, Klett-Cotta.

**Ruppert, Franz** (2019). Liebe, Lust & Trauma, Auf dem Weg zur gesunden Sexualität, Kösel.

**Van der Kolk, Bessel, McFarlane, Alexander & Weisaeth, Lars** (2000). Traumatic Stress: Grundlagen und Behandlungsansätze, Junfermann.

**Whitfield, Charles** (1995). Memory & Abuse: Remembering and Healing the Effects of Trauma. Health Communications Inc.

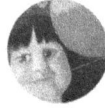

# Green Balloon Publishing

www.greenballoonbooks.co.uk
info@greenballoonbooks.co.uk